Friedrich Merkel

Die Muskellehre und der aktive Bewegungsapparat

Die Anatomie des Menschen

Verlag
der
Wissenschaften

Friedrich Merkel

Die Muskellehre und der aktive Bewegungsapparat

Die Anatomie des Menschen

ISBN/EAN: 9783957008381

Auflage: 1

Erscheinungsjahr: 2016

Erscheinungsort: Norderstedt, Deutschland

Hergestellt in Europa, USA, Kanada, Australien, Japan
Verlag der Wissenschaften in Hansebooks GmbH, Norderstedt

Die
Anatomie des Menschen

Mit Hinweisen auf die ärztliche Praxis

Von

Dr. Friedrich Merkel

Professor in Göttingen

Dritte Abteilung:

Muskellehre
Aktiver Bewegungsapparat

Wiesbaden

Verlag von J. F. Bergmann

1914

Muskellehre

Aktiver Bewegungsapparat

Von

Dr. Friedrich Merkel

Professor in Göttingen

Wiesbaden

Verlag von J. F. Bergmann

1914

Inhaltsverzeichnis.

—

Muskellehre.

Bemerkung.

Die im Text in 'Klammer stehenden Zahlen, z. B. (*10*), bezeichnen die Nummern der Figuren des Atlas, welche die Beschreibung illustrieren.

Muskellehre.

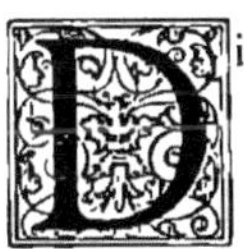

Die am meisten in die Augen fallende Eigenschaft des Tierkörpers ist die Fähigkeit der Bewegung. Bei den niedersten Formen ist sie an das undifferenzierte Protoplasma gebunden; auch das gesamte Protoplasma höherer Tiere verliert diese Fähigkeit keineswegs, doch sieht man schon sehr frühe bei der fortschreitenden Sonderung der Organe und Apparate des Körpers, daß sich gewisse Zellen ausschließlich der Ausführung ausgiebiger und energischer Bewegung widmen, wobei sie sich im Längsdurchmesser verkürzen, im Querdurchmesser verdicken. Außerdem zeichnen sie sich durch eine große Elastizität aus, welche sie befähigt, nach einer Dehnung sogleich wieder in ihre ursprüngliche Gestalt zurückzukehren. Es sind dies die Muskeln. Aus den Ausführungen in der ersten Abteilung (S. 71 ff.) erhellt, daß man sie im menschlichen Körper in zwei Modifikationen findet, als glatte und quergestreifte Muskeln (welchen sich als Zwischenglied der Herzmuskel zugesellt). Die glatten Muskeln gehören den Eingeweiden, Sinnesorganen, der Haut, den Gefäßen an, wo sie meist in plattenförmiger Anordnung ohne bestimmte morphologische Sonderung auftreten. Ihre Tätigkeit ist eine automatische, dem Willen nicht unterworfene. Die quergestreiften Muskeln verbinden die Teile des Skeletes unter sich und diese mit der Haut; manche haben ihren Platz an den Eingängen des Eingeweidetractus, sowie in der Umgebung der Sinnesorgane. Die beiden letzteren Gruppen pflegt man bei der Beschreibung zu denjenigen Eingeweiden und Sinnesapparaten zu stellen, denen sie zugehören; die ersteren unterscheidet man als Skeletmuskeln und Hautmuskeln und betrachtet sie für sich gesondert in der Muskellehre. Die gestreiften Muskeln können durch den Einfluß des Willens bewegt werden.

Herkunft. Wenn man dieselbe verstehen will, hat man von den sehr einfach gebauten niedersten Wirbeltieren auszugehen. Bei ihnen findet man die Muskulatur in jeder Körperhälfte in zwei Abteilungen gesondert: 1. einen wulstartigen Strang, welcher über die ganze Länge des Rückens verläuft (dorsale Muskulatur) und 2. von ihm durch eingeschobenes Bindegewebe gesondert, eine dünnere gebogene Platte, welche wesentlich in der Wand des Visceralrohres liegt (ventrale Muskulatur). Beide erscheinen streng segmental angeordnet. Von ihnen leitet sich auch die Muskulatur des menschlichen Körpers ab, und es entstehen in der ontogenetischen Entwickelung die Muskeln des Rumpfes sehr einfach aus den segmentalen Myotomen. Im späteren Leben bleibt die segmentale Beschaffenheit an den einen Stellen in ursprünglicher Reinheit erhalten, an anderen ist sie mehr oder weniger verwischt. Die Muskulatur des Kopfes gehört den beiden ersten Schlundbogen an, die Augenmuskeln entstehen aus einer gemeinsamen Anlage, deren Bedeutung jedoch noch nicht sicher steht.

Die Muskulatur der Extremitäten ist ein Abkömmling der ventralen Rumpfmuskulatur; sie stellt jedoch eine wohlgesonderte Abteilung dar.

Man hat nach dem Gesagten folgende große Abteilungen zu unterscheiden: 1. dorsale Rumpfmuskeln, 2. ventrale Rumpfmuskeln, 3. Kopfmuskeln, 4. Extremitätenmuskeln.

Bau der Muskeln. Bei ihm spielt das Bindegewebe eine ausschlaggebende Rolle, indem es den ganzen Muskel durchzieht. Zunächst wird eine kleine Anzahl von Muskelfasern von einer geringen Menge formlosen Bindegewebes zusammengefaßt, wodurch primäre Muskelbündel entstehen. Eine Anzahl von solchen wird von einer etwas größeren Menge des gleichen Gewebes scheidenartig umschlossen, wodurch sekundäre Bündel hergestellt werden. Man hat es als Perimysium internum oder Endomysium bezeichnet. Es können noch tertiäre, quaternäre usw. Bündel gebildet werden. Je weniger dieser in einander geschachtelten Scheiden vorhanden sind, um so feinfaseriger ist ein Muskel (M. psoas, sartorius), je mehr, um so grobfaseriger erscheint er (M. glutaeus maximus, M. deltoideus). An der Oberfläche eines Muskelindividuums ist dieses Bindegewebe zu einer letzten membranösen Hülle (Perimysium externum) verdichtet.

Sehnen und Aponeurosen. Eine Anzahl von Muskeln setzt sich ohne Dazwischenkunft einer Sehne an den Knochen an, indem sich das intramuskuläre Bindegewebe mit den Fasern des Periosts durchflechtet, in der Mehrzahl der Fälle aber wird der Zusammenhang mit dem Knochen durch eine Sehne, Tendo, vermittelt. Die Sehnen sind bindegewebige Stränge von weißer, atlasglänzender Farbe, deren Struktur und deren Zusammenhang mit dem Muskel in der ersten Abteilung geschildert worden ist. Ist eine Sehne zu einer Platte verbreitert, dann nennt man sie Aponeurose, Aponeurosis[1]). Eine solche legt sich nicht selten für eine kürzere oder längere Strecke über die eigentliche Muskelsubstanz als derbe, glänzende Haut; man spricht dann von einem Sehnenspiegel. Die Sehnen verbinden sich entweder mit dem Periost oder auch direkt mit dem Knochen, indem sich zwischen ihren Fasern Kalksalze einfinden. Sie bewirken dann an der Knochenoberfläche Rauhigkeiten und Tuberositäten. In manche Sehnen lagern sich kurz vor ihrem Ansatz Sesambeine oder Sesamknorpel ein (II. Abt. S. 130). Sie besitzen stets eine überknorpelte Fläche, welche in das benachbarte Gelenk sieht. Die Hautmuskeln besitzen an ihrer Hautinsertion keine Sehnen.

Muskelformen. Eine Abteilung von Muskelfasern, welche in sich abgeschlossen und durch ein Perimysium externum gegen die Umgebung abgegrenzt ist, wird als Muskelindividuum, Musculus[2]), bezeichnet. Die Muskelformen hängen mit den Platzverhältnissen im ganzen zusammen und man kann sagen, daß sich ein Muskel im allgemeinen um so mehr ausbreitet, eine je größere Insertionsfläche ihm geboten ist und daß sich seine Fasern um so mehr zu einem wulst- oder strangförmigen Gebilde zusammendrängen, um so beschränkter der Platz für seine Anheftung ist. Dabei spricht auch die Funktion ein gewichtiges Wort insofern mit, als auch bei beschränktem

---

[1]) νεῦρον ursprünglich irgend ein fibröses Gebilde; daher kehrt die Bezeichnung auch bei den fibrös gebauten Nerven wieder.

[2]) Von Mus, die Maus, also eigentlich Mäuslein.

Platz Muskeln flach und bandartig sein können, wenn ihre Tätigkeit eine nur geringe Gesamtmasse verlangt. Am Rumpfe mit seiner großen Flächenentwickelung überwiegen daher die plattenförmigen Muskeln, an den Extremitäten mit ihrem langgestreckten Skelet die schlanken und langgestreckten Formen. Für die Formbildung der Muskeln ist ferner die Art und Weise von Wichtigkeit, in welcher sie mit ihren Sehnen verbunden sind, was keineswegs überall in der gleichen Weise geschieht.

Der Typus eines einfach geformten langen Muskels ist so, daß er auf beiden Seiten eine Sehne hat, zwischen welchen die Muskelsubstanz eingeschlossen ist. Diese letztere ist in der Mitte verdickt und spitzt sich nach beiden Seiten zu, um in die regelmäßig schlankeren Sehnen überzugehen (z. B. 98). Man unterscheidet den verdickten Teil als Muskelbauch, Venter, und die verjüngten Enden als Kopf, Caput und Schwanz, Cauda; ersterer liegt dem Ursprung des Muskels, Origo, letzterer dessen Ende oder Ansatz, Insertio, zunächst. Als Ursprung bezeichnet man das unter gewöhnlichen Verhältnissen relativ ruhende, als Insertion das bewegte Ende. Meist ist ersteres proximal oder der Mittellinie zunächst gelegen, letzteres distal oder von der Mittellinie abgewandt. Inkonsequenzen sind dabei nicht immer zu vermeiden, manchmal gibt nur das alte Herkommen den Ausschlag.

Ein Muskel, welcher die erwähnte typische Form besitzt, umfaßt seine Sehnen allseitig; er ist im ganzen spindelförmig, M. fusiformis. Erlauben die Raumverhältnisse eine solche Gestalt nicht, dann treten zuweilen die Muskelfasern von der einen Seite her an eine länger ausgezogene Sehne heran, halbgefiederter Muskel, M. unipennatus[1]), oder es kommen die Fasern von beiden Seiten an die Sehne, doppeltgefiederter Muskel, M. bipennatus[2]) (71). Nicht immer besitzt ein langgestreckter Muskel nur einen Ursprung und ein Ende, es kommt vor, daß mehrere Ursprünge zu einer Endsehne zusammenfließen: mehrköpfige Muskeln, M. biceps (52), triceps etc., oder daß aus einem Bauch mehrere Endsehnen hervorgehen: mehrschwänzige Muskeln, M. bicaudatus etc. (60). Wenn platte Muskeln mit einer Anzahl paralleler Zacken von einer Reihe gleichnamiger Knochen entspringen, heißen sie gezahnt, M. serratus (27). Vielspaltig, Multifidus (5), heißt ein Muskel, wenn in seinem Verlaufe mehrfache Ursprungs- und Insertionszacken sich untrennbar verflechten.

Ist das Fleisch eines Muskels durch Sehnenfasern mehr oder minder vollständig unterbrochen, so nennt man ihn zwei- oder mehrbäuchig, digastricus (33), polygastricus. Platte Zwischensehnen, wie sie am Rectus abdominis vorkommen (14), werden als Inskriptionen, Inscriptiones tendineae, beschrieben.

Kreisförmig gestaltete Muskeln, Mm. orbiculares (37), umschließen die Öffnungen von Eingeweiderohren und Sinnesapparaten; sie werden auch als Schließmuskeln, Mm. sphincteres, bezeichnet (M.-H.).

Ausbildung. Die Ausbildung der Muskeln geht mit der Ausbildung der von ihnen bewegten Teile, Skelet, Haut, Öffnungen der Eingeweiderohre, Hand in Hand. Dabei sieht man, daß sie sich bei der Entwickelung oft erst in einfachen Formen anlegen, um sich im Laufe der Entwickelung in mehr oder weniger voneinander gesonderte Einzelmuskeln zu teilen. Eine solche Sonderung kann auch individuell verschieden weit fortschreiten, so daß man das eine Mal eine größere ungeteilte Masse

---

[1]) M. semipennatus.
[2]) M. pennatus.

antrifft, wo man ein anderes Mal einen Komplex mehrerer Einzelmuskeln findet. Eine wichtige Rolle spielen auch Wachstumsverschiebungen im Körper, besonders am Skelet, durch welche die Muskeln gezwungen werden, ihre ursprüngliche Richtung zu ändern. Auch selbständige Wanderungen werden im Laufe der Entwickelung ausgeführt, wobei das eine Ende am Platz der ersten Entstehung haften bleibt, während das andere eine zuweilen weit entfernte Insertion aufsucht. Nicht immer aber schreitet die Entwickelung eines Muskels progressiv fort, sie kann sich auch regressiv abspielen, wenn das von ihm bewegte Skeletstück seine Bewegungen, phylogenetisch oder ontogenetisch, ganz einstellt, oder doch stark einschränkt. So wird z. B. die bei Tieren mit einem freien Schwanz wohl ausgebildete Schwanzmuskulatur beim Menschen zu verkümmerten Rudimenten.

Anordnung. Die Muskeln bedecken das Knochengerüst, weshalb man von einem inneren Skelet spricht, im Gegensatz zu einem äußeren, bei welchem die Oberfläche des Körpers aus Hartgebilden besteht, während die Muskeln in das Innere verlegt sind (Arthropoden). Die oberflächliche Lage der Muskeln bringt es mit sich, daß man von ihnen auch am Lebenden viel erkennt und es hat die bildende Kunst die Aufgabe, ihre Tätigkeit deutlich und lebenswahr wiederzugeben. Die praktische Medizin kann aus dem genauen Studium des an der Oberfläche sichtbaren Reliefs für ihre diagnostischen und therapeutischen Zwecke vielfachen Nutzen ziehen. Bei der innigen gegenseitigen Abhängigkeit der Muskeln (des aktiven Bewegungsapparates) und des Skelets (des passiven Bewegungsapparates) von einander, versteht man, daß dieses letztere von dem Verhalten der Muskeln stark beeinflußt wird, daß auch frühe erworbene Lähmungen die Knochenformen zu modifizieren vermögen.

Liegen mehrere Muskelschichten übereinander, dann ist die allgemeine und selbstverständliche Regel, daß die oberflächlichste Schichte die längsten, die tiefste die kürzesten Muskeln enthält. Im weiteren sondern sie sich nicht selten in einzelne Gruppen von gleicher oder ähnlicher Funktion, deren Individuen sich meist enger zusammen schließen. Bei beschränktem Platz schachteln sie sich ineinander, ihre Sehnen überkreuzen sich gelegentlich, um an ihre Insertionsstellen zu gelangen und dergl. mehr.

Hilfsapparate der Muskeln. In naher Beziehung zu dem Perimysium einerseits, zu den Sehnen andererseits stehen die Muskelbinden, Fasciae. Dieselben sind Membranen, welche die einzelnen Muskeln oder Gruppen von solchen umhüllen. Schiebt sich das Bindegewebe in der Umgebung eines Muskels durch die von ihm im Laufe des Lebens stets in der gleichen Art ausgeführten Bewegungen zusammen, dann entsteht eine Haut, welche sich in ihrem Bau ganz dem Perimysium anschließt, sie ist entwickelungsgeschichtlich nicht vorgebildet. Auch die innerste, fettlose Schicht des Subcutangewebes verdichtet sich zu einer derartigen Membran, welche die oberflächlichsten Muskeln deckt (Fascia superficialis). Ganz anders sind Membranen von Sehnenglanz und von·aponeurotischem Gefüge (Aponeurosis), welche man zwar zum Teil nach altem Herkommen auch als Fascien zu bezeichnen pflegt, welche aber vielfach als Sehnen wirken, indem sich Muskelfasern an ihnen in größerer oder geringerer Ausdehnung anheften. Sie sind bereits beim Embryo als Häute angelegt. An manchen Stellen schicken sie Blätter bis zum Knochen, Septa intermuscularia[1] (95), welche die Abgrenzung von

---

[1] Ligamenta intermuscularia.

Muskeln oder Muskelgruppen vervollständigen und zahlreichen Muskelfasern zum Ansatz dienen. Man kann sie funktionell neben die Membranae interosseae stellen, beide sind bindegewebige Verbreiterungen und Vervollständigungen des Skeletes.

Die aponeurotischen Fascien und Septa intermuscularia haben nicht nur zum Muskelfleische, sondern auch zu den Sehnen nahe Beziehungen. Einige Hilfseinrichtungen sind nur diesen letzteren eigen. Wo Muskelsehnen, Ursprünge oder Insertionen, längere Strecken eines Knochens einnehmen, findet sich häufig eine Einrichtung, die, ohne die Kontinuität der Sehne zu unterbrechen, Weichteilen den Durchtritt längs dem Knochen ermöglicht. Dies sind die Sehnenbogen, Arcus tendinei (98). Die Sehne löst sich stellenweise vom Knochen ab, nimmt an der einen Seite Muskelfasern auf und überbrückt mit der anderen eine Lücke, in welcher andere Sehnen, Nerven und namentlich Gefäße eingeschlossen sind. Die letzteren werden dadurch nicht nur vor Druck geschützt, sondern erhalten sogar eben dann, wenn die am Sehnenbogen inserierten Muskelfasern denselben spannen, freieren Spielraum.

An Stellen, an welchen Sehnen ihre Verlaufsrichtung ändern, findet man öfters einen sehnigen Ring, in welchen auch Knorpelzellen eingelagert sein können (Rolle, Trochlea), welcher die Sehne in ihrem geknickten Verlauf festhält und in welchem sie läuft. Andere Sehnen, welche bei ihrer Bewegung leicht von der Unterlage abgleiten könnten, sind an dieser durch fibröse Scheidenbänder (Ligamenta vaginalia (66), festgehalten. Dieselben bilden mit dem Knochen, welchem sie angeheftet sind, Röhren, in welchen die Sehnen laufen. Ihre Bewegung wird erleichtert durch Schleimscheiden, Vaginae mucosae, welche die Sehnen an ihrer Außenfläche und die Röhren an ihrer Innenfläche überziehen und so zwei ineinander steckende Hohlcylinder darstellen, welche an ihrem proximalen und distalen Ende geschlossen ineinander übergehen. Von der Oberfläche der Scheiden erheben sich, besonders an ihren beiden geschlossenen Enden, platten-, zotten- oder fadenförmige Fortsätze. Meist wird der unterliegende Knochen mit der Sehne durch eine längere oder kürzere gekrösartige Falte, Mesotenon, verbunden, welche Gefäße und Nerven zur Sehne leitet.

Die Scheiden enthalten im Normalzustand nur so viel einer der Gelenkschmiere ähnlichen Flüssigkeit als nötig ist, um die Oberflächen schlüpfrig zu machen.

Den Schleimscheiden nahe verwandt sind die Schleimbeutel, Bursae mucosae (52). Sie sind dünnwandige Hohlräume, welche ebenfalls eine der Synovia ähnliche Flüssigkeit enthalten. Sie sind, besonders in der Nähe von Gelenken, an Stellen zu finden, an welchen Muskeln oder Sehnen über scharfe Kanten oder über Vorsprünge der Knochen verlaufen. Auch unter der Haut sind Schleimbeutel anzutreffen; obgleich dieselben nicht zum Muskelsystem gehören, sollen sie doch mit den tiefer liegenden bei jeder Gegend in folgendem übersichtlich zusammengestellt werden. Die Schleimbeutel sind dazu bestimmt, die Reibung zu vermindern.

Ein Teil von ihnen ist schon beim Fetus vorhanden, ein anderer, größerer, entsteht erst im extrauterinen Leben nach vorhandenem Bedürfnis. Sie können einfach oder auch gefächert sein. Schleimbeutel, welche in unmittelbarer Nähe von Gelenken liegen, können mit dem Binnenraume in Verbindung treten, so daß sie dann wie Ausstülpungen der Gelenkhöhle erscheinen.

Nerven. Sie treten mit den Gefäßen zu einem Bündel vereinigt in den Muskel ein, selten geschieht dies am Rande desselben, meist an der vorderen oder hinteren

Fläche. Die Nervenzweige enthalten Fasern von allen drei Qualitäten, motorische, sensible und sympathische.

Die motorischen Nerven durchziehen den Muskel unter Netzbildung und endigen an den einzelnen Fasern in der aus Abt. I, S. 91 ersichtlichen Weise. Sie sind natürlich von besonders hoher Bedeutung, da sie ihn zur Tätigkeit anregen; sind sie dauernd gelähmt, dann verfällt der Muskel der Atrophie. In der Embryonalentwickelung entstehen Nerven und Muskeln segmental und es senkt sich in jedes Myotom je eine motorische Nervenwurzel ein. Diese aber entspringt immer aus einem bestimmten Abschnitt des Centralnervensystems, so daß also jedes Myotom einem solchen Abschnitt entspricht. Im Laufe der Entwickelung ändert sich an dieser grundlegenden Tatsache nichts, wohl aber sieht man, daß sich die Myotome oft stark verlagern, daß sie sich in einzelne Abteilungen spalten, daß sich Teile verschiedener Myotome zu Muskelindividuen vereinigen. Dabei nimmt aber jedes Myotom oder jeder Teil eines solchen seinen Nerven mit, wodurch es oft zu einem höchst komplizierten Verlauf derselben kommt. Aus dem Studium der Muskelinnervation gewinnt daher die Wissenschaft ebenso sichere wie interessante Aufschlüsse über die Herkunft der einzelnen Muskeln. Besonders verwickelt liegen die Verhältnisse in den Extremitäten. Dort sondern sich die in ihren Aufbau eintretenden Myotome in je einen extensorischen und einen flexorischen Abschnitt und ebenso die Nerven. In jedem der beiden Abschnitte entstehen die einzelnen Muskeln wieder allenthalben aus Teilen mehrerer Myotome, weshalb an ihrer Nervenversorgung mehrere Rückenmarksabschnitte beteiligt sind. Dies ist aber für die praktische Medizin sowohl in diagnostischer wie therapeutischer Hinsicht gelegentlich von großer Bedeutung; es sollen deshalb auch in folgendem bei jedem Muskel die Wurzeln notiert werden, aus welchen er seine Nerven bezieht. Bei den Kopfmuskeln liegen die Verhältnisse einfacher; sie entstehen aus dem ersten und zweiten Schlundbogen und werden auch von den Nerven derselben versorgt. Die Herkunft der Augenmuskeln und ihrer Nerven bedarf noch weiterer Untersuchung.

Die sensiblen Nerven endigen entweder frei oder in Kolbenkörperchen oder in Muskel- und Sehnenspindeln, wovon später bei Betrachtung der Sinneswerkzeuge noch mehr zu sagen sein wird. Reichlicher sind die sensiblen Endigungen an der Oberfläche der Muskeln, reichlicher auch an der Grenze von Sehne und Muskelfleisch. Als Vermittler des Muskelsinnes haben sie eine hohe physiologische Bedeutung.

Die sympathischen Nerven treten zu den Gefäßen.

Gefäße. Die Blutversorgung der Muskeln ist eine sehr ausgiebige und es werden die Bündel und die einzelnen Fasern von reichen Netzen umsponnen, welche aus längsgestreckten, durch rechtwinkelige Anastomosen verbundenen Capillaren bestehen. Dauernde reichliche Durchströmung bringt den Muskel in besseren Ernährungszustand, wie man dies durch systematische Übung (Turnen, Rudern u. dgl.) erreichen kann, durch mangelhafte Ernährung, wie sie besonders bei dauernder Ruhestellung (Lähmungen, Gipsverbände u. dgl.) eintritt, werden die Muskeln atrophisch. Hört nach dem Tode die Ernährung ganz auf, dann tritt die Totenstarre ein (Gerinnung des Myosins), welche bis zur beginnenden Zersetzung anhält.

Die Lymphgefäße der Muskeln bieten keine Besonderheiten.

Wirkung. Die Wirkung eines Muskels wird von verschiedenen Faktoren bestimmt; von der Form des zu bewegenden Gelenkes, von der Art der Anheftung, von der Form des Muskels selbst und seiner Sehnen, von der Richtung, in welcher der

Muskel wirkt. Was zuerst die Extremitäten anlangt, so hat jeder Muskel derselben eine Hauptwirkung, welche er äußert, wenn er isoliert in Kontraktion gerät. Ihr treten Nebenwirkungen zur Seite, einmal, wenn dies gewisse Eigentümlichkeiten der Anheftung mit sich bringen (z. B. ist der M. biceps brachii seiner Hauptwirkung nach Flexor, seiner Nebenwirkung nach Supinator) und dann, wenn ein Muskel die Wirkung anderer nur zu unterstützen und zu modifizieren hat. Sehr vielfach wirken die Muskeln nicht als Einzelindividuen, sondern es verbinden sich ihrer mehrere in dieser Art zu gemeinsamer Funktion: Synergisten[1]). Umgekehrt kommt es vor, daß ein anatomisch ungesonderter Muskel sich für gewisse Fälle in mehrere funktionelle Einheiten trennt (z. B. M. glutaeus medius, welcher im ganzen als Abduktor wirkt, mit seinem vorderen Teil vorwärts, mit seinem hinteren rückwärts rotiert). Den einzelnen Muskeln oder Muskelgruppen stehen regelmäßig andere gegenüber, welche die entgegengesetzte Bewegung ausführen (z. B. den Beugern eines Gelenkes dessen Strecker), man nennt sie Antagonisten[2]). Ziehen sich die beiderseitigen Antagonisten zu gleicher Zeit zusammen, dann stellen sie das Gelenk, dem sie angehören, fest, sie wirken als Fixatoren.

Gewöhnlich sind die physiologischen Muskelgruppen auch anatomisch durch Fascien gegen die Umgebung gesondert.

Der einfachste Fall des Verlaufes eines Extremitätenmuskels ist der, daß er proximal von dem von ihm bewegten Gelenke entspringt und distal von ihm endigt. Man nennt sie eingelenkige Muskeln. Sie bilden jedoch keineswegs die Mehrzahl, sondern es gibt zahlreiche mehrgelenkige Muskeln, welche über zwei und mehr Gelenke hinweg gehen und welche dann eine oft komplizierte, nicht für alle in Frage kommenden Gelenke gleichartige Wirkung ausüben.

Nach der Art der Wirkung unterscheidet man an den Extremitätenmuskeln Beuger (Flexor), Strecker (Extensor), Anzieher (Adductor), welche das Glied nach dem Rumpf hin bewegen, Abzieher (Abductor), deren Antagonisten und weiter noch Dreher (Rotator), welche die Extremitätenknochen um ihre Längsachse drehen. Die Vorwärtsdreher heißen Pronator, die Rückwärtsdreher Supinator.

Viele Muskeln des Rumpfes verhalten sich den Extremitätenmuskeln nach Funktion und Bezeichnung ganz ähnlich, andere aber wirken nicht auf Gelenke, sondern in anderer Weise. So gibt es bogenförmig angeordnete Muskeln (Bauchmuskeln), welche bei der Zusammenziehung den von ihnen gebildeten Bogen verkleinern und dadurch einen Druck auf die Unterlage ausüben (Compressor). Eine Sonderstellung nimmt das Zwerchfell ein, dessen Kuppel sich bei der Kontraktion abflacht, und dadurch für die Brusthöhle erweiternd, für die Bauchhöhle verengernd wirkt. Die um die Körperöffnungen angeordneten Muskeln verlaufen, wie schon erwähnt, kreisförmig (M. orbicularis) und wirken dadurch als Schließmuskeln (M. sphincter) oder sie verlaufen radiär und wirken als Erweiterer (Dilatator). An den Eingeweiden findet man auch Heber (Levator) und Senker (Depressor) angebracht.

Varietäten des Muskelsystems sind überaus zahlreich; bei einem nicht geringen Teil von ihnen handelt es sich um Spuren des Weges, welchen die phylogenetische Entwickelung bis zu ihrem heutigen Stande zurückgelegt hat, andere beruhen auf embryologischen Vorgängen,

---

[1]) συνεργία Mitarbeit.
[2]) ἀγωνίζομαι kämpfen.

indem Muskeln, welche im Laufe der normalen Entwickelung atrophieren, bei Bestand bleiben und umgekehrt; wieder andere scheinen weder die eine, noch die andere Erklärung zuzulassen. Vielfach kommt es vor, daß benachbarte Muskeln miteinander verwachsen oder doch Bündel austauschen.

Nicht selten ist es, daß Störungen in der Ausbildung des Muskelsystems von solchen im Bereich der Gefäße, Nerven und anderer Weichteile in ihrer Umgebung begleitet sind.

I. Muskeln des Stammes.

Bei Tieren mit primitiven Skeletverhältnissen bilden die Muskeln des Stammes der Länge nach über den Körper hinlaufende, metamer unterbrochene Muskelzüge, eine Verlaufsweise, welche sich bei Tieren mit komplizierter ausgestaltetem Skelet und beim Menschen nicht rein erhält. Die dorsale Muskulatur weicht im ganzen weniger von ihrer ursprünglichen Richtung ab, als die ventrale, in welcher die Fasern sich schräg stellen, wo sie selbst in ganz transversalen Verlauf übergehen können. Doch fehlt es auch dort nicht an Zügen, welche den ursprünglichen Längsverlauf beibehalten. Der metamere Aufbau ist an vielen Stellen verwischt, an anderen aber vollständig oder teilweise erhalten.

Die dorsalen Muskeln werden nahezu in ihrer ganzen Länge, die ventralen in der Brustgegend von Muskeln der oberen Extremität bedeckt, welche sich an deren Gürtel oder am Armbein befestigen.

Bei der Muskelversorgung des Kopfes spielen die Sinnesorgane und der Eingang des Eingeweiderohres mit herein und machen Anordnungen von specifischer Natur notwendig.

1. Rückenmuskeln.

Wie gesagt, bestehen die Rückenmuskeln in ihren obersten Schichten aus Muskeln der oberen Extremität. Sie breiten sich in großen Platten aus und sind erst secundär in ihre Lage am Rücken eingerückt, was durch ihre Innervation vom Armnervengeflecht bewiesen wird. Unter ihnen folgen ein paar von der ventralen Muskulatur abstammende Muskeln, welche an den Rippen endigen. Die letzte und tiefste Schichte erst stellt die eigentliche dorsale Muskulatur dar.

a) Extremitätenmuskeln des Rückens.

Sie besitzen keine eigentliche Fascie, sind vielmehr nur durch Blätter lockeren Bindegewebes gegen die Haut und unter sich abgesetzt. Am stärksten ist dasselbe zwischen den Mm. rhomboidei und dem M. serratus post. sup. angehäuft, also da, wo das sehr bewegliche Schulterblatt auf dem weniger beweglichen Rumpf gleitet. Im Bereich des Nackens werden alle diese Blätter unter dem Namen Fascia nuchae zusammengefaßt. Das von dem Gefäßstrang des Halses ausgehende Fettpolster (30) erstreckt sich individuell verschieden weit zwischen dem M. trapezius und den tiefer liegenden Muskeln gegen die Wirbelsäule hin.

α) Erste Schichte.

Trapezmuskel, M. trapezius[1] (1).

Die Muskeln beider Seiten bilden zusammen eine rhombische Platte, was den Namen erklärt; einer allein zeigt die Form eines stumpfwinkeligen Dreieckes, welches vom Kopf über den Nacken und Rücken herabreicht. Sein Ursprung erstreckt sich in einer ununterbrochenen Linie vom Hinterhaupt bis zum Dorn des zwölften Brustwirbels. Am Hinterhauptsbein entspringt er von der durch die beiden oberen Nackenlinien begrenzten Fläche und es reicht sein Ursprung manchmal weit seitlich bis gegen die Wurzel des Proc. mastoideus hin. Vom Hinterhaupt aus zieht sich der Ursprung auf dem Lig. nuchae herab und geht dann auf die Dornen der Brustwirbel und die sie verbindenden Ligg. interspinalia über. Ihr Ende erreicht die Ursprungslinie, wie gesagt, mit dem zwölften Brustwirbeldorn. Der Ursprung ist im allgemeinen sehr kurzsehnig, nur in der Gegend der Vertebra prominens, genauer vom Dorn des vierten Halswirbels bis zu dem des zweiten Brustwirbels findet man eine längere, glänzende Ursprungssehne (Sehnenspiegel), welche mit der der Gegenseite zusammenfließt; auch an seinem untersten Ende entspringt der Muskel mittelst eines dünnen sehnigen Blattes, welches an seiner caudalen Spitze in die Fascia lumbodorsalis übergeht. Die kurzen Sehnenfasern der obersten Ursprünge sind mit der Haut straff verwachsen, so daß ihre Präparation eine größere Aufmerksamkeit erfordert. Die aus diesen Ursprüngen hervorgehende Muskelplatte ist zwar normalerweise lückenlos, doch besteht sie ihrer Herkunft nach eigentlich aus drei Muskeln (Streißler 1900), was durch vergleichend anatomische Beobachtung und Betrachtung vorkommender Varietäten erwiesen wird. Der oberste Teil besteht aus den Faserbündeln, welche vom Kopf und Nacken bis zum Beginn des Sehnenspiegels entspringen. Sie sind ziemlich dünn und ziehen in schief absteigendem und nach vorne gerichtetem Verlauf zum cranialen Ende des Schlüsselbeines herab, an welchem sie sich ohne Vermittelung einer sichtbaren Sehne anheften. Dieser Teil steht in naher verwandtschaftlicher Beziehung zum M. sternocleidomastoideus (s. dort). Der mittlere Teil ist der vom Sehnenspiegel entspringende. Seine Faserbündel, welche eine dickere Schichte bilden, laufen transversal und endigen am Acromion und an der oberen Lippe der Spina scapulae, oberflächlich mit einer Sehne, welche in die des M. deltoideus übergehen kann, in der Tiefe ohne eine solche. Der unterste Teil, welcher sich aus dem Rest der Ursprünge bildet, steigt mit seinen Fasern auf und inseriert mit einer dreieckigen platten Sehne an dem medialen Ende der Spina scapulae. Ein Bündel derselben pflegt in die Fascia infraspinata überzugehen.

Der Rand des oberen Teiles bildet am Lebenden den seitlichen Kontur des Nackens.

Bei sehr kräftigen und fettarmen Männern hebt sich bei einer Zusammenziehung des ganzen Muskels der Sehnenspiegel deutlich von der ihn umgebenden gewulsteten Muskelmasse ab.

Motorische Innervation. Ramus externus des N. accessorius, sowie Äste des dritten und vierten Cervikalnerven, welche teils durch Anastomosen, teils selbständig in den Muskel gelangen. Der mittlere Teil desselben wird von den aus den Cervikalnerven stammenden Fasern versorgt, der untere ausschließlich vom eigentlichen N. accessorius. Der obere bekommt außer diesem letzteren vielleicht noch einige Cervikalnervenfasern (Schultz 1903). (Wurzelbezug, Cerv. II, III, IV.)

---

[1] M. cucullaris, Kappenmuskel. Hergenommen vom Vergleich der Muskeln beider Seiten mit einer über den Rücken herabfallenden Mönchskapuze (cucullus).

Wirkung. Eine Zusammenziehung des gesamten Trapezius verschiebt das Schulterblatt gegen die Wirbelsäule. Die obere (claviculare) Portion allein spannt sich bei tiefer Atmung an. Die Hebung der Schulter wird durch die beiden oberen Teile bewirkt, mittlerer und unterer Teil drücken das Schulterblatt an den Körper an, der untere Teil allein dreht den unteren Schulterblattwinkel medianwärts. Die Wirkung eines gelähmten Trapezius kann durch die benachbarten Muskeln, Mm. levator scapulae und rhomboidei, auch Pars clavicularis des M. pectoralis major mehr oder weniger vollständig ersetzt werden.

Varietäten. Die Ursprungslinie ist mehr oder weniger verkürzt; nicht selten ragt das Ende des einen Muskels weniger weit herab, als das der anderen. Der obere Teil ist breiter als gewöhnlich, er kann sich dem Rand des M. sternocleidomastoideus bis zur Berührung nähern, oder es schließt sich ein Bündel desselben gegen die Insertion am Schlüsselbein hin dem genannten Muskel an. Ein solches Bündel erreicht gelegentlich den Schädel nicht, sondern heftet sich an einen oder mehrere Querfortsätze der oberen Halswirbel. Auch Verbindungen mit dem M. deltoideus werden beobachtet. Der obere und untere Teil des Muskels kann ganz oder teilweise fehlen. Einzelne Bündel spalten sich ab und schlagen eine ungewöhnliche Richtung ein.

Praktische Bemerkungen. Ist die obere Portion des Trapezius gelähmt, dann bleibt bei der Atmung die Schulter unbewegt. Bei manchen Erkrankungen des Muskels bleibt aber gerade diese Portion verschont. Ist die mittlere Portion gelähmt, dann sinkt das Acromion nach vorn und unten, wodurch die Hebung des Armes beeinträchtigt wird. Bei Lähmung der unteren Portion entfernt sich der vertebrale Rand des Schulterblattes von der Mittellinie. Ihre Tätigkeit kann durch die der Rhomboidei ersetzt werden (Oppenheim 1908).

Breiter Rückenmuskel, M. latissimus dorsi (*1*, *12*).

Deckt als eine nach der Körperoberfläche gebogene, relativ dünne Muskelplatte von ungefähr rechteckiger Gestalt den unteren Teil des Rückens. Er entspringt mit einer sehr dünnen Sehne, welche vom untersten Teil des M. trapezius überlagert wird, von den 4—5 untersten Brustwirbeln. Dann biegen seine Ursprünge seitlich auf die Fascia lumbodorsalis ab, auf welcher sie fleischig und ohne Sehne bis zu deren Seitenwand absteigen. Die letzten Ursprungsbündel überschreiten sie und heften sich mittelst eines starken aber kurzen Sehnenblattes an der Mitte des Darmbeinkammes an. Dazu kommen noch einige kleine accessorische Zacken, welche von den drei bis vier untersten Rippen, mit den Zacken des M. obliquus externus abdominis zusammengreifend, entspringen (*12*). Die obersten Fasern des Muskels verlaufen transversal über die Spitze des Schulterblattes hinweg. Sie werden in ihrer Lage durch den Zusammenhang ihres Bindegewebsüberzuges mit der Fascie der hinteren Schulterblattmuskeln gehalten. Die weiter unten entspringenden Fasern steigen immer steiler aufwärts. Endlich vereinigen sich alle Fasern in einer platten Endsehne, welche sich dem M. teres major anlegt (*27*). Sie beginnt etwa in der Mitte der Länge dieses letzteren Muskels, windet sich um ihn herum und heftet sich an die Crista tuberculi minoris bis hinauf zum Tuberculum selbst an. Eine Anzahl von Sehnenfasern überbrückt den Sulcus intertubercularis und fließt mit denen des M. pectoralis major zusammen. Die lateralen, steil aufsteigenden Fasern haben einen spiraligen Verlauf, so daß die von den Rippen kommenden die vordersten werden und sich an den oberen Sehnenrand ansetzen.

Etwa in der Hälfte der Fälle löst sich von der Spitze des Schulterblattes ein Fleischbündel vom Ursprung des M. teres major ab (*1**, *49*), um in den des M. latissimus dorsi überzugehen, dadurch die nahe Zusammengehörigkeit beider Muskeln beweisend.

Zwischen den Endsehnen beider findet sich zuweilen ein kleiner Schleimbeutel, Bursa m. latissimi dorsi; in anderen Fällen sind sie durch Bindegewebe zusammengeheftet.

Das Endstück des M. latissimus dorsi bildet im Verein mit dem M. teres major den hinteren wulstigen Rand der Achselhöhle. Von der Muskelplatte im übrigen sieht man am Lebenden wenig, nur bei einer kraftvollen, medianwärts gerichteten Bewegung mit Rotation des Armes, z. B. beim Mähen mit der Sense, tritt er deutlich hervor.

Motorische Innervation. Vom N. thoracodorsalis (Wurzelbezug Cerv. VII und VIII).

Wirkung. Führt den erhobenen Arm abwärts und zieht ihn an den Rumpf; rotiert ihn nach innen, z. B. wenn man ihn auf den Rücken legt. Mit seinen obersten Fasern beteiligt er sich an dem Andrücken des Schulterblattes an den Rumpf, der untere Teil senkt die Schulter und den erhobenen Arm. Ist er isoliert gelähmt, dann bemerkt man bei ruhiger Körperhaltung und herabhängendem Arm keinerlei Difformität (Erb).

Varietäten sind zahlreich. Die Ursprungslinie ist oben oder unten verkürzt, die Rippenursprünge sind in ihrer Zahl sehr schwankend. Eine nicht seltene Varietät ist eine Insertion von Muskelfasern an dem Achselbogen (Langer 1846). Derselbe ist ein der Armfascie angehöriger Sehnenbogen, welcher die Gefäß- und Nervenstämme der Achselhöhle überbrückt. Statt an die eigentliche Endsehne setzen sich an ihn die von den Rippen stammenden Muskelbündel an. Der Achselbogen kann auch muskulös werden und es entstammen die Muskelfasern entweder dem Latissimus dorsi oder sind auch anderer noch streitiger Herkunft. Sie werden als ein Rudiment des Panniculus carnosus der Säugetiere angesehen. — Der Muskel kann Bündel aufwärts zum Proc. coracoideus senden, oder am Oberarm abwärts, wo sie bis zum Olecranon herabreichen können.

β) Zweite Schichte.

Schulterblattheber, M. levator scapulae (*1, 2, 3, 6*).

Entspringt mit vier schlanken Zacken, welche von oben nach unten an Stärke abnehmen, von den hinteren Ecken der Querfortsätze der vier oberen Halswirbel (*3, 6*). Er steigt an der Seite des Halses schräg von oben und vorn nach unten und hinten ab zum medialen Winkel und zum vertebralen Rand des Schulterblattes, an welchem er sich oberhalb des M. rhomboideus minor anheftet. Weder am Ursprung noch am Ende findet man nennenswerte Sehnen. Die Zacken sind meist so wenig miteinander verbunden, daß sie wie einzelne Muskeln aussehen.

Der Levator scapulae ist vorne vom M. sternocleidomastoideus, hinten vom M. trapezius gedeckt, zwischen beiden liegt er frei unter der Haut.

Rautenmuskeln, M. rhomboideus major und minor (*1*).

Sie stellen eine vieseitige Muskelplatte dar, welche sich an den M. levator scapulae anschließt. Oben ziemlich dünn, verdickt sie sich in ihrem unteren Teil. Sie entspringt vom Ligamentum nuchae über den letzten Halswirbeln und von den vier obersten Brustwirbeln und gelangt, schief absteigend, von der Spina scapulae abwärts an den ganzen Vertebralrand des Schulterblattes. Der Teil der Muskulatur, welcher sich an den Abgang der Spina von diesem Rand anheftet, ist meist durch eine mit lockerem Bindegewebe gefüllte Spalte von der übrigen Muskelplatte abgesetzt, was Veranlassung gegeben hat, ihn als M. rhomboideus minor, von dem weit breiteren M. rhomboideus major zu unterscheiden. Der Ursprung besitzt eine Sehne, welche sich nach unten verbreitert, die Insertion ist fleischig, doch findet man, daß sie nicht selten statt an den Knochenrand an einen Sehnenbogen gelangt, welcher sich längs dem Schulterblattrand brückenförmig über dort verlaufende Blutgefäße ausspannt.

· Die Rautenmuskeln sind gedeckt vom M. trapezius, sie ruhen auf dem M. serratus posterior superior und der Fascia lumbodorsalis, welche die langen Rückenmuskeln deckt.

Am Lebenden sieht man von den in Rede stehenden Muskeln meist nur sehr wenig, doch kommen immerhin Bewegungen vor, bei welchen die Rautenmuskeln kenntlich sind, besonders ist dies der Fall bei einem Menschen, welcher die Hände in die Seite stützt. Bei Lähmungen des M. trapezius ist die Levator-Rhomboideusplatte hypertrophisch.

Motorische Innervation. Der Hauptnerv für die in Rede stehende Muskelplatte ist der N. dorsalis scapulae aus dem V. Cervikalnerven, der M. levator scap. bekommt noch einen Ast des IV. Cervikalnerven, auch vom I. III. erhält er Fasern. (Wurzelbezug Cerv. I—IV.)

Wirkung. Der M. levator scapulae hebt das Schulterblatt und beteiligt sich an seiner Fixierung. Die Mm. rhomboidei beteiligen sich an dieser Bewegung, sie ziehen außerdem das Schulterblatt medianwärts. Der untere Teil des M. rhomboideus major bewegt, wenn er isoliert wirkt, den unteren Winkel des Schulterblattes nach der Wirbelsäule hin. Bei Lähmungen der Muskeln weicht der untere Winkel lateralwärts und der vertebrale Rand des Schulterblattes hebt sich etwas von der Brustwand ab (Jorns).

Varietäten. Die Zacken des M. levator scapulae sind häufig vermindert, seltener vermehrt; die oberste vom Atlas kommende Zacke ist am konstantesten und stärksten. Vom Proc. mastoideus kann eine Zacke entspringen. Von einer Reihe von Stellen hat man Bündel herkommen sehen, so vom M. trapezius, M. serratus post. sup., aus der Fascie der Nackenmuskeln. Auch an verschiedene Stellen der Nachbarschaft abirrende Insertionen wurden beobachtet.

Die Ursprünge der Mm. rhomboidei können sich weiter nach oben und weiter nach unten erstrecken, als gewöhnlich; selbst bis zum Hinterhaupt hat man sie gehen sehen. Bei einer Verbreiterung der Muskelplatte schließt sich dieselbe an den M. serratus ant. an, mit dem sie bei manchen Säugern normalerweise zusammenhängt. Die Insertion ist das eine Mal gegen die untere Spitze des Schulterblattes zusammengedrängt, ein andermal sind die Ansätze der beiden Rautenmuskeln so breit, daß sie sich überkreuzen. — Der M. rhomboideus major zerfällt in einzelne Fascikel.

b) Rippenmuskeln des Rückens.

Die Mm. serratus posterior superior und inferior sind durch einen großen Zwischenraum voneinander getrennt, doch erweist die vergleichende Anatomie, daß sie zusammengehören, indem sie bei manchen Säugetieren eine zusammenhängende Muskelplatte bilden.

Hinterer oberer Sägemuskel; M. serratus posterior superior (2).
Er stellt eine vierseitige Platte dar, welche fast ganz vom M. rhomboideus gedeckt wird; nur der obere Rand überragt den M. rhomboideus minor um etwas. Er entspringt vom unteren Ende des Nackenbandes, vom Dorn des siebenten Halswirbels und den zwei bis drei oberen Brustwirbeldornen mit einer platten und sehr dünnen Sehne. Erst jenseits der Querfortsätze wird er muskulös. Er zerfällt in vier Zacken, welche sich neben dem Angulus costae an der zweiten bis fünften Rippe anheften.

Hinterer unterer Sägemuskel, M. serratus posterior inferior (2).
Unter dem M. latissimus dorsi gelegen, stellt er eine zwar breite, aber dünne Muskelplatte von schräg aufsteigendem Verlauf dar. Er entspringt mit einer sehr dünnen Sehne an der Fascia lumbodorsalis in der Höhe der unteren Brust- und oberen Bauchwirbel und setzt sich mit vier Zacken bald sehnig, bald fleischig an die vier untersten Rippen an. Die beiden mittleren Zacken sind die breitesten und stärksten.

Motorische Innervation von den Intercostalnerven, also aus ventraler Quelle (Wurzelbezug des oberen Thor. I—IV, auch Cerv. VIII kann sich beteiligen, des unteren Thor. IX bis XI oder XII).

Wirkung. Der obere hebt die obersten Rippen, der untere senkt die untersten; wirken sie gemeinsam, dann tragen sie zur Erweiterung des Brustkorbes bei. Der untere wirkt auch dadurch erweiternd, daß er den einwärts gerichteten Zug des Zwerchfelles aufhebt (Henle).

Varietäten. Die Zahl der Zacken des M. serratus post. sup. vermehrt oder vermindert sich, er kann selbst ganz fehlen. Vom M. serratus post. inf. fehlen nicht selten die obere und untere Zacke.

c) Tiefe Rückenmuskeln.

Die bisher beschriebenen Muskeln gehören nach Ausweis ihrer Innervation dem ventralen Muskelsystem an, erst die tiefen sind Rückenmuskeln im eigentlichen Sinn, da sie die dorsale Seitenrumpfmuskulatur darstellen, welche von jenen durch ihre Anordnung, ihre Innervation und ihre Funktion streng geschieden ist. Sie liegen zu beiden Seiten der Mittellinie in einer Rinne, welche medial von den Dornfortsätzen der Wirbel begrenzt wird, lateral am Hals deren Querfortsätze nicht überschreitet, an der Brust bis zum Rippenwinkel reicht, an der Lendengegend mit dem Ligamentum lumbocostale abschließt (19) und am Kreuzbein sich bis zum Hüftbeinrand hin erstreckt. Ihr Boden wird am Hals von den Querfortsätzen der Wirbel, an der Brust außer von diesen noch vom Anfang der Rippen und ihren Bändern, an der Lendengegend vom Ligamentum lumbocostale und in der Kreuzgegend von der Rückfläche des Kreuzbeines gebildet. Diese Rinne wird zum Rohre geschlossen durch die Aponeurosis lumbodorsalis[1] (2), eine derbe, wenig nachgiebige Haut, welche sich an ihren medialen und lateralen Grenzen anheftet. Die Faserzüge, aus welchen die Aponeurose besteht, sind von schniger Struktur; sie besitzen einen vorwiegend transversalen Verlauf. In deren caudalem Teil sind sie am stärksten, von den letzten Rippen ab verdünnt sich die Haut beträchtlich, ohne jedoch den schnigen Charakter zu verlieren. Am Nacken hört sie ganz auf zu existieren. Sie wird dort ersetzt durch ein zartes, aber festes Fascienblatt, welches zwischen dem M. splenius und den langen Rückenmuskeln liegt. Es erklärt sich das daraus, daß die Aponeurose hier, wie überall, ihren schnigen Charakter nur so weit beibehält, als wirklich Muskeln von ihr entspringen. Dies ist nur in den unteren Teilen der Aponeurose in beträchtlichem Maße der Fall, indem nicht nur eine Anzahl der schon beschriebenen Muskeln an ihre Außenseite geheftet ist, sondern auch an ihrer Innenseite die tiefen Rückenmuskeln in ausgiebiger Weise von ihr entspringen. Der oberste Muskel, welcher mit ihr in Zusammenhang steht, ist der M. serratus posterior superior; so ist es erklärlich, daß höher oben am Nacken der schnige Charakter der Haut gänzlich verloren geht.

In ihrem caudalen Teil, wo die Ursprünge der oberflächlichen Rückenmuskeln seitlich abweichen, liegt die Aponeurose frei unter der Haut, höher oben ist sie von ihnen gedeckt.

Soweit die Aponeurose stark ist, hält sie Ergüsse, welche sich unter ihr ansammeln, wirksam zurück, doch können solche immerhin durch die in ihr ausgesparten Löcher, welche Gefäße und Nerven durchtreten lassen, nach außen gelangen.

Die Muskelmasse, welche die beschriebene Röhre ausfüllt, verjüngt sich nach oben hin im ganzen nur wenig, da für solche Einzelmuskeln, welche schwächer werden, oder ganz verschwinden, andere eintreten, welche um so kräftiger ausgebildet sind.

---

[1] Fascia lumbodorsalis.

Sie greift mit ihren Ursprüngen und Insertionen die sämtlichen verfügbaren Knochenpunkte an, und zwar die Dornen und Querfortsätze der Wirbel, an den Lendenwirbeln auch die Processus mamillares und accessorii, sowie die Rippen. Von den Muskelzügen werden an der einen Seite Insertionen abgegeben, an der anderen neue Ursprünge aufgenommen, die Sehnen sind meist dünne Bänder und Stränge, allerlei Verbindungen zwischen benachbarten Zügen sind häufig vorhanden. Es entsteht dadurch ein äußerst kompliziertes Bild, welches wohl geeignet ist, den Anfänger zu verwirren. Bei genauer Betrachtung aber gelingt es, die segmentale Anordnung deutlich zu erkennen; sie tritt besonders in den am tiefsten liegenden Teilen der Muskelmasse hervor, indem dort immer zwei aufeinander folgende Wirbel durch kleine Muskeln verbunden sind. Je oberflächlicher aber die Muskelzüge liegen, um so mehr Wirbel überspringen sie und um so steiler steigen sie auf, ehe sie an ihre Insertion gelangen. Man wurde durch dieses Verhalten veranlaßt, die tiefen Rückenmuskeln in lange und kurze zu teilen.

Gegenbaur teilt sie in zwei Züge, einen lateralen und einen medialen. Zu ersterem rechnet er die Muskeln, welche von Rippe zu Rippe, von Querfortsatz zu Querfortsatz gehen und die, welche von ihrem Ursprung aus einen schief lateral aufsteigenden Verlauf besitzen, zu letzterem diejenigen, welche von Dorn zu Dorn verlaufen und die, welche einen von den Ursprüngen aus medial aufwärts gerichteten Verlauf besitzen. Auch die kurzen zum Hinterhaupt aufsteigenden Muskeln werden zum medialen Zug gerechnet.

Nennenswerte trennende Bindegewebsblätter findet man zwischen den tiefen Rückenmuskeln nicht. Muskeln von gleichgerichtetem Verlauf, welche sonst zusammenfließen würden, werden durch die zwischen ihnen aufsteigenden dorsalen Nerven und Gefäße voneinander geschieden.

α) Lange, tiefe Rückenmuskeln.

Riemenmuskel[1]), M. splenius (3).

Eine schräg lateralwärts aufsteigende Muskelplatte, welche sich am Nacken wie eine Binde um den von den tiefer gelegenen langen Rückenmuskeln gebildeten Wulst herumlegt. Sein Ursprung besitzt eine kurze, nach unten länger werdende Sehne; er beginnt am Nackenband in der Höhe des dritten Halswirbels und erstreckt sich an ihm und den Dornfortsätzen herab bis zum fünften bis sechsten Brustwirbel. Die Insertion der oberen Portion erfolgt kurzsehnig am Schädel, und zwar an der oberen Nackenlinie lateral von dem Ansatz des M. trapezius ab bis auf den hinteren Rand des Warzenfortsatzes. Der untere Teil gelangt an die hinteren Ecken der Querfortsätze der drei oberen Halswirbel. Die anfänglich ungetrennte Muskelmasse zerfällt, entsprechend der verschiedenen Insertion, gewöhnlich in zwei Portionen, was Veranlassung gegeben hat, die obere, stärkere mit dem Namen M. splenius capitis, die untere, schwächere mit dem Namen M. splenius cervicis zu belegen.

Der M. splenius wird in seinem medialen Teil gedeckt vom M. trapezius, rhomboideus und serratus posterior superior, gegen seine Insertion hin vom M. sternocleidomastoideus. Zwischen dem hinteren Rand dieses Muskels und dem vorderen Rand des M. trapezius liegen an der seitlichen Halsgegend die schräg aufsteigenden Fasern des Splenius frei unter der Haut. Er deckt, wie gesagt, den Wulst der langen Rückenmuskeln vollständig, nur ganz oben, unter dem Schädel, läßt er ein kleines drei-

---

[1]) Bauschmuskel. σπλήνιον Kompresse, Bausch.

eckiges Feld frei, wo demnach die Innenseite des M. trapezius diese direkt berührt.

Am Lebenden ist vom M. splenius nur wenig zu sehen.

Motorische Innervation vom Dorsalast des zweiten Cervikalnerven, dessen Hauptstamm den N. occipitalis major bildet, nach Eisler (1912) auch aus Cerv. II—IV.

Wirkung. Wirken die Muskeln beider Körperseiten zusammen, dann beugen sie den Kopf nach hinten. Die Wirkung des M. splenius nur einer Seite kombiniert sich mit der der Mm. sternocleidomastoidei in der Art, daß dieser Muskel als Antagonist des M. splenius der gleichen Körperseite wirkt und daß der Splenius als Helfer des Kopfwenders der Gegenseite funktioniert. Erleidet ein M. splenius eine Kontraktur, dann entsteht Caput obstipum, gerade so wie bei einer Kontraktur des M. sternocleidomastoideus.

Varietäten. Er kann fehlen; sein Ursprung reicht weit nach oben; ein M. splenius accessorius verläuft auf dem M. serratus posterior superior liegend von der Gegend der Vertebra prominens aus zum Querfortsatz des Atlas.

Rückenstrecker, M. sacrospinalis[1] (4, 7).

Er entspringt vom Kreuzbein, der Crista iliaca, von den Dornen der unteren Bauchwirbel und von der Innenfläche der Fascia lumbodorsalis und teilt sich, bevor er die letzte Rippe erreicht, in zwei Abteilungen, welche zuerst übereinander liegen, sich aber bald so ordnen, daß die oberflächliche Abteilung zur lateralen, die tiefere zur medialen wird (H. Virchow).

Der laterale, M. iliocostalis[2], gibt vom lateralen Rande allen Rippenwinkeln und den Zacken der Querfortsätze der unteren Halswirbel, welche Rippen entsprechen, Insertionen. An der 12. und 11. Rippe heften sie sich fleischig an, weiter oben mit langen und schlanken Sehnen. An der medialen Seite nimmt er zugleich von den Rippen accessorische Ursprünge auf. Längs dem ersten accessorischen Ursprung zieht eine Spalte aufwärts, die den Muskel in einen Iliocostalis lumborum und Iliocostalis dorsi .teilt; die obersten accessorischen Ursprünge mit den Halswirbelinsertionen stellen den Iliocostalis cervicis[3] dar.

Der mediale Bauch des M. sacrospinalis, M. longissimus, gibt an der Bauch- und Brustwirbelsäule von der vorderen Fläche je zwei Insertionssehnen ab, an den Bauchwirbeln zum Proc. transv. und accessorius, an den Brustwirbeln zu Rippe und Querfortsatz; am Hals und Kopf fließen beide Insertionen zu je einer zusammen, dort den Querfortsätzen, hier dem Warzenfortsatz bestimmt (7). Accessorische Ursprünge kommen sehnig von den Dornen oberer Bauch- oder unterer Brustwirbel, ferner anfangs vereinzelt, dann je näher dem Halse, um so beständiger von den Querfortsätzen der Wirbel. Den Teil des Muskels, der den Bauchwirbeln und dem Thorax Insertionen liefert, nennt man Longissimus dorsi, die Insertionen an Halswirbeln, mit den entsprechenden accessorischen Ursprüngen Longissimus cervicis, die Schädelinsertion mit den entsprechenden accessorischen Ursprüngen Longissimus capitis[4] (6). (M.-H.)

Dornmuskel, M. spinalis (4, 7).

Sammelt Ursprünge von Dornen und gibt Insertionen an Dornen höherer Wirbel ab.

Der Spinalis dorsi entspringt muskulös von der sehnigen Rückenfläche des Longiss. dorsi und von zwei oder drei der untersten Brustwirbeldornen, überspringt

---

[1] Opistothenar, Erector trunci.
[2] M. sacrolumbalis, M. lumbocostalis.
[3] M. cervicalis descendens oder adscendens.
[4] M. trachelomastoideus.

einen Brustwirbel und endet an den Dornen der folgenden vom achten bis zweiten hinauf. (Will man ihn isolieren, dann muß man die Sehnen, von welchen er entspringt, quer durchschneiden.)

Der Spinalis cervicis ist sehr unbeständig, häufig unsymmetrisch, zuweilen auf ein einfaches, einen Wirbel überspringendes rundliches Bündel reduziert; überschreitet niemals den zweiten Halswirbel.

Als Spinalis capitis werden Bündel bezeichnet, welche sehnig von Dornfortsätzen der oberen Brust- und unteren Halswirbel entspringen und sich dem M. semispinalis capitis anschließen (H.-M.).

Querfortsatz-Dornmuskel, M. transverso-spinalis (5).

Unter diesem Namen werden die Muskeln vereinigt, welche, größtenteils gedeckt vom M. longissimus, in mehreren Schichten von Wirbeltuberositäten, also an den Bauchwirbeln von Proc. accessorii, an den Brustwirbeln von Querfortsätzen, an den Halswirbeln von unteren Gelenkfortsätzen entspringen und medianaufwärts zu Dornen bis zu dem Dorn des Epistropheus und bis zu der (Dornfortsätzen gleichwertigen) Nackenfläche des Schädels verlaufen. In jeder tieferen Schichte ist die Richtung der Fasern geneigter (M.-H.).

Erste Schichte. Halbdornmuskel, M. semispinalis (5, 8).

Ein Semispinalis dorsi, Semispinalis cervicis und Semispinalis capitis. Der Semispinalis dorsi nimmt Ursprünge von drei bis fünf unteren Brustwirbeln auf, überspringt fünf bis sechs Wirbel und gibt Insertionen an obere Brust- und einen oder zwei untere Halswirbel; der Semispinalis cervicis entspringt an den oberen fünf bis sechs Brustwirbeln und endet an den Dornen des sechsten bis zweiten Halswirbels; das zum zweiten Halswirbel gehende Bündel ist das stärkste. Der Semispinalis capitis (4, 5) bedeckt den oberen Teil des Semispinalis cervicis und setzt sich aus einem medialen und einem lateralen Kopf zusammen. Der mediale Kopf[1]) entspringt von Querfortsätzen oberer Brustwirbel; sein Bauch wird von einer intermediären Sehne unterbrochen und meistens durch Ursprünge von Dornen oberer Brust- und unterer Halswirbel verstärkt; der laterale Kopf[2]) nimmt von oberen Brust- und von vier bis fünf unteren Halswirbeln seinen Ursprung; sein dünner Muskelbauch wird von einzelnen Sehnenstreifen durchsetzt. Die gemeinschaftliche Insertion heftet sich an die Schuppe des Hinterhauptsbeines zwischen der oberen und unteren Nackenlinie (M.-H.).

Zweite Schichte. Vielspaltiger Rückenmuskel, M. multifidus (5, 9).

Der Multifidus erstreckt sich ziemlich gleichmäßig, die Rinne zwischen den Muskelrauhigkeiten und den Dornen ausfüllend, mit den Ursprüngen von den Proc. articulares spurii des Kreuzbeines bis zum Gelenkfortsatz des vierten Halswirbels, mit den Insertionen vom Dorn des fünften Bauchwirbels bis zum Dorn des zweiten Halswirbels. Seine Bündel sind von Sehnen vielfach durchzogen; sie überschreiten jedesmal zwei bis drei Wirbel.

Dritte Schichte. Drehmuskeln der Wirbel, M. rotatores (5, 9)[3]).

Nur an der Brust vorhanden. Selbständige platte Bündel ziehen vereinzelt vom oberen Rande eines Querfortsatzes, die Rotatores breves zur Wurzel des nächsten, die Rotatores longi zur Wurzel des zweit- oder drittnächsten höheren

[1]) M. biventer.
[2]) M. complexus.
[3]) M. submultifidus thoracalis (Eisler 1912).

Dornfortsatzes. Sie sind von den tiefsten Bündeln des M. multifidus oft nur schwer zu isolieren. Den Rotatoren ähnlich verlaufende Bündel lassen sich gelegentlich auch an Lende und Hals herauspräparieren.

Am Lebenden sieht man in aufrechter Haltung bei kräftigen und fettarmen Personen von den langen Rückenmuskeln mehr als man vielleicht erwarten möchte, was sich dadurch erklärt, daß die auf ihnen liegenden oberflächlichen Muskeln dünne Platten bilden, welche die starken, zu beiden Seiten der Mittellinie aufsteigenden Wülste nicht verdecken können. Am wenigsten ausgesprochen sind sie in der Kreuzgegend, da die Muskeln dort von der straff gespannten Aponeurosis lumbodorsalis zurückgehalten werden. In der Lendengegend erscheinen die Wülste um so kräftiger, sie werden dort sogar seitlich durch eine deutliche Vertiefung abgegrenzt. Höher oben, zwischen den Schulterblättern, werden sie etwas schwächer, um am Nacken wieder stark hervorzutreten. Sie haben dort den Kopf und die Halswirbelsäule aufrecht zu halten und je größer und schwerer der Vorderkopf ist, um so kräftiger sind auch die Wülste der Rückenmuskeln. Man kann sehen, daß sie bei jedem Schritt kleine Bewegungen ausführen, um das Gleichgewicht zu erhalten. Bei kleinen und schwächlichen Personen, sowie im Kindesalter, wo das Kiefergerüst noch wenig entwickelt ist, und im Greisenalter, wo die Muskeln atrophieren, sind die Wülste des Nackens weniger ausgesprochen und dieser letztere erscheint mehr oder minder konkav gestaltet.

Motorische Innervation. Die langen tiefen Rückenmuskeln werden von den dorsalen Ästen der Rückenmarksnerven versorgt.

Wirkung. Ziehen sich die langen Rückenmuskeln beider Seiten zu gleicher Zeit zusammen, dann strecken sie den Rumpf. Ist ihre Kontraktion eine nur einseitige, dann biegen sie die Wirbelsäule nach rechts oder links. Auch Drehungen der Wirbelsäule können, und zwar mit den Muskeln von weniger steilem Verlauf, ausgeführt werden, und eine große Bedeutung besitzt ihre Tätigkeit bei der Äquilibrierung in aufrechter Stellung. Dabei wirken die Muskeln je nach Bedürfnis in einzelnen Teilen. Oben wurde schon bemerkt, daß man die kleinen zu diesem Zwecke fortwährend ausgeführten Bewegungen für das Halten des Kopfes in seiner Lage am Nacken leicht beobachten kann; daß aber auch die weiter caudal gelegenen Teile der langen Rückenmuskeln in gleicher Weise benützt werden, lehren rheumatische Leiden oder Kontusionen, welche zuweilen schon bei geringer Inanspruchnahme einen unerwartet heftigen Schmerz der benützten erkrankten Muskelpartien zur Folge haben können. Sind die langen Rückenmuskeln gelähmt, dann wird der Rumpf beim aufrechten Stehen und Gehen stark nach hinten gelegt, um das Vornüberfallen zu verhindern.

Varietäten sind sehr zahlreich, was man leicht versteht, da die Muskeln wegen der Ähnlichkeit des Verlaufes und der Gleichartigkeit der Wirkung sich gegenseitig vertreten können. Ursprünge und Insertionen vermehren sich bei dem einen, bei dem anderen vermindern sie sich. Teile einzelner Muskeln werden selbständig, weit häufiger noch senden sich benachbarte Muskeln Bündel zu, welche eine reinliche Scheidung unmöglich machen. Auch in die Aponeurosis lumbodorsalis sieht man hie und da Sehnen einstrahlen.

In unmittelbarer Nähe der langen Rückenmuskeln, an deren lateraler Seite, finden sich die Mm. levatores costarum, welche zugleich mit jenen zu präparieren sind. Sie gehören jedoch zu den Mm. intercostales und werden deshalb unten mit diesen Muskeln beschrieben werden.

β) Kurze tiefe Rückenmuskeln.

1. An den Beugewirbeln.

Zwischendornmuskeln, Mm. interspinales (5, 9).

Verbinden zwei aufeinander folgende Dornen miteinander. Sie fehlen vom zweiten oder dritten bis zum zehnten Brustwirbel. An den Bauchwirbeln sind sie platt; sie liegen, vom M. multifidus gedeckt, jederseits neben den Ligg. interspinalia. Am Halse haben sie eine cylindrische Form; sie verbinden, neben dem Nackenband gelegen, die Spitzen der geteilten Dornfortsätze hinauf bis zum zweiten miteinander.

Hintere Zwischenquerfortsatzmuskeln, M. intertransversarii posteriores (5, 9).

An der Hals- und Bauchwirbelsäule vorhanden, an der Brustwirbelsäule nur ganz oben. Am Halse verbinden sie die hinteren Spitzen der Querfortsätze miteinander, an den Bauchwirbeln stehen sie in zwei Reihen. Die Mm. intertransversarii posteriores mediales sind schlank und cylindrisch; sie gehen vom Processus mamillaris zum Processus accessorius des nächsthöheren Wirbels. Die Mm. intertransversarii posteriores laterales sind platt und breit, sie verbinden die Querfortsätze miteinander.

Motorische Innervation wie die der langen Rückenmuskeln.

Wirkung ebenso.

Varietäten. Die Mm. interspinales können sich auf die Bogen der Halswirbel ausbreiten. Die M. intertransversarii überspringen zuweilen einen Wirbel.

In nächster Nähe der M. intertransversarii posteriores des Halses finden sich die M. intertransv. anteriores. Da sie von ventralen Nerven versorgt werden, sind sie zu den Halsmuskeln (s. unten) zu stellen.

2. An den Drehwirbeln und dem Hinterhaupt (5, 9).

Eine bei niederen Wirbeltieren noch einheitliche Muskelmasse, welche in der Fortsetzung des M. multifidus, gedeckt vom M. semispinalis zum Schädel gelangt. In der Folge geht aus ihr eine laterale und eine mediale Portion hervor, von welchen jede sich wieder in zwei Einzelmuskeln scheidet.

Kleiner, hinterer gerader Kopfmuskel, M. rectus capitis posterior minor.

Entspringt vom Tuberculum posterius atlantis, steigt steil auf, wobei er sich fächerförmig ausbreitet und setzt sich an dem medialen Teil der unteren Nackenlinie des Hinterhauptsbeines an. Die Muskeln beider Seiten grenzen in der Mittellinie unmittelbar aneinander.

Größerer, hinterer gerader Kopfmuskel, M. rectus capitis posterior major.

Ebenfalls von platt dreiseitiger Form. Entspringt vom Dornfortsatz des Epistropheus, steigt schief lateralwärts auf und setzt sich neben dem vorigen an das mittlere Drittel der unteren Nackenlinie. Sein medialer Teil deckt den lateralen des M. rectus capitis minor.

Oberer, schiefer Kopfmuskel, M. obliquus capitis superior.

Entspringt vom Querfortsatz des Atlas und verläuft schief medianwärts aufsteigend, zur unteren Nackenlinie. Gegen seine Insertion hin breitet er sich aus. Mit seinem Ursprung deckt er die Insertion des Obliquus inferior, mit seiner Insertion die Insertion des Rectus capitis major.

Unterer, schiefer Kopfmuskel, M. obliquus capitis inferior.

Ursprung am Dorn und hinteren Teil des Bogens des Epistropheus, Insertion an der hinteren Leiste des Querfortsatzes des Atlas. Der Muskel ist kräftig und spindelförmig.

Die Ränder des M. rectus capitis major und der beiden Obliqui umschließen einen dreiseitigen Raum, in welchem nach Entfernung reichlichen Fettes der hintere Bogen des Atlas und über ihm die A. vertebralis, ein starker Venenplexus und der dorsale Ast des ersten Cervicalnerven zum Vorschein kommen.

Motorische Innervation vorstehender Muskelgruppe vom dorsalen Ast des ersten Cervikalnerven.

Wirkung. Je nach dem Zusammenwirken der auf beiden Seiten acht Muskeln erfolgt Streckung, Drehung oder seitliche Neigung des Kopfes.

Varietäten. Die Muskeln können sich verdoppeln. Einer der Mm. recti kann fehlen.

3. Am Steißbein.

Hinterer Kreuz-Steißbeinmuskel, M. sacrococcygeus posterior[1] (*10*).

Verläuft, von Sehnen durchsetzt, in mehreren Bündeln von der Rückfläche der zwei oder drei unteren Kreuzwirbel an die Steißwirbel. Er ist das Homologon des bei geschwänzten Säugetieren kräftig entwickelten Levator caudae. In 6 % der Fälle fehlt er vollständig.

2. Muskeln an der Ventralseite des Stammes.

Die ungleichartige Gliederung des Skeletes an der Ventralseite des Stammes bringt es mit sich, daß auch die Muskulatur, im Gegensatz zu der des Rückens, in eine Anzahl von Abteilungen zerfällt, welche zwar mehrfach ineinander greifen, sich aber doch klar voneinander scheiden lassen. Sie zerfallen in die Muskeln des Kreuz- und Steißbeines, des Bauches, der Brust, des Halses und des Kopfes.

a) Vordere Kreuz-Steißbeinmuskeln.

M. saccrococcygeus anterior[2] (*11*).

Von der Vorderfläche der beiden letzten Kreuzwirbel zu den Steißwirbeln und an das Lig. sacrococcygeum anterius. Er fehlt in 7 % der Fälle vollständig.

M. coccygeus[3] (*10, 11*).

Ein von Sehnenfasern stark durchsetzter Muskel von fächerförmiger Gestalt; von gleichem Verlauf wie das Lig. sacrospinosum, welches ihn von außen her deckt. Er entspringt, wie dieses Band, an der Spina ischiadica und endet am Seitenrand des Steißbeines und des letzten Kreuzwirbels. Er nimmt an der Herstellung des Diaphragma pelvis teil, bei dessen Beschreibung nochmals auf ihn zurückzukommen sein wird.

Motorische Innervation aus N. sacralis III—V.

Die Steißbeinmuskeln stellen die spärlichen Überreste der bei geschwänzten Säugetieren kräftig entwickelten Schwanzmuskulatur dar.

b) Bauchmuskeln.

Da das Skelet der Bauchgegend auf die Bauchwirbelsäule beschränkt ist, bleibt zwischen dem unteren Rand des Brustkorbes und dem oberen des Beckens eine weite Lücke, welche von den Bauchmuskeln ausgefüllt wird; diese bilden also die eigentliche Bauchwand. Sie stellen eine mehrere Centimeter dicke, gebogene Platte

---

[1] Extensor coccygis.
[2] Curvator coccygis.
[3] M. abductor coccygis.

dar. Ihre Dicke pflegt rechts größer zu sein, wie links, ebenso oberhalb des Nabels, wie unterhalb desselben. Die Bauchmuskeln sind ein Teil der segmentalen Rumpfmuskulatur, in welchem jedoch die segmentale Beschaffenheit stark zurücktritt, ohne aber ganz zu verschwinden. Ein einziger Muskel hat die phylogenetisch ursprüngliche longitudinale Verlaufsweise beibehalten, der neben der Mittellinie liegende bandförmige M. rectus abdominis. Die seitliche Muskulatur ist jederseits in drei übereinander gelegene Platten gesondert, deren Faserrichtungen sich kreuzen, M. obliquus abdominis externus, internus und transversus. Sie gehen in breite Aponeurosen über, deren Fasern den Verlauf der Muskelfasern fortsetzen. Sie kreuzen sich deshalb in der Mittellinie und durchflechten sich daselbst. Dadurch entsteht dort ein derber Sehnenstreif, wegen seiner Blutarmut von weißer Farbe, Linea alba (13), welcher sich vom Processus xiphoideus des Brustbeines bis herunter zur Symphyse der Schambeine erstreckt. Fast in der Mitte der Linea alba findet sich eine enge ringförmige Öffnung, der Nabelring, Anulus umbilicalis, durch welche in der Embryonalzeit der Nabelblasengang und die Nabelgefäße aus- und eingetreten sind (M.-H.). Ihre Breite wechselt individuell und örtlich nicht unerheblich. In der Regio epigastrica kann sie weniger als einen und mehr als zwei Centimeter betragen, in der Nabelgegend nimmt die Breite zu, unter derselben fällt sie rasch ab. Die Dicke der Linea alba verhält sich umgekehrt: oben am geringsten, wächst sie unten immer mehr an.

Zu den von den breiten Bauchmuskeln abstammenden Sehnenfasern kommen noch solche von vertikaler Richtung. Dieselben liegen an der Rückseite der Linea alba. Die oberen, welche vom Proc. xiphoideus ausgehen, sind unbedeutend, die unteren finden sich in größerer Menge, sie bilden das Adminiculum lineae albae[1] (22). Sie entspringen von den an die Symphyse angrenzenden Teilen der beiden Schambeine und überbrücken die Symphyse mit freiem, konkavem Rand. Nach oben verschmälert sich das Adminiculum lineae albae rasch und endet spitz zwischen den beiden geraden Bauchmuskeln. Zahlreiche Löcher der Linea alba sind für den Durchtritt von Gefäßästen bestimmt.

Am Lebenden erscheint die Linea alba, wenn sie nicht durch reichliche Fettentwickelung im Unterhautbindegewebe verdeckt wird, als eine Rinne, welche über die Mittellinie des Bauches herabzieht.

Zu beiden Seiten der Linea alba liegt der M. pyramidalis, welcher bestimmt ist, sie festzustellen, was für die Wirkung der breiten Bauchmuskeln von Bedeutung ist.

Zwischen den Platten der breiten Bauchmuskeln findet sich ein ganz lockeres und dehnbares Bindegewebe, welches sich auf deren Oberflächen zu einem dünnen Perimysium verdichtet. Die äußere Fläche des M. obliquus externus ist von einer Bindegewebsschichte bedeckt, welche etwas kräftiger ist, wie die Muskelüberzüge zwischen den Platten, ebenso die dem Inneren des Bauches zugewandte Fläche des M. transversus; letztere ist die Fascia transversalis (17, 18). Sie ist, wie die übrigen Bindegewebsblätter, aus der primitiven Bauchwand entstanden, in welche die Muskeln hineingewachsen sind; sie gehört deshalb nicht dem M. transversus allein an, sondern geht nach allen Seiten auf die angrenzenden Gebiete über. Am Nabel ist sie durch sehnenartige Züge verstärkt, auch gegen ihr unteres Ende verstärkt sie sich durch ähnliche Fasern, welche mit dem Leistenring in nahe

---

[1] Ligamentum triangulare lineae albae.

Beziehung treten. Mit den muskulösen Gebilden der Bauchwand ist sie lockerer verbunden, als mit den aponeurotischen.

Der M. rectus nimmt in bezug auf seine bindegewebige Umhüllung eine Sonderstellung ein. Die Aponeurosen der drei Bauchmuskeln gehen auf ihrem Weg nach der Linea alba hin teils vor, teils hinter ihm entlang, wodurch sie eine Scheide bilden, Vagina m. recti abdominis (*17, 18*), von welcher unten zu sprechen sein wird.

Zu den erwähnten Muskeln der Bauchwand kommt noch ein hinterer Bauchmuskel, welcher neben der Wirbelsäule seinen Platz hat, der M. quadratus lumborum.

α) Vordere Bauchmuskeln.

Gerader Bauchmuskel. M. rectus abdominis (*14*).

Er entspringt fleischig, breit und platt in einer medianwärts nur wenig absteigenden Linie von Knochen und Knorpel der fünften und von den Knorpeln der sechsten und siebenten Rippe, oft auch vom Processus xiphoideus und dem Lig. costoxiphoideum. Er läuft neben der Linea alba herab, verschmälert sich dabei in seinem unteren Teile beträchtlich und geht oberhalb des Beckens in eine kurze und schmale, aber kräftige Sehne über, die sich teils am oberen Rand des Schambeines seiner Seite zwischen Schamfuge und Tuberculum pubicum, teils an der Vorderfläche der Symphyse und des Schambeines der anderen Seite befestigt, indem die medialsten Fasern der Sehnen beider Muskeln vor der Synchondrose einander kreuzen. Der Rectus ist ausgezeichnet durch seine Inscriptiones tendineae, drei bis vier quere, etwas zickzackförmige Sehnenstreifen, welche den Lauf der Muskelfasern unterbrechen; die oberste findet sich auf dem Rande des Brustkorbes, die dritte etwas oberhalb des Nabels, die zweite in der Mitte zwischen diesen beiden und die vierte, meist nur rudimentär entwickelte, mitten zwischen Nabel und Symphyse. Sie sind mit dem vorderen Blatte der Scheide sehr fest verbunden, gehen aber meist nicht durch die ganze Dicke des Muskels durch, so daß sich derselbe leicht von dem hinteren Blatte der Scheide löst. Die Inskriptionen stellen den letzten Rest der sonst fast ganz verschwundenen metameren Anordnung der Bauchmuskeln dar. (M.-H.)

Neben der durch die Linea alba hervorgerufenen Rinne sieht man am Bauche eines kräftig gebauten Menschen den M. rectus sehr deutlich als einen Wulst hervortreten, welcher seitlich durch eine Furche gegen den M. obliquus externus abgesetzt ist; auch die einzelnen Inskriptionen sind als seichte, quere Furchen sichtbar. Gegen das Becken hin verliert sich das Relief des Muskels.

Pyramidenmuskel, M. pyramidalis (*14*).

Er entspringt vor der Sehne des M. rectus vom Schambein, spitzt sich nach oben zwickelförmig zu und endet an der Linea alba. Gut ausgebildet ist er nur kleinfingerlang, er ist aber oft weit kleiner, nicht selten fehlt er vollständig. Er wird von einem besonderen Fascienfach umschlossen, welches jedoch an seiner Rückseite sehr dünn sein, selbst fehlen kann.

Äußerer schiefer Bauchmuskel, M. obliquus externus abdominis[1]) (*12, 13*).

Der oberflächlichste der breiten Bauchmuskeln, entspringt mit sieben oder acht Zacken von der fünften oder sechsten bis zur zwölften Rippe herab. Zu ihnen kommt zuweilen noch eine Zacke von der Fascia lumbodorsalis vor dem Querfortsatz

---

[1]) M. obliquus descendens.

des ersten Bauchwirbels. Mit den oberen Zacken greifen die Ursprünge des M. serratus anterior zusammen, mit den unteren die Ursprünge des M. latissimus dorsi (*12*). Eine tiefere, nicht ganz beständige Reihe schmaler Zacken tritt hinzu, von den vorderen Enden der oberen falschen Rippen.

Aus diesen Ursprüngen entsteht eine Muskelplatte, welche schief abwärts und medianwärts verläuft, ganz in gleicher Art, wie die Mm. intercostales externi der Brustgegend, aus welchen sie wegen des Fehlens trennender Rippen zusammengeflossen ist. Der Verlauf ihrer Fasern ist um so steiler, je tiefer unten sie entspringen. Die hinteren Teile erreichen mit ihrem Ansatz fleischig die äußere Lippe des Darmbeinkammes in seiner vorderen Hälfte, welchem sie bis zur Spina iliaca anterior folgen. Von da ab beginnt die Aponeurose. Die Fasern derselben verlaufen zuerst in der Bahn des Leistenbandes, Ligamentum inguinale (Pouparti)[1]) bis zum Tuberculum pubicum. Von der Symphyse aus verweben sie sich mit der Linea alba, an welcher sie bis zu deren oberem Ende aufsteigen. Gegen die Mittellinie hin verwachsen sie mit der Aponeurose des M. obliquus internus. Das Muskelfleisch stößt mit der Aponeurose in einer Linie zusammen, welche vom Brustkorb aus bis zur Nabelgegend neben dem lateralen Rand des M. rectus herabzieht, ihn dann verläßt und in horizontaler Richtung bis zur Spina iliaca anterior superior verläuft. Die Aponeurose wird in bestimmten Abständen von kleinen Löchern durchsetzt, durch welche die perforierenden Äste der segmentalen Gefäße und Nerven zur Haut gelangen. Eine größere Öffnung findet sich an ihrem unteren Ende, dicht über dem Ligamentum inguinale (Pouparti) zunächst der Mittellinie, der äußere Leistenring, Anulus inguinalis subcutaneus[2]) (*13, 20*), durch welchen beim Mann der Samenstrang, bei der Frau das runde Mutterband aus der Bauchhöhle austritt.

Leistenband und Leistenring bedürfen nun noch einer genaueren Beschreibung.

Das Ligamentum inguinale (Pouparti) (*20, 22*) besteht außer den Fasern, welche der Aponeurose des M. obliquus externus angehören, noch aus einer großen Menge eigener Fasern. Es bildet eine Art Centralpunkt des Bindegewebsapparates der ganzen Umgebung, so ist die Haut fester an ihm angeheftet, die Fascia transversalis ist mit ihm verwachsen, die Fascia iliaca hängt mit ihm zusammen. An seinem medialen Ende drängen sich die in ihm enthaltenen Fasern der Obliquusaponeurose stark zusammen und setzen sich nicht nur am Tuberculum pubicum an, sondern ein Teil von ihnen überschreitet diesen Knochenpunkt, verschmilzt mit dem lateralen Rand der Rectussehne und gelangt in die Fascie der Adduktoren hinein. Ein anderer Teil endigt schon vorher; die vorderen Fasern desselben biegen aus dem Verlauf des Ligamentes ab und gelangen an das mediale Ende des Schambeinkammes. Sie bilden eine kleine dreiseitige Platte von individuell wechselnder Breite mit einem freien, lateralen, konkav gebogenen Rand, Ligamentum lacunare (Gimbernati) (*20*). Die hinteren Fasern dieses Teiles strahlen in leicht bogenförmigem Verlauf in die hinter dem Leistenband gelegene Rectusscheide aus und bilden dadurch eine nach oben offene Rinne (Ligamentum inguinale reflexum (Collesi)[3]), welche die untere Wand des Leistenringes darstellt (*20*).

Da sich das Leistenband zwischen seinen Ansätzen nach Art eines Sehnenbogens ausspannt, überbrückt es einen beiderseits zugespitzten Raum, welcher zwischen

---

[1]) Arcus cruralis. Lig. Fallopiae, L. Vesalii.
[2]) Anulus inguinalis externus.
[3]) Lig. Gimbernati reflexum. Lig. triangulare.

ihm und dem Beckenrande bleibt. Derselbe wird vom M. iliopsoas, dem N. femoralis und den großen Schenkelgefäßen zum Durchtritt von der Bauchhöhle nach dem Bein benutzt. Die den M. iliopsoas deckende Fascia iliaca ist einerseits mit dem Leistenband, andererseits mit dem Knochenrand fest verbunden. Durch diese Anheftung wird der Raum in zwei Abteilungen getrennt, lateral die Lacuna musculorum, medial die Lacuna vasorum (*20*). Der mediale Teil interessiert deshalb besonders, weil er zum Durchtritt der Schenkelhernien benützt wird (s. unten).

Der Leistenring, Anulus inguinalis subcutaneus[1]) (*13, 20*) stellt eine ovale Öffnung dar, deren Längsachse derjenigen des Lig. inguinale parallel gerichtet ist. An seinem oberen lateralwärts gerichteten Umfang pflegt er abgerundet zu sein, das untere mediale Ende zeigt keinen eigentlichen Schluß, hier laufen die Ränder einerseits nach dem unteren Ende der Linea alba hin, andererseits mit dem Lig. inguinale vereinigt zum Tuberculum pubicum. Die beiden Ränder oder Schenkel des Leistenringes führen den Namen Crus superius[2]) und Crus inferius[3]) (*20*). Der Leistenring entsteht in der Art, daß die Fasern der Aponeurose des Obliquus externus auseinander weichen, um den Samenstrang durchzulassen. Es wird dadurch eine oft lang hingezogene, zwickelförmige Lücke gebildet; dieselbe wird jedoch bis in die Nähe des Samenstranges wieder durch Fasern verschlossen, welche vom Leistenband im größten Teil seiner Länge entspringen und in aufwärts konkav gebogenem Verlauf über die Aponeurose des schiefen Bauchmuskels zur Linea alba hin verlaufen. Es sind dies die Fibrae intercrurales[4]) (*13*). Sie bilden nur den unteren Teil eines Fasersystems, welches auch höher oben über die Obliquusaponeurose, mit ihr fest verwachsen, hinläuft.

Was die Lage des M. obliquus externus anlangt, so braucht nicht wiederholt zu werden, daß er sich als eine gebogene Platte um den vorderen und seitlichen Teil des Bauches herumlegt; ebenso wurde bereits erwähnt, daß seine Zacken mit denen des M. serratus ant. und latissimus dorsi zusammenstoßen. Sein hinterer Rand wird oft vom M. latissimus dorsi bedeckt, in einer Reihe von Fällen aber findet man, daß zwischen den Insertionen beider Muskeln am Darmbeinkamm eine nach oben zugespitzte Stelle frei bleibt, das Lendendreieck, Trigonum lumbale (Petiti) (*1*); nimmt man das Fettgewebe fort, von welchem es ausgefüllt ist, dann wird die Faserung des M. obliquus internus sichtbar (*2*). Dasselbe ist von topographischer Bedeutung, da man, von ihm aus in die Tiefe vordringend, auf das an der Bauchwand angeheftete Colon stößt.

Am Lebenden zeichnet sich deutlich die zickzackförmige Linie ab, in welcher die Ursprünge des M. obliquus externus mit denen des M. serratus anterior und latissimus dorsi zusammenstoßen. Ferner sieht man bei fettlosen und muskelstarken Männern die gewulstete Grenze, mit welcher sich das Muskelfleisch gegen die Aponeurose abhebt. Sie folgt oben der erwähnten Furche am Rand des M. rectus abdominis, um unter dem Nabel diesen Muskel zu verlassen. Die rechtwinkelige Umbiegung der Fleischgrenze auf den Darmbeinkamm wurde von den antiken Bildhauern sehr fein und richtig zum Ausdruck gebracht.

---

[1]) Anulus inguinalis externus.
[2]) Crus s. Columna intern., Cr, anterius.
[3]) Crus s. Columna extern., Cr. posterius.
[4]) Fibrae intercolumnares, F. collaterales.

Innerer schiefer Bauchmuskel, M. obliquus internus abdominis[1] (*13, 14, 15*).

Seine Ursprungssehne entsteht mit ihrem hinteren Rand vom unteren Teil der Fascia lumbodorsalis und dem mit ihr zusammenstoßenden Ligam. lumbocostale, mit ihrem unteren Rand von der Linea intermedia des Darmbeinkammes bis zur Spina iliaca anterior superior und weiter vom Lig. inguinale bis zu dessen Mitte hin. Von den fächerartig sich ausbreitenden Muskelfasern gehen die hinteren steil, die vorderen allmählich geneigter aufwärts, die vorn am Darmbein und am Leistenband entspringenden verlaufen in transversaler, die letzten sogar in vorwärts absteigender, dem Leistenband paralleler Richtung.

Die hintersten Fasern heften sich treppenförmig an die unteren Ränder der drei letzten Rippen an und setzen sich direkt in die Mm. intercostales int. fort (*15*). Die folgenden gehen in eine Aponeurose über, die sich in zwei Blätter teilt, um den Rectus zu umfassen (*17*). Das hintere Blatt ist kürzer, es reicht nur bis zur Höhe der letzten sehnigen Inskription des M. rectus herab und endet dort mit einem bogenförmigen, nach oben konkaven Rand, Linea semicircularis (Douglasi)[2] (*14*). Der Übergang des Muskels in seine Aponeurose und die Verwachsung von deren vorderem Blatt mit der Aponeurose des Obliquus externus erfolgt oben in geringer Entfernung vom Rande des Rectus; nach unten nähert er sich der Mittellinie immer mehr, so daß zuletzt die Vereinigung beider Sehnen erst in der Linea alba stattfindet und die untersten Muskelbündel vor dem unteren Ende des Rectus vorüber ziehen.

Von den Rippeninsertionen ist nicht selten eine (zuweilen mehrere) durch eine sehnige Inskription unterbrochen, welche selbst ein Knorpelstreifchen enthalten kann. Durch sie wird die ursprünglich segmentale Natur des Muskels und seine Identität mit den inneren Intercostalmuskeln besonders augenfällig.

Einzelne der untersten Bündel des M. obliquus internus treten als M. cremaster[3] (*13*) mit dem Samenstrang aus dem äußeren Leistenring hervor, in Form von Schleifen, die den Testikel umgeben. Im weiblichen Körper wird das runde Mutterband, wenn es den M. obliquus internus durchsetzt — häufig geht es am unteren Rand desselben vorüber — ebenfalls von Bündeln, die dem Cremaster homolog sind, begleitet.

Der innere schiefe Bauchmuskel wird vollständig vom äußeren verdeckt, nur im Trigonum lumbale liegt, wie gesagt, eine ganz kleine Strecke frei. Der M. cremaster ist viel zu schwach, um am Lebenden sichtbar zu sein, wohl aber erkennt man ihn in seiner Wirkung, indem sich der Hoden im Hodensack hebt, wenn der M. obliquus internus und damit auch der Cremaster angespannt wird.

Querer Bauchmuskel, M. transversus abdominis (*14, 16*).

Der ganz vom M. obliquus internus bedeckte Muskel entspringt mit sechs platten Zacken von der inneren Fläche der sechs die untere Öffnung des Brustkorbes begrenzenden Rippen, dann in kontinuierlicher Linie vom Lig. lumbocostale und durch dessen Vermittelung von den Querfortsätzen der Bauchwirbel, endlich vom inneren Abhang des Darmbeinkammes und eine Strecke weit unter dem M. obliquus internus vom Leistenband. An den Rippen alternieren die Ursprünge mit denjenigen des Zwerchfelles (*28*), an den übrigen Stellen treffen sie mit denen des M. obliquus internus

---

[1]) M. obliquus adscendens.
[2]) Linea semilunaris Douglasi.
[3]) Von κρεμάννυμι aufhängen. Tunica carnea.

zusammen. Die durchgängig transversalen Muskelfasern hängen mit der Aponeurose in einer seitwärts konvex ausbiegenden Linie, Linea semilunaris (Spigeli) (*14, 16*), zusammen, welche oben am Proc. xiphoideus des Brustbeines beginnt und unten lateral vom Tuberculum pubicum endigt. Die oberen Rippenzacken liegen daher hinter dem Rectus versteckt (*14*), bedeckt von dem hinteren Blatt der Aponeurose des Obliquus internus. Weiter abwärts erreichen die Muskelfasern nicht mehr den lateralen Rand der Rectusscheide. An diesem Rand aber verwächst die Transversusaponeurose mit dem hinteren Blatt der Aponeurose des Obliquus internus, ebenso wie das vordere Blatt derselben sich mit der des Obliquus externus vereinigt hat (*17*).

Die Scheide des Rectus (*17, 18*) wird also von den Aponeurosen der drei breiten Bauchmuskeln in der Art gebildet, daß anderthalb vor ihm, anderthalb hinter ihm zur Linea alba gelangen. Ihr vorderes Blatt ist oben, wo der Muskel noch auf dem Brustkorb liegt, sehr dünn, sie wird dort nur von wenigen, schräg medianwärts absteigenden Fasern gebildet, welche von der unteren Zacke des M. pectoralis major abstammen. Nichts ist leichter, als sie bei der Präparation hier zu verletzen. Sie wird dann rasch sehr kräftig und bleibt so bis zum Becken hinab. Die Verwachsung der Inskriptionen des Rectus mit dem vorderen Scheidenblatt ist eine sehr feste.

An der Rückseite ist ganz oben, wo der M. obliquus internus nicht mehr hinanreicht, die Scheide unvollständig, sie wird dort nur von dem Bindegewebsblatt gebildet, welches die quer herüber ziehenden Muskelbündel des Transversus deckt. Von der Höhe der zehnten Rippe ab vereinigen sich dann die Aponeurosen des Obliquus internus und transversus zu einem kräftigen Blatt. Die Linea semicircularis (Douglasi), an welcher das Blatt, wie oben erwähnt, sein Ende erreicht, ist nicht immer ganz scharf ausgeprägt, indem öfters die aponeurotischen Züge nicht plötzlich, sondern allmählich aufhören. Von ihr ab gehen die Aponeurosen der drei breiten Bauchmuskeln vollständig in das vordere Blatt der Scheide über. Unterhalb der Linea semicircularis bildet nur die Fascia transversalis und das Bauchfell die hintere Bedeckung des Muskels; sie ist so dünn, daß man die Darmschlingen durchschimmern sieht. In den beiden seitlichen Winkeln der Scheide sind die Ränder des Rectus durch stärkere Bindegewebszüge fester angeheftet.

Die Bedeutung der Linea semicircularis Douglasi ist noch nicht sichergestellt. Daß sie die obere Grenze eines Raumes bildet, in welchem die gefüllte Harnblase aufsteigen kann (A. Retzius 1856), wird von Eisler (1898) mit Recht zurückgewiesen. Andere Untersucher halten sie für den Rand der Pforte für den Eintritt der A. epigastrica in den M. rectus (Henle 1858). Solger (1886) ist der Meinung, daß sie die Grenze des Teiles der Aponeurose des Transversus und des hinteren Blattes der Aponeurose des Obliquus internus bildet, bis zu welcher sie in energische aktive und passive Spannung versetzt werden könne. Eisler setzt sie in Beziehung zum Proc. vaginalis peritonei.

Motorische Innervation. Die sämtlichen vorderen Bauchmuskeln erhalten ihre Nerven von den ventralen Ästen segmentaler Rückenmarksnerven und zwar vom fünften, sogar vom vierten Intercostalnerven bis zum zwölften hinab, sowie vom N. iliohypogastricus und ilioinguinalis aus dem Plexus lumbalis (Wurzelbezug Thor. V. Lumb. I, II).

Wirkung. Die Bauchmuskeln sind außerordentlich beweglich, sie haben bei allen Bewegungen des Rumpfes mitzuwirken, selbst bei jedem Atemzug müssen sie tätig sein. Sie arbeiten sicherlich zumeist gleichzeitig, wobei sie in erster Linie einen allseitigen und gleichmäßigen Druck auf die Baucheingeweide ausüben (Bauchpresse). Die Bauchpresse kann sich unter Mitwirkung des Zwerchfelles soweit verstärken, daß die Muskeln, besonders der Rectus, sogar einreißen, wie dies bei Geburten zuweilen beobachtet wird. Eine weitere Wirkung ist die, daß sie bei ihrer Kontraktion einen Druck und Zug auf die unteren Teile des Brustkorbes ausüben können, wodurch sie die Exspiration unterstützen. Endlich können sie die untere Brustapertur und das

Becken einander nähern und dadurch Antagonisten der Rückenstrecker werden. Wenn man z. B. auf einer glatten Fläche, etwa dem Eise, ausgleitet und hintenüber fallen will, dann suchen die Bauchmuskeln den Brustkorb mit Gewalt vornüber zu werfen, was selbst Zerreißungen, auch in diesem Fall wesentlich des Rectus, zur Folge haben kann. Man kann auch durch Anspannung der Bauchmuskeln die untere Brustapertur und das Becken gegenseitig fester stellen und so den ganzen Rumpf zu einem für den Augenblick starren Gebilde umwandeln, an welchem der Arm mit großer Kraft und Sicherheit hin- und herschwingen kann, wie es z. B. beim Discuswerfen, Kegelschieben und ähnlichen Tätigkeiten erforderlich ist. Wirken die Bauchmuskeln nur einer Seite, dann helfen sie den Rumpf seitlich beugen, wirken nur die beiden Obliqui einer Seite allein, dann können sie den Brustkorb nach der Seite drehen (M.).

Varietäten. Die Ansätze des M. rectus reichen weit hinauf, selbst bis zum Schlüsselbein (Tierähnlichkeit); er erhält accessorische Ursprünge. Die sehnigen Inskriptionen liegen auf beiden Seiten in verschiedener Höhe, sie sind in ihrer Ausbildung außerordentlich schwankend. Ein M. rectus lateralis, welcher zwischen den beiden schiefen Bauchmuskeln verläuft, ist sehr selten. — Die Ansätze der Bauchmuskeln an den Rippen vermehren oder vermindern sich, sie treten mit benachbarten Muskeln in Verbindung. Die breiten Bauchmuskeln können sich verdoppeln, der M. transversus kann fehlen. Die untersten Bündel des M. obliquus internus und transversus sind oft kaum auseinander zu halten, so daß man dann nur schwer sagen kann, ob und wie viele Fasern der M. transversus in den Cremaster abgibt. Bei vielen Säugern ist die Herkunft dieses Muskels vom Transversus die Norm (Tataroff 1888). Eisler (1912) rechnet ihn auch beim Menschen dem Transversus zu.

Außer der erwähnten sehnigen Inskription im M. obliquus int. sind solche auch im Obliquus externus und Transversus beobachtet worden.

Praktische Bemerkungen. In den lockeren Bindegewebsschichten, welche die breiten Bauchmuskeln voneinander trennen, können sich Ergüsse weit verbreiten. In der Scheide des Rectus aber bilden die sehnigen Inskriptionen für die Senkung von Ergüssen an der Vorderseite des Muskels ein unüberwindliches Hindernis. Auch um seine beiden Ränder herum ist der Weg verlegt, da auch dort eine festere Verbindung mit der Scheide besteht. Ist ein Erguß an die Rückseite des Muskels gelangt, dann wird er unterhalb der Linea semicircularis (Douglasi) die peritoneale Auskleidung und das Innere der Bauchhöhle gefährden können. Das Lig. inguinale Pouparti gebietet durch seine Verwachsung mit der Haut der Senkung eines Ergusses vom Bauch auf den Oberschenkel Halt. — Die am Nabel befestigten fibrösen Stränge können an demselben ziehen und ihn aufwärts oder abwärts verschieben, je nachdem sich das nach oben gehende Ligamentum teres hepatis oder die von unten aufsteigenden Stränge anspannen; es geschieht dies durch Tumoren aller Art in der Bauchhöhle, sowie durch den schwangeren Uterus. — Wiederholte Schwangerschaften bewirken es häufig, daß sich die verfilzten Fasern der Linea alba auseinanderziehen. Da sie sich dabei zugleich auch dehnen, wird die Linie, besser der Raum zwischen den jetzt bogenförmig verlaufenden medialen Rändern der beiden Mm. recti sehr breit. Wegen der Verdünnung, welche dabei die nunmehr vorhandene fibröse Platte erfahren hat, leistet sie den andringenden Baucheingeweiden weniger Widerstand, so daß in der Mitte des Bauches eine ovale oder wetzsteinartig geformte Erhebung hervortritt. An einer solchen verbreiterten Linea alba haben natürlich die breiten Bauchmuskeln einen wenig günstigen Angriffspunkt, wodurch die Bauchpresse beeinträchtigt wird. Chronische Obstipation pflegt die Folge zu sein. — Wegen der Gefäßarmut der Linea alba benutzt man dieselbe gern zu Operationen, da dieselben fast blutlos verlaufen. Die große Beweglichkeit der Bauchmuskeln übt eine ungünstige Wirkung auf die Heilung von Wunden aus; Narben pflegen besonders groß zu werden.

Bruchpforten der Bauchwand.

Als Unterleibsbruch, Hernia, bezeichnet man das Austreten von Bauchinhalt durch eine Öffnung der Bauchwand unter die Haut. Solche Öffnungen sind die Nabelöffnung, der Leistenkanal, der Schenkelkanal. Der letztere gehört, strenge genommen, nicht mehr zur Bauchwand, steht aber mit den Bindegewebseinrichtungen derselben in so naher Beziehung, daß es unerläßlich ist, ihn hier anzuschließen. Außer diesen größeren Öffnungen können auch kleinere Gefäßlöcher gelegentlich zu Bruchpforten werden.

Nabelpforte und Linea alba.

Die Nabelöffnung läßt beim Fetus die Nabelgefäße ein- und austreten, sie ist daher beim Neugeborenen relativ geräumig. Sie ist normalerweise kreisrund, oben mit einem scharfen Rand versehen, unten mit den austretenden Arterien fest verwachsen. An die Innenseite des oberen Randes schließen sich in einer Reihe von Fällen noch querverlaufende Züge der Fascia transversalis an, welche die Linea alba überbrücken. Ziehen sich nach der Geburt die obliterierten Gefäße in die Bauchhöhle zurück, dann besteht die Deckung der Nabelöffnung nur aus einer sehr dünnen Platte, welche sich aus Elementen der Haut, der Fascia transversalis und des Bauchfelles zusammensetzt. Beim Schreien der Kinder kann sie leicht vorgedrängt werden und dadurch Gelegenheit zum Austritt einer Hernie geben.

Nach wenigen Monaten ist der Nabelring sehr eng geworden; er wird von den Fasern der Linea alba umzogen, so daß jetzt eine Hernie nicht mehr austreten kann. Kommt es bei Erwachsenen doch zu einer solchen, dann muß sich die Nabelöffnung dadurch dehnen, daß sich die Fasern der Linea alba lockern und auseinanderziehen, wie dies bei Bauchwassersucht, starker Fettleibigkeit, wiederholten Schwangerschaften der Fall sein kann.

Auch an anderen Stellen der Linea alba können sich ihre gekreuzten Faserbündel auseinanderziehen, wodurch die in ihr vorhandenen Gefäßöffnungen so geräumig werden, daß sie die Möglichkeit eines Austrittes von Bauchinhalt gewähren.

Leisten- und Schenkelpforte (*20, 21, 22*).

Untersucht man deren Gegend nach Abnahme der Haut und des Subcutangewebes von außen, dann trifft man auf das sichtbare und deutlich als Strang fühlbare Lig. inguinale (Pouparti). Über ihm, nächst dem Tuberculum pubicum, liegt der bereits bekannte Anulus inguinalis subcutaneus; unter ihm kommt man auf die dem Oberschenkel angehörende Fascia lata, in welcher man eine Grube wahrnimmt, die Fossa ovalis (*91*). An ihrer lateralen Seite wird sie von einem scharfen Rand umzogen, welcher sich oben und unten bogenförmig medianwärts umkrümmt (Margo falciformis) [1]. Oben erreicht sein Ende das Lig. inguinale oder geht einige Millimeter unter ihm in die Fascia pectinea über, unten läuft er ganz allmählich in die Adduktorenfascie aus. In der Fossa ovalis erblickt man die Vasa femoralia auf ihrem Weg in die Tiefe; der Margo falciformis ist ausgeschnitten, um Gefäße ein- und austreten zu lassen. Die in der Fossa ovalis liegenden Gefäße werden von einer Bindegewebsplatte gedeckt, in welcher Löcher zum Durchtritt von Zweigen der großen Gefäßstämme ausgespart sind (Lamina cribrosa) [2].

Die innere Oberfläche der Bauchwand (*21*) der in Rede stehenden Gegend ist vom Bauchfell bedeckt, welches hier vorspringende Falten und zwischen ihnen leicht eingesunkene Gruben zeigt. Die Falten werden durch unterliegende Stränge hervorgebracht und zwar in der Mittellinie durch das vom Gipfel der Blase zur Nabelöffnung aufsteigende Ligamentum umbilicale medium [3], den obliterierten Urachus, zu beiden Seiten von den jederseits neben der Harnblase ebenfalls zur Nabelöffnung aufsteigenden obliterierten Nabelarterien [4], (Ligamenta umbilicalia lateralia.) Noch weiter seitlich ist eine letzte Falte zu finden, welche nur nieder ist und die Vasa epigastrica inferiora enthält. Die Falten führen die Namen Plica umbilicalis medialis,

---

[1]) Incisura oder Processus falciformis.
[2]) Fascia cribrosa.
[3]) Ligamentum vesicae medium.
[4]) Ligamenta vesicae lateralia.

Plica umbilicalis lateralis und Plica epigastrica. Die Grube zwischen den beiden Plicae umbilicales wird Fovea supravesicalis[1]) genannt, die zwischen Plica umbilicalis lateralis und Plica epigastrica befindliche Fovea inguinalis medialis[2]), die lateral von der Plica epigastrica gelegene Fovea inguinalis lateralis[3]). Diese Gruben können sich stark vertiefen und dann Veranlassung zur Entstehung von Unterleibsbrüchen geben.

Nimmt man das Bauchfell fort, dann folgt zuerst eine lockere subseröse Schichte[4]), welche sich in der Bruchgegend zu mancherlei Strängen verdichtet. Präpariert man die Gegend weiter, dann fällt zuerst der innere Leistenring, Anulus inguinalis abdominalis[5]) (21, 22) auf, in welchen sich die zum Samenstrang zusammentretenden Gebilde einsenken. Derselbe stellt sich als ein scharfer Rand der Fascia transversalis dar, welcher den in die Bauchwand eintretenden Ductus deferens an seiner medialen und unteren Seite umzieht. An der lateralen Seite fehlt eine solche Umrandung, dort zieht sich die Fascia transversalis glatt in den inneren Leistenring hinein[6]). Der untere Rand des inneren Leistenringes grenzt an das Lig. inguinale und läuft mit ihm parallel. Vom Lig. inguinale ab setzt sie sich bis zum Beckenrand fort als eine aus verflochtenen Faserzügen bestehende Membran von sehr wechselnder Stärke, welche an allen Seiten der Lacuna vasorum angeheftet ist. Man bezeichnet sie als Septum femorale (Cloqueti)[7]). Dasselbe ist von durchtretenden Lymphgefäßen vielfach durchlöchert. Bei weiterer Präparation trifft man auf die Aponeurose des M. transversus und die Hinterseite des M. rectus. Von der Rückseite der ersteren geht ein Faserzug ab, welcher in der Gegend zwischen Fovea inguinalis lateralis und medialis herabzieht, um das Lig. inguinale zu erreichen, das Ligamentum interfoveolare[8]) (22). Eine Anzahl seiner Fasern überschreitet das Leistenband und erreicht hinter dem Ligamentum lacunare (Gimbernati) den Beckenrand. Dieses Band kann sehr breit und kräftig entwickelt sein, es können sogar an seiner Vorderseite Muskelfasern (M. interfoveolaris) angetroffen werden, es kann auch sehr schwach sein, selbst ganz fehlen. Ist es wohl ausgebildet, dann fließt sein lateral gerundeter Kontur mit dem aufsteigenden Teil der Umrandung des inneren Leistenringes zusammen, während der mediale Rand die Abgrenzung der Fovea inguin. med. an ihrer lateralen Seite herstellt. Die mediale Seite dieser Grube wird von der Falx (aponeurotica) inguinalis[9]) (22) umzogen, welche, wie das Lig. interfoveolare, der Aponeurose des M. transversus angehört. Sie stößt an den lateralen Rand der Scheide des M. rectus, biegt dann nach unten ab und gelangt bis zum Lig. inguinale. Der nach der medialen Leistengrube gewandte scharfe sichelförmige Rand hat dem Gebilde seinen Namen eingetragen. Zwischen Falx inguinalis und Lig. interfoveolare findet man die mediale Leistengrube unverstärkt und mit

---

[1]) Fovea inguinalis interna.

[2]) Fovea inguinalis interna, F. ing. externa.

[3]) Fovea inguinalis externa.

[4]) Fascia propria französischer Autoren. Stratum subserosum. Stratum praeserosum (Meinshausen). Tela subperitonaealis (Waldeyer).

[5]) Anulus inguinalis internus.

[6]) Strecker (1913) läßt den inneren Leistenring auch an seiner lateralen Seite durch einen von der Fascia transversalis gelieferten scharfen Rand begrenzt sein.

[7]) Lamina cribrosa fasciae transversalis.

[8]) Ligamentum interfov. Hesselbachi. Meinshausen (1911) rechnet das Lig. interfoveolare der Fascia transvalis zu.

[9]) Henlesches Band.

einer nur schwachen Wand versehen. Diese schwache Stelle ist um so mehr eingeengt, je stärker die beiden Bindegewebszüge entwickelt sind (M.).

Nimmt man das Septum femorale fort, dann gelangt man zur Lacuna vasorum (20, 21)), einem lang gezogenen, schräg lateral aufsteigenden Oval, welches oben vom Leistenband begrenzt wird, unten vom Pecten ossis pubis, medial vom Lig. lacunare (Gimbernati), lateral von der Fascia iliaca, welche am Leistenband und der Eminentia iliopectinea festgeheftet ist. Die austretende A. femoralis ist an die Fascia iliaca angeschlossen und wird von lockerem Bindegewebe umgeben, die Vene liegt medial von der Arterie, sie ist mit der Umgebung fester verbunden. Zwischen der Vene und dem konkaven Rand des Lig. lacunare liegen in Fett eingeschlossen die von der unteren Extremität in die Bauchhöhle aufsteigenden Lymphgefäße, in welche gerade an dieser Stelle eine kleine Lymphdrüse [1]) eingeschaltet ist. Dieser Fett und Lymphgefäße enthaltende Raum wird speziell als Schenkelring, Anulus femoralis [2]) bezeichnet.

Die Strecke der Bauchwand, welche zwischen innerem und äußerem Leistenring liegt, ist der Leistenkanal, Canalis inguinalis. Es wäre aber unrichtig, wenn man annehmen wollte, daß man in ihm einen röhrenförmigen, ringsum geschlossenen Kanal vor sich hat, der in ihm enthaltene Samenstrang verläuft vielmehr nur durch Schlitze der die Bauchwand zusammensetzenden Sehnen und Muskeln. Nur die Fascia transversalis stülpt sich trichterförmig in ihn ein, folgt aber nicht der Kanalwand, sondern überzieht den Samenstrang als Tunica vaginalis communis (s. die Beschreibung der Hüllen des Hodens). In der Fetalzeit freilich erstreckt sich ein kanalartiger handschuhförmiger Fortsatz des Bauchfelles, Processus vaginalis peritonei, neben dem Samenstrang (dem runden Mutterband) bis in den Hodensack (die großen Schamlippen) hinein, welcher aber normalerweise obliteriert und gänzlich verschwindet. Bleibt er einmal erhalten, dann spielt er allerdings bei Entstehung der Hernien eine bedeutsame Rolle (s. unten). Der Leistenkanal besitzt eine Länge von 4—5 cm, seine Richtung ist der des Lig. inguinale parallel. Der Samenstrang, welcher allenthalben mit seiner Umgebung durch Bindegewebe verbunden ist, hat auf seinem Weg erst den M. transversus hinter sich und die beiden Obliqui vor sich, dann gelangt er unter dem freien Rand des M. transversus in den Bereich des M. obliquus internus. Dieser liefert ihm den M. cremaster als eine Art Scheide und dann gelangt er im äußeren Leistenring ins Freie. Hinter dem äußeren Leistenring findet man den M. rectus und die Falx inguinalis; das untere Ende des Kanales, dicht vor der Öffnung des Leistenringes, wird an dem unteren Umfang durch das erwähnte Ligam. inguinale reflexum ausgerundet.

Einen Schenkelkanal gibt es gewöhnlich nicht, da der Schenkelring ganz unmittelbar an die Fossa ovalis angrenzt und ein zweiter Schenkelring, nach Art des äußeren Leistenringes, nicht existiert. Nur in pathologischen Fällen kann etwas Ähnliches wie ein Schenkelkanal entstehen (s. unten).

Die Bindegewebseinrichtungen am inneren Leistenring und in seiner nächsten Umgebung sind nicht immer ganz gleichmäßig ausgebildet. Die Beschreibungen weichen deshalb auch vielfach von einander ab, nicht nur in der Auffassung der einzelnen Bänderzüge, sondern auch in der Zuteilung derselben zu den Hauptbauelementen der Gegend.

---

[1]) Rosenmüllersche Drüse.
[2]) Anulus cruralis internus.

Praktische Bemerkungen. Die beschriebene Gegend ist wegen der so wichtigen und häufigen Hernien von großer praktischer Bedeutung. Entsteht eine Leistenhernie, dann tritt dieselbe, abgesehen von ganz seltenen Ausnahmen, immer nur an einer einzigen Stelle zutage, nämlich durch den Anulus inguinalis subcutaneus; sie kann aber an verschiedenen Stellen in die Bauchwand eintreten und verschiedene Wege durch dieselbe einschlagen. Für den Eintritt in die Bauchwand sind maßgebend die drei beschriebenen Gruben, Fovea inguinalis lateralis. Fovea inguinalis medialis und Fovea supravesicalis. Bleibt der Processus vaginalis peritonei abnormerweise erhalten, was gar nicht so selten geschieht, dann ist in ihm ein völlig vorbereiteter Kanal vorhanden, in welchen das Eingeweide nur einzutreten braucht, es gelangt also der Bruch durch den inneren Leistenring in der Fovea inguinalis lateralis in den Leistenkanal und durchsetzt ihn in seiner ganzen Länge. Da man die Hernien nach der Lage ihrer Eintrittsstelle in die Bauchwand zum Verlauf der A. epigastrica zu benennen pflegt, heißt eine solche Hernia inguinalis lateralis [1]), da sie lateral von der Plica epigastrica eintritt. Der Samenstrang liegt dabei meist medial und hinter der Hernie. Die laterale Leistenhernie hat große Neigung, in den Hodensack bis in dessen Grund hinabzusteigen, da ja der Weg offen und frei vorhanden ist. Natürlich ist dies nicht unter allen Umständen der Fall; das Eingeweide kann schon früher Halt machen, oder es ist auch der Scheidenfortsatz für eine größere oder kleinere Strecke obliteriert, so daß der Weg bis zum Grunde des Hodensackes nicht offen steht.

Es gibt auch laterale Leistenbrüche [2]), welche nicht den angeborenen Weg vorfinden, bei welchen sich vielmehr das Bauchfell im späteren Leben aufs neue, getrennt vom Samenstrang, in den inneren Leistenring einsenkt. Ihr Verlauf und ihre Lage gleicht ganz der der angeborenen Leistenbrüche.

Als mediale Leistenbrüche [3]) bezeichnet man solche, welche medial vor der A. epigastrica durch die Fovea inguinalis medialis in die Bauchwand eintreten. Dort findet sich die schwache Stelle derselben zwischen Falx inguinalis und Ligamentum interfoveolare, woselbst nur die Fascia transversalis den Innenraum der Bauchhöhle von dem medialen Ende des Leistenkanals und dem äußeren Leistenring trennt. Ein entwickelungsgeschichtlich präformierter Kanal ist durchaus nicht vorhanden; der Bruch entsteht in späteren Lebensjahren, wenn die Bauchwand schlaff wird und wenn vielleicht ein habitueller Husten ein häufiges stoßweises Andrängen der Baucheingeweide gegen die Bauchwand verursacht, oder wenn nach Fettleibigkeit eine stärkere Abmagerung folgt. Das Bauchfell drängt dann die Fascia transversalis vor sich her in den unmittelbar vor der in Rede stehenden Grube befindlichen äußeren Leistenring hinein und der Bruch ist fertig. Derselbe wird meist nicht sehr groß und hat keine Neigung, in den Hodensack herabzusteigen. Der Samenstrang liegt gewöhnlich an der lateralen und hinteren Seite der Hernie.

Die Fovea supravesicalis bietet für das Zustandekommen von Hernien die geringsten Aussichten, da vor ihr das untere Ende des M. rectus mit der Falx inguinalis liegt. Will sich trotzdem ein Bruch vordrängen, dann muß er seinen Weg schief lateralwärts nehmen, um in den äußeren Leistenring zu gelangen; solche Hernien sind jedoch der wenig günstigen anatomischen Verhältnisse wegen selten.

Am inneren und äußeren Leistenring können sich aus den dort befindlichen Bindegewebseinrichtungen durch den Reiz, welchen ein Bruch ausübt, verdickte Stränge bilden, welche geeignet sind, eine Einklemmung hervorzurufen, eine solche kann auch schon durch eine sehr enge Bruchpforte entstehen.

Beim weiblichen Geschlecht sind die Leistenringe und der Leistenkanal erheblich enger, wie beim Mann, entsprechend den geringen Dimensionen des runden Mutterbandes. Leistenhernien können natürlich genau ebenso entstehen, wie beim Mann, doch sind sie ungleich seltener.

Schenkelhernien besitzen niemals einen präformierten Kanal, sie können deshalb auch nicht angeboren sein. Sie finden den geringsten Widerstand in dem Raum zwischen Lig. lacunare (Gimbernati) und Vena femoralis, also im Schenkelring, dort treten sie dann auch in der

---

[1]) Die Eintrittsöffnung liegt „nach außen" von der A. epigastrica, wie man sich früher ungenau ausdrückte, daher auch „äußerer Leistenbruch". Er gelangt nicht auf direktem Weg an die Oberfläche, sondern erst nach dem Passieren des Leistenkanales, daher Hernia inguin. indirecta. Er benützt einen angeborenen Weg, nämlich den Proc. vaginalis peritonei, daher Hernia inguinalis congenita.

[2]) Hernia inguinalis externa acquisita.

[3]) Hernia inguinalis medialis. Hernia inguinalis interna. Hernia inguinalis acquisita.

weitaus größten Mehrzahl der Fälle hervor. Sie sind entweder durch eine Lücke des Septum femorale hindurchgegangen, oder treiben dasselbe vor sich her und werden von dem stark gedehnten Blatte gedeckt. Durch den Margo falciformis gelangen sie unter die Haut, wobei sie sich durch eine der Öffnungen der Fascia cribrosa vordrängen. Auch an der Vene entlang können Hernien hervortreten. Die Schenkelhernien sind von den Leistenhernien leicht zu unterscheiden, da sie unterhalb des Lig. inguinale liegen, während die Leistenhernien über demselben hervortreten. Die Schenkelhernien sind meist von geringem Umfang und treten niemals in den Hodensack oder die großen Schamlippen ein.

Beim weiblichen Geschlecht sind sie weit häufiger, als beim männlichen, wohl deshalb, weil wegen der Breite des weiblichen Beckens der Schenkelring weiter ist, als beim Manne. Auch die durch Schwangerschaften veränderten Druckverhältnisse, verbunden mit einem veränderten Tonus der Bauchwand begünstigen offenbar die Entstehung von Schenkelbrüchen beim weiblichen Geschlecht.

Einklemmungen werden weniger durch das Lig. lacunare (Gimbernati), welches man früher ganz besonders beschuldigte, hervorgerufen, als durch Teile des Septum femorale und der Fascia cribrosa, oder auch durch anatomisch nicht präformierte Bindegewebsstränge (M.).

Lähmung der Bauchmuskeln bewirkt starke Vorwärtskrümmung (Lordose) der Lendenwirbelsäule, das Becken ist nach vorne geneigt, der Bauch und das Gesäß springen stark vor. Das Aufrichten aus der Rückenlage ist nur mit Unterstützung durch die Hände möglich. Die Exspirationsbewegungen sind stark beeinträchtigt. Wegen des Fehlens der Bauchpresse ist die Stuhl- und Harnentleerung erschwert. Bei einseitiger Lähmung ist der Nabel nach der gesunden Seite hin verzogen (Oppenheim 1908).

β) Hinterer Bauchmuskel.

Vierseitiger Lendenmuskel, M. quadratus lumborum (*89*).

Die beschriebenen breiten Bauchmuskeln hören hinten mit dem Rande des Lig. lumbocostale, mit welchem Obliquus internus und transversus zusammenhängen, auf. Dieses bildet bis zur Bauchwirbelsäule die alleinige Fortsetzung der Muskelplatten. Auf der Vorderseite des Bandes liegt der M. quadratus lumborum. Er stellt eine vierseitige Platte dar, welche oben mit der zwölften Rippe, unten mit dem Darmbeinkamm und dem Lig. iliolumbale, medial mit den Querfortsätzen der Bauchwirbel verbunden ist. Der laterale Rand ist frei. Die den Muskel zusammensetzenden Fasern werden in zwei Schichten unterschieden, welche sich jedoch vielfach durchflechten und deshalb kaum voneinander zu trennen sind. Sie kreuzen sich in spitzen Winkeln. Die hintere Schichte zieht vom Schambeinkamm zu den Querfortsätzen der oberen Lendenwirbel und zur letzten Rippe, die vordere verbindet die Querfortsätze der unteren Lendenwirbel mit der zwölften Rippe. An seiner, dem Inneren des Bauches zugekehrten Vorderseite ist der Muskel von einer dünnen Fascie bedeckt (*19*), welche sich oben durch einen Sehnenbogen, Arcus lumbocostalis lateralis (*23*), verstärkt zeigt, an welchem die Fasern des Crus laterale der Pars lumbalis des Zwerchfelles entspringen. Auch am unteren Ende ist die Fascie durch eingewebte Sehnenbündel verstärkt. Sie hängt am freien Rand des M. quadratus lumborum mit dem Lig. lumbocostale zusammen, auch mit der Fascia iliaca ist sie verbunden.

Daß der M. quadratus lumborum hinter sich das Lig. lumbocostale hat, wurde schon erwähnt; vor seiner medialen Hälfte zieht der M. psoas herab, seine laterale Hälfte hat den N. iliohypogastricus und ilioinguinalis und die Niere vor sich.

Motorische Innervation. Vom letzten Dorsalnerven und den drei ersten Lumbalnerven.

Wirkung. Obgleich die Fasern sehr unregelmäßig verlaufen, sind sie doch alle so orientiert. daß ihre Zusammenziehung Brustkorb und Becken einander nähern. Wirken die Muskeln beider Seiten gleichzeitig. dann halten sie die Bauchwirbelsäule aufrecht.

Varietäten. Erreicht die elfte Rippe oder den Körper des zehnten und elften Dorsalwirbels. Die verschiedenen Faserrichtungen sind verschieden stark ausgebildet.

c) Zwerchfell, Diaphragma.

Das Zwerchfell (*23, 24, 28*) nimmt nach Entwickelung und Lage eine eigenartige Stellung ein. Seine Muskulatur entsteht aus zwei bis drei Halsmyotomen und verschiebt sich caudalwärts bis sie in ihre definitive Stellung eingerückt ist. Es bildet die Scheidewand zwischen Bauch und Brust und mag auch in der Beschreibung zwischen den Muskeln beider Gegenden Platz finden. Seine Fasern entspringen ringsum von der unteren Öffnung des Thorax und zwar von den Lendenwirbeln, **Pars lumbalis** [1]), von den Rippen, **Pars costalis**, und vom Brustbein, **Pars sternalis** [2]). Die Fasern verlaufen auf- und einwärts und endigen in einem Sehnenblatt, **Centrum tendineum**.

Der **Lumbalteil**, **Pars lumbalis** (*23*), entspringt mit zwei Schenkeln, einem medialen, **Crus mediale**, und einem lateralen, **Crus laterale**. Die Muskulatur des medialen Schenkels nimmt ihren Ursprung vom lateralen Rand einer platten Sehne, welche am dritten oder vierten Bauchwirbel, rechts gewöhnlich um einen Wirbel tiefer als links, aus dem Ligamentum commune vertebrale anterius hervorgeht. Indem die Sehnen beider Seiten in der Gegend des oberen Randes des ersten Bauchwirbels in steilem Bogen ineinander umbiegen, umschließen sie mit der Wirbelsäule einen länglichen, aus der Mittellinie wenig nach links gerückten Schlitz, **Hiatus aorticus** [3]), durch welchen die Aorta in die Bauchhöhle und der Ductus thoracicus aus ihr in die Brusthöhle eintritt.

Von der oberen Spitze des Hiatus aorticus entspringen Muskelbündel, welche mit schwach konkavem Rande, das eine rechts, das andere links, um den Ösophagus herum gehen und sich übereinander am hinteren Rande des Centrum tendineum inserieren. Sie begrenzen den **Hiatus oesophageus**, durch welchen die Speiseröhre, begleitet von den beiden Nn. vagi in die Bauchhöhle gelangt.

Der beschriebene Schenkel ist von einem langgezogenen Schlitz durchbohrt, welchen der N. splanchnicus, sowie die V. azygos und hemiazygos zum Durchtritt von der Brusthöhle in die Bauchhöhle benutzen. Dies ist Veranlassung geworden, den lateralen Teil als einen besonderen Ursprungsschenkel, **Crus intermedium**, zu unterscheiden.

Der **laterale** Schenkel der Lumbalportion entspringt von der Seitenfläche des zweiten oder ersten Bauchwirbelkörpers und von einem Sehnenbogen, der sich vom Wirbelkörperursprung des Schenkels zur Spitze des Querfortsatzes des zweiten Bauchwirbels spannt, **Arcus lumbocostalis (Halleri)** [4]) **medialis**. Von hier aus erstreckt er sich meist weiter bis zur Spitze der zwölften Rippe, **Arcus lumbocostalis lateralis** [5]). Der erste Bogen überbrückt den M. psoas, der zweite den M. quadratus lumborum. Fehlt der zweite Bogen, so trennt eine breite Lücke (**Trigonum lumbocostale**) den Vertebralteil vom Costalteil; aber auch, wenn er vorhanden ist, bleibt der Vertebral- vom Costalteil meistens durch eine Spalte geschieden, in welcher vereinzelte schmale Muskelbündel zum Centrum tendineum aufsteigen.

Der **Costalteil** des Zwerchfelles entsteht am Rande des Thorax mit einer Anzahl Zacken, welche, ohne der Zahl der Rippen genau zu entsprechen, mit den Ursprüngen des Transv. abd. alternieren (*28*).

---

[1]) Portio vertebralis.
[2]) Portio xiphoidea.
[3]) Foramen aorticum.
[4]) Schon vor Haller von Senac beobachtet (Bertelli).
[5]) Beide Bogen zusammen: Arcus tendineus, Arcus lumbocostalis.

Der Sternalteil besteht nur aus einigen dünnen, nicht ganz symmetrischen Zacken, welche vom Schwertfortsatz oder vom hinteren Blatt der Scheide des Rectus abd. entspringen. Er ist jederseits von dem Rande des Costalteiles durch eine dreiseitige Spalte (Trigonum sternocostale)[1]) getrennt.

Das Centrum tendineum hat im wesentlichen die Nierenform des Querschnittes der Brusthöhle, nähert sich aber in der Regel der Form eines Kleeblattes durch Vordringen des vorderen Randes gegen das Brustbein. Es besteht aus vielfach verflochtenen Sehnenbündeln, die vor dem medialen Schenkel des rechten Vertebralteiles eine rundliche Lücke lassen, Foramen venae cavae[2]), mit deren Rande die Wand der durchtretenden unteren Hohlvene verbunden ist.

Die Form des Zwerchfelles ist die einer Kuppel (24), in deren Höhlung Leber, Magen, Milz, zum kleineren Teil auch die Nieren und Nebennieren liegen, auf deren Wölbung Lungen und Herz Platz finden. Deshalb sind auch die beiden Flächen größtenteils von den serösen Membranen der Bauch- und Brusthöhle überzogen. Die Wölbung der Kuppel ist keine gleichmäßige, indem die Mitte des Centrum tendineum relativ flach erscheint, während die zu beiden Seiten gelegenen muskulösen Teile stärker in die Höhe ragen. Von den beiden Teilwölbungen ist die rechte höher als die linke, weil rechts die voluminöse Leber das Zwerchfell in die Höhe drängt, während links nur die kleine Milz gelegen ist und dort überdies das Herz von oben her das Zwerchfell belastet. Dasselbe wird aber nicht nur von dem Inhalt der Brust- und Bauchhöhle beeinflußt, sondern es wirkt auch umgekehrt in maßgebender Weise auf diesen ein. So kann ein zu hoch stehendes Zwerchfell das Herz lateralwärts abdrängen, ein zu tief stehendes übt einen ungünstigen Einfluß auf die Lungenventilation aus. Durch beide Stellungen wird die Blutcirculation in den Bauchgefäßen beeinträchtigt.

Die Lage des Zwerchfelles ist ferner insofern eine ungleichmäßige, als hinten die Muskelfasern steil aufsteigen und sich dort erst etwa vom neunten Brustwirbel an von der Wirbelsäule ablösen, an welche sie bis dahin angelegt waren. Nur die letzten Enden biegen nach innen um, um sich mit dem Centrum tendineum zu vereinigen. Vorne ist dies anders, dort löst sich der Zwerchfellmuskel sehr bald nach seinem Ursprung vom Skelet los und wendet sich nach einwärts. Besieht man das Diaphragma von der Bauchhöhle aus, dann erscheint deshalb das Centrum tendineum nach hinten verschoben und man glaubt, es sei vorne die größere, hinten die kleinere Muskelplatte an dasselbe angefügt, während es im Gegenteil umgekehrt ist. Zu beiden Seiten bleibt die Muskulatur, ähnlich wie hinten, eine längere Strecke, über zwei, selbst drei Intercostalräume hin an die Brustwand angelegt (24). Der höchste Punkt des Zwerchfelles liegt bei stärkster Exspiration ungefähr in der Verbindung der vierten Rippe mit dem Brustbein. Es ist dies der Gipfel der rechten Teilwölbung; der Gipfel der linken steht gewöhnlich um einen Rippenknorpel tiefer. In höherem Lebensalter steht das Zwerchfell etwas tiefer.

Motorische Innervation. N. phrenicus aus dem Plexus cervicalis (Wurzelbezug Cerv. III, IV, V). Diese Innervation erklärt sich dadurch, daß die Muskulatur des Zwerchfelles, wie erwähnt, von Halsmyotomen abstammt. Kleine Zweige der benachbarten Intercostalnerven sind sensibel (Ramström 1906).

Wirkung. Die Verkürzung der Muskelfasern flacht die Kuppel ab und erweitert so den Brustraum behufs der Inspiration. Das Zwerchfell ist weitaus der wichtigste Inspirationsmuskel

---

[1]) Larreysche Spalte.
[2]) Foramen quadrilaterum.

und kann durch die übrigen Inspirationsmuskeln (Intercostales, Scaleni etc.) nicht ersetzt werden,
so daß eine Lähmung desselben die Atmung außerordentlich beeinträchtigt. Immerhin aber wird
bei der Inspiration das eine Mal mehr das Zwerchfell (abdominaler Typus) benützt, das andere
Mal mehr die Scaleni (costaler Typus). Das männliche Geschlecht bevorzugt meist den ersteren,
das weibliche den letzteren (II Abt. S. 44). Es zeigt auch die Querschnittsgröße der Muskelfasern
des Zwerchfelles Geschlechtsunterschiede; beim Mann sind sie dicker, als bei der Frau (Schieffer-
decker 1911). Ein durchgreifender Unterschied des Atemtypus besteht jedoch nicht und der
Typus wechselt häufig. Besonders ist dies im Kindesalter der Fall. Während des Schlafes ist
der Typus bei beiden Geschlechtern im wesentlichen costal. In höherem Alter wird wegen des
Starrwerdens des Brustkorbes fast nur der abdominale Typus benützt.

Bei der Inspiration wickeln sich die der Brustwand anliegenden Muskelplatten von derselben ab, was man auch am Lebenden als eine schattenartige Wellenbewegung der Gegend beobachten kann (Zwerchfellphänomen, Gerhardt, Litten), welche auf eine Einziehung
der Intercostalräume zurückzuführen ist. Es kann diagnostisch wichtig werden.

Das Centrum tendineum erfährt bei ruhiger Atmung keine inspiratorische Senkung, bei
angestrengterer nur eine geringe, welche 1 cm nicht übersteigt (Hasse). Es wird deshalb das
Herz von den starken Bewegungen der beiden muskulösen Teilwölbungen nur wenig beeinflußt.
Ligamenta suspensoria diaphragmatis sind sehr variable Bindegewebszüge, welche von
der Fascia praevertebralis und der Lungenwurzel bis zum Centrum tendineum herabgehen. Sind
sie stark entwickelt, was aber keineswegs immer der Fall ist, dann können sie vielleicht einigermaßen zur Fixierung des Centrum tendineum beitragen.

Bei der Exspiration wird die Zwerchfellkuppel durch die von den Bauchmuskeln ausgeübte
Bauchpresse, welche Leber, Magen und Milz aufsteigen läßt, wieder in die Höhe gedrängt.

Fick macht darauf aufmerksam, daß beim Gesang eine besonders feine Einstellung des
Zwerchfelles nötig ist, um die Exspiration in feinster Abstufung zu regeln.

Die Untersuchungen mittelst der Röntgenstrahlen haben ergeben, daß die Körperstellung
nicht ohne Einfluß auf den Zwerchfellstand ist. Bei der Rückenlage stehen die Kuppeln am
höchsten, tiefer im Stehen und am tiefsten im Sitzen. In der Seitenlage ist bei der Exspiration
die unten liegende Zwerchfellkuppel stärker gehoben, als die obere und macht stärkere Atem-
exkursionen (Hofbauer und Holzknecht 1907).

Varietäten. Es kommen Verbindungen des Zwerchfellmuskels mit benachbarten Muskeln vor. Züge zur Speiseröhre, zum Magen, zur Leber, zum Mesenterium, zum hinteren Me-
diastinum sind beobachtet worden. Auch im Bereich des Centrum tendineum hat man Muskelbündel gefunden. Zuweilen grenzt der Hiatus oesophageus direkt an das Centrum tendineum
an. Die kleineren Gebilde, welche das Zwerchfell durchsetzen, passieren nicht immer an der
typischen Stelle, so kann z. B. die V. azygos oder der N. splanchnicus durch den Aortenschlitz
gehen und dergleichen mehr.

Man hat einen vollständigen Mangel des Zwerchfelles gesehen, man hat auch einen mehr oder
weniger vollständigen Mangel einer Hälfte und zwar häufiger der linken, beobachtet; auch kleinere
Defekte kommen vor, sie pflegen an der Grenze des costalen und lumbalen Teiles zu stehen.

Praktische Bemerkungen. Wie jeder andere Muskel kann auch das Zwerchfell einer
Hypertrophie oder Atrophie unterliegen. Die erstere tritt ein bei verstärkter Arbeit, also bei
erhöhter Inspirationstätigkeit, welche durch gewisse Lungenerkrankungen (chronisches Em-
physem) hervorgerufen wird. Auch die Wirkung des Korsettes scheint eine Hypertrophie hervorrufen zu können, man findet wenigstens sehr häufig auf der Oberfläche einer durch das Schnüren
deformierten Leber tiefe Furchen, welche durch verdickte Bündel des Zwerchfelles hervorgerufen
werden. Atrophisch wird der Muskel bei allgemeinem Marasmus, bei langdauernder Ruhestellung,
wie sie z. B. bei schwartiger Verwachsung der Lungenbasis mit der Zwerchfelloberfläche vor-
kommt, ferner durch andauernde Dehnung, welche die Folge ist von größeren Ergüssen in die
Bauchhöhle oder von Tumoren in derselben. Auch starkes Abwärtsdrängen kann das Zwerchfell atrophisch machen.

Zwerchfellhernien können als Bruchpforten alle schwachen Stellen des Zwerchfelles
benützen, in erster Linie das Trigonum lumbocostale und Trigonum sternocostale, dann auch den
Hiatus oesophageus und alle die kleinen Schlitze und Öffnungen. Noch mehr aber sind die erwähnten Defekte oder auch traumatische Öffnungen geeignet, Bauchinhalt in die Brusthöhle
eintreten zu lassen. Dabei handelt es sich um eine Hernia diaphragmatica vera, bei
welcher das Bauchfell nach Art eines Bruchsackes die vorgefallenen Baucheingeweide überzieht,

oder um eine Hernia diaphragmatica spuria, bei welcher dies nicht der Fall ist. Zwerchfellhernien können angeboren oder später erworben sein. Natürlich können auch Einklemmungen vorkommen. Der Inhalt solcher Hernien besteht meist aus den topographisch zunächst gelegenen Eingeweiden, Leber, Magen, Duodenum, Pankreas, Netz, Quercolon, doch können auch weiter entfernt liegende Teile eintreten, so Dünndarmschlingen, selbst Cäcum; die Niere ist nur selten beteiligt (Eppinger 1911).

d) Brustmuskeln.

Ganz so, wie am Rücken, findet man auch an der Brust oberflächlich gelegene Muskeln, welche zur Extremität oder deren Gürtel gehen und tiefe, welche der Brustwand selbst angehören. Erstere breiten sich platt über den Brustkorb aus und decken den größten Teil seiner vorderen und seitlichen Gegend. Letztere verbinden die Rippen miteinander; sie zeigen den ursprünglichen segmentalen Charakter der Rumpfmuskulatur am reinsten.

Varietät. Ganz oberflächlich, über der Fascie der Extremitätenmuskeln der Brust liegt in 3—5 °/o der Fälle der M. sternalis [1]. Er ist sehr verschieden stark ausgebildet, bald einseitig, bald doppelseitig vorhanden. Häufig rückt er ganz zur Seite auf den M. pectoralis major, ein ander Mal befestigt er sich am Handgriff des Brustbeines. Bei starker Entwickelung kommt es vor, daß sich die Muskeln beider Seiten in der Mittellinie miteinander verbinden oder sich daselbst kreuzen. Nach oben hin setzen sich die Sehnen der beiden M. sternales nicht selten in die Sehnen der Brustbeinköpfe des M. sternocleidomastoideus fort. In letzterem Falle pflegt er stark ausgebildet zu sein, man kann ihn dann auch am Lebenden sehen. Die Herkunft und Bedeutung des Muskels wird verschieden beurteilt. Ausführliche literarische Angaben hierüber findet man bei Ruge (1905). (Vgl. auch Eisler 1912.)

α) Extremitätenmuskeln der Brust.

Die oberflächliche Schichte derselben besteht aus einem einzigen Muskel, dem M. pectoralis major, welcher die freie Extremität erreicht. Die tiefe Schichte ist für den Gürtel der Extremität bestimmt, sie besteht aus dem zum Schlüsselbein gelangenden M. subclavius, dem zum Processus coracoideus ziehenden M. pectoralis minor und dem an den vertebralen Rand des Schulterblattes angehefteten M. serratus anterior.

Die Fascie der Brustmuskeln ist ganz ähnlich beschaffen, wie die der Bauchmuskeln; wie dort, verdichtet sich auch hier das Bindegewebe zu Blättern, welche in die Bindegewebseinrichtungen der Nachbarschaft übergehen; sie setzen sich fort auf das Schlüsselbein, das Brustbein, auf die Schultermuskulatur, in die Achselhöhle.

Nur das Blatt, welches den M. pectoralis minor deckt, verdichtet sich gegen den Schultergürtel hin immer mehr und bildet die Fascia coracoclavicularis [2]. Zuletzt wird dieselbe sogar durch kräftige Fasern von sehnigem Gefüge verstärkt, das Lig. coracoclaviculare anterius (II. Abt. S. 112). Die Fascia coracoclavicularis erreicht oben das Schlüsselbein und den Proc. coracoideus, setzt sich medianwärts an den Knorpeln der oberen Rippen fest, schützt lateral die Nerven- und Gefäßstämme der Achselhöhle und erreicht, mit der Gefäßscheide verwachsen, die Innenseite der Fascie der Achselhöhle. Wenn sie sich spannt, zieht sie diese Fascie samt der Haut nach innen.

Der M. subclavius ist von einer besonderen Fascie umschlossen.

Großer Brustmuskel, M. pectoralis major (25).

Er entspringt fleischig mit zwei Teilen, einer Pars clavicularis von der medialen Hälfte des Schlüsselbeines und einer Pars sternocostalis vom Handgriff

---

[1] M. sternalis brutorum.
[2] Fascia coracopectoralis, F. clavipectoralis.

und dem Körper des Brustbeines, sowie von der sechsten, selten von der siebenten
Rippe. Eine letzte Zacke, **Pars abdominalis**, nimmt er von dem vorderen Blatt
der Scheide des Rectus abdominis her. In der Tiefe kommt noch eine Reihe platter
Zacken von den Knorpeln der ersten oder zweiten bis zur fünften oder sechsten
Rippe, um so näher den Rippenknochen, je weiter nach unten (*26*). Sie legen sich an
die Innenseite des Muskels an und werden erst sichtbar, wenn man ihn durchschnitten
und zurückgeschlagen hat. Meist sind sie schwach und unwesentlich.

Der Muskel ist feinfaserig; seine beiden Teile werden durch eine meist ganz
schmale Spalte voneinander getrennt, sie sind auch insofern von verschiedener Bedeutung, als der Clavicularteil seiner phylogenetischen Herkunft nach zum System
des Deltamuskels gehört (Saar 1903). Die Bündel des Clavicularteiles verlaufen
parallel lateral- und abwärts; ihre Sehne heftet sich an die Spina tuberculi majoris
des Armbeines; die Bündel des Sternocostalteiles konvergieren gegen dieselbe Stelle,
aber so, daß die untersten Fasern spiralig um den Rand des Muskels herumgehen
und an das hintere Blatt einer Sehne treten, welches hinter der Sehne des clavicularen Teiles am Armbein haftet. Die ganze Insertionssehne bildet mit ihren beiden
unten zusammenhängenden Blättern eine nach oben offene schmale Tasche. Nicht
selten sendet der Muskel auch einen Sehnenstreifen zum Proc. coracoideus empor.

Nach oben grenzt der M. pectoralis major an das Schlüsselbein, sein unterer
Rand liegt frei unter der Haut. An der medialen Seite ist sein Ursprung von dem
der Gegenseite in der Mehrzahl der Fälle durch einen schmäleren oder breiteren
Zwischenraum getrennt, in welchem das Brustbein frei liegt. Ist dieses letztere aber
schmal, dann berühren sich die Ränder der Brustmuskeln beider Seiten oder greifen
sogar ineinander. An der lateralen Seite grenzt der Pectoralis major an den M. deltoideus, von welchem er durch eine Spalte getrennt wird, in welcher die V. cephalica
verläuft. Die Spalte ist ein langgezogenes Dreieck, dessen Basis von einer muskel-
freien Stelle des Schlüsselbeines zwischen den Anheftungen der beiden Muskeln gebildet wird (Fossa infraclavicularis) [1]). Auf die Oberfläche des Muskels erstrecken
sich vom Hals her die letzten, meist ganz unbedeutenden Fasern des Platysma herab.
Weiter unten wird er bei der Frau von der Brustdrüse überlagert. Seine Rückseite
liegt auf der tieferen Schichte der Brustmuskeln.

Am Lebenden erscheint der M. pectoralis major bei ruhig herabhängendem
Arm als ein rundliches Polster, welches bei kraftvollen Männern stark, bei schwacher
Muskulatur nur wenig hervortritt. Beim weiblichen Körper wird der Muskel, wie
gesagt, zum großen Teil durch die auf ihm liegende Brustdrüse verdeckt. Aber selbst
wenn diese stark ausgebildet ist, sieht man wenigstens den nach der Achsel hin ziehenden Grenzkontur deutlich. Wird der Arm gehoben, dann spannt sich der Muskel
an und man sieht den lateralen Teil als einen gerundeten Kontur die vordere Wand
der Achselhöhle bilden; die Rundung wird durch den spiraligen Umschlag der untersten
Fasern hervorgebracht.

Motorische Innervation. Von den Nn. thoracales anteriores. Die Nerven für die
Pars clavicularis stammen vom fünften und sechsten, die für die Pars sternocostalis vom siebenten
Cervikalnerven. In ihrem untersten Teil erhält sie auch Fasern vom Cerv. VIII und Thor. I.

Wirkung. Der M. pectoralis major führt in Verbindung mit dem M. latissimus dorsi
die Adduktion des Armes aus. Wirkt er ohne diesen letzteren, dann bringt er den Arm auf die
Vorderseite der Brust, z. B. wenn man die Arme kreuzt oder wenn man den Arm der einen Seite
auf die Schulter der anderen legt. Die beiden Teile können auch wie getrennte Muskeln wirken,

---

[1]) Trigonum deltoideo-pectorale. Mohrenheinsche Grube.

was man nach ihrer verschiedenen Herkunft und Innervation leicht versteht. Der claviculare Teil hebt die Schulter nach vorne, z. B. beim Tragen von Lasten auf derselben. Der sternocostale Teil zieht die Schulter herab und führt den über den Kopf erhobenen Arm kraftvoll nach unten, z. B. beim Holzspalten oder beim Schlagen mit einem Schmiedehammer. Stellt man den Arm fest, etwa durch Anstemmen an einen Tisch, dann können sich die Rippenursprünge an der Hebung der Rippen beteiligen.

Varietäten. Sehr zahlreich. Es fehlt der eine Teil des Muskels, häufiger 'der sterno- costale, oder (selten) beide Teile. Fehlt der sternocostale Teil, dann fehlt nach dem Gesagten auch die vordere Wand der Achselhöhle. Verbindungen mit allen benachbarten Muskeln sind beobachtet worden. Der sternocostale Teil kann seine Ursprünge einschränken, auch ausdehnen. Einerseits kann die Fossa infraclavicularis sehr breit werden, andererseits kann der claviculare Teil vollständig mit dem M. deltoideus verschmelzen; dabei hat regelmäßig auch die V. cephalica einen von der Norm abweichenden Verlauf. Die Pars abdominalis wird selbständig. Le Double (1897) führt auf sie überzählige Bündel zurück, welche unter verschiedenen Namen beschrieben worden sind.

Kleiner Brustmuskel, M. pectoralis minor[1] (25).

Entspringt mit drei platten, am Beginn dünnsehnigen Zacken von den Enden des dritten bis fünften Rippenknochens und endigt, zugespitzt, mit einer platten und kurzen Sehne am Proc. coracoideus des Schulterblattes. Häufig breitet sich diese Sehne seitlich etwas aus und hängt dann mit der des M. coracobrachialis zusammen. Bei vielen Säugern kommt eine humerale Insertion des kleinen Brustwirbels immer vor.

Der M. pectoralis minor wird vom Pectoralis major völlig verdeckt; an den oberen Teil seiner Rückseite sind die großen Gefäß- und Nervenstämme angeschlossen, welche nach der Achselhöhle verlaufen. Sein oberer Rand ist durch eine Spalte vom M. subclavius getrennt.

Motorische Innervation. Von den Nn. thoracales anteriores (Wurzelbezug Cerv. VII, VIII; er erhält auch noch Zuzug vom ersten Dorsalnerven).

Wirkung. Bei Bewegung der Schulter nach hinten fixiert er das Schulterblatt; ver- schiebt die Schulter vorwärts und abwärts. Bewegungen, bei welchen der Pectoralis minor in Funktion tritt, kommen häufig vor, z. B. beim Turnen und anderen sportlichen Übungen, auch bei zahlreichen Gewerben.

Varietäten. Ein Fehlen des M. pectoralis minor ist meistens mit einem Defekt des M. pectoralis major verbunden. Seine Ursprünge versetzen sich eine Rippe nach oben oder unten; sie vermehren oder vermindern sich. Eine Verbindung mit dem M. pectoralis major deutet Ver- hältnisse an, wie sie bei manchen Säugern vorkommen. Die Insertion versetzt sich: auf die Kapsel des Schultergelenkes, an das Tuberculum majus, an das Ligamentum coracoacromiale, an das Schlüsselbein.

Unterschlüsselbeinmuskel, M. subclavius (26).

Vergleichend anatomisch gehört er mit dem Pectoralis minor enge zusammen. Er entspringt mit einer starken plattcylindrischen Sehne vom Knorpel und Knochen der ersten Rippe, verläuft lateralwärts und endet, fächerförmig ausgebreitet, in einer Furche der unteren Fläche des Schlüsselbeines. Der Muskel liegt ziemlich versteckt in der schmalen Spalte zwischen Schlüsselbein und erster Rippe, gedeckt von dem Lig. coracoclaviculare anterius.

Motorische Innervation. Ein besonderer Zweig aus dem Plexus brachialis (Wurzel- bezug, Cerv. V).

Wirkung. Er fixiert das Schlüsselbein und wirkt besonders einem Abreißen desselben bei starker Belastung der Extremität entgegen. Bei Fehlen des M. pectoralis minor wird er hyper- trophisch gefunden.

---

[1] M. serratus ant. minor.

Varietäten. Er kann einerseits fehlen, andererseits sich verdoppeln. Sein Ursprung dehnt sich auf die zweite Rippe aus. Seine Insertion gelangt bis zum Proc. coracoideus, oder zu dem Acromion, oder dem Oberarmbein, oder an benachbarte Bänder.

Vorderer Sägemuskel, M. serratus anterior[1]) (26, 27).

Eine breite Muskelplatte, welche nach der Wölbung des Brustkorbes gebogen und an dessen Oberfläche durch Bindegewebe festgeheftet ist. Er entspringt von der ersten bis zur neunten Rippe mit neun Zacken. Dieselben bilden eine konvex gebogene Linie, deren Gipfel in den Ursprüngen von der fünften und sechsten Rippe liegt. Die Zacken sind durch Spalten für eine relativ lange Strecke voneinander getrennt. Der Muskel heftet sich am Margo vertebralis des Schulterblattes in seiner ganzen Länge an. Er besteht stets aus drei Portionen. Die oberste (27) entspringt von der ersten und zweiten Rippe und von einem zwischen beiden ausgespannten Sehnenbogen. Sie stellt einen kräftigen, parallelfaserigen Wulst dar, und springt über die mittlere Portion nach vorne vor. so daß sie wie ein gesonderter Muskel aussieht. Ihre Insertion findet sie an dem oberen Winkel des Schulterblattes. Die mittlere Portion besteht aus einer, zwei oder drei Zacken, welche von der zweiten, dritten und vierten Rippe kommen. Sie breiten sich zu einem dünnen und schwachen Muskelblatt aus, dessen Insertion die ganze Länge des Schulterblattrandes einnimmt; ihr Verlauf ist nahezu horizontal. Die noch übrig bleibenden fünf bis sieben Zacken bilden die unterste Portion; sie konvergieren zu einer dicken Muskelmasse, welche sich an dem unteren Winkel des Schulterblattes ansetzt. Je tiefer die Zacken entspringen, um so schräger steigen ihre Bündel auf.

Was die Lage des M. serratus anterior anlangt, so ruht er, wie gesagt, auf den Rippen. Sein oberer Teil wird vorne gedeckt vom M. pectoralis minor, seitlich bildet er die mediale Wand der Achselhöhle. Die Zacken seines unteren Teiles liegen frei unter der Haut, sie greifen, wie bekannt, mit denen des M. obliquus abd. ext. in einer zackigen Linie zusammen, welche auch am Lebenden bei geeigneten Bewegungen deutlich sichtbar ist (12).

Seine hintere Hälfte wird unten vom M. latissimus dorsi gedeckt, weiter oben liegt sie unter dem Schulterblatt; der Muskel wird sozusagen zwischen diesem und dem Brustkorb eingeklemmt.

Motorische Innervation. N. thoracalis longus (Wurzelbezug: Cerv. V, VI, VII, nicht selten auch VIII; die obere Portion wird vom fünften, die mittlere vom sechsten, die untere vom siebenten Cervikalnerven versorgt).

Wirkung. Drückt den vertebralen Rand des Schulterblattes und damit den ganzen Knochen an den Brustkorb an und stellt ihn damit fest. Er verschiebt das Schulterblatt lateralwärts und entfernt es von der Wirbelsäule, wobei es durch erstere Funktion des Muskels gezwungen ist, der Rundung des Brustkorbes zu folgen. Die obere Portion allein zieht den Schultergürtel vorwärts und lateral, die mittlere Portion wirkt ebenso, die untere Portion verschiebt den unteren Winkel des Schulterblattes in lateraler Richtung. Durch diese Bewegung wird zugleich das Acromion gehoben.

Varietäten. Der Muskel hat oft weniger Zacken als gewöhnlich; von den oberen Rippen entspringen außer den normalen noch überzählige Zacken. Der mittlere Teil ist nur schwach entwickelt. Der Muskel kann (selten) mit dem Levator scapulae zusammenfließen, was darauf hindeutet, daß beide zu einem gemeinsamen System gehören.

Praktische Bemerkungen. Die Bewegungen des Schultergürtels werden von allen vorstehend beschriebenen Muskeln, welche sich an ihn anheften, ausgeführt; außer ihnen wirken auch noch die die freie Extremität selbst erreichenden Mm. pectoralis major und latissimus dorsi mit. Die Natur hat den Muskelapparat so reich und mannigfaltig gestaltet, daß bei angeborenen

---

[1]) M. serratus anticus major.

Defekten die Menschen sich von Kindheit an daran gewöhnen, den Ausfall durch die Wirkung von Synergisten zu decken; meist wissen sie gar nicht, daß ihnen etwas mangelt, sie können sogar ausgezeichnete Turner, Schwimmer und Fechter sein. Ganz besonders gilt dies für die Defekte im Bereiche des M. pectoralis major. Oft genug wird der Sachverhalt erst bei zufälliger Untersuchung durch den Arzt entdeckt. Anders ist es mit später erworbenen Defekten, da bei ihnen die einmal an eine bestimmte Funktionsweise gewöhnten Muskeln nicht mehr so willig füreinander eintreten. Sachgemäße Übung kann aber auch in solchen Fällen noch Vieles bessern. Ist die ganze Schultermuskulatur gelähmt, oder doch in schlechtem Funktionszustand, wie z. B. bei Marastischen, dann steht das Schlüsselbein mit seinem lateralen Ende tiefer und mehr nach vorne als normal, das Schulterblatt liegt tiefer und ist um den Brustkorb herum weiter nach vorne gerückt. Der vertebrale Rand steht vom Rumpfe ab und hat eine schräge Richtung von oben und lateral nach unten und medial. — Von besonderer Bedeutung ist der M. serratus anterior, da er, welcher soviel zu leisten hat, besonders häufig isoliert gelähmt ist, was die Lage seines Nerven verschuldet, welcher während seines Verlaufes am Halse leicht geschädigt werden kann. Man erkennt seine isolierte Lähmung am besten, wenn man den Arm des Patienten nach vorn bis zur Horizontalen heben läßt, da in dieser Stellung die Last des Armes am stärksten an der Schulter zieht. Ein sehr starkes Abstehen des Schulterblattes und besonders seines unteren Winkels vom Rumpf ist so charakteristisch, daß man es nicht wohl übersehen kann. Bei Hebung des Armes nach der Seite rückt das Schulterblatt näher an die Wirbelsäule heran, wie gewöhnlich. Eine Erhebung des Armes über die Horizontale gelingt gewöhnlich nicht, da die Drehung des unteren Schulterblattwinkels nicht ausgeführt werden kann. Bei den Bewegungen des Armes wird nochmals mit einigen Worten auf diese Dinge zurückzukommen sein.

β) Muskeln der Brustwand.

Wie oben schon erwähnt, stellen die Muskeln der Brustwand die segmentale Rumpfmuskulatur in besonders reiner Form dar, sie liegen im wesentlichen in den Intercostalräumen und setzen sich direkt in die breiten Bauchmuskeln fort, sind ja doch die beiden Obliqui abdominis nichts anderes als zusammengeflossene Intercostalmuskeln. Die Mm. intercostales gehen an ihrem hinteren Ende beide in einen weniger regelmäßigen Verlauf über und nehmen dabei andere Namen an, die Mm. intercostales externi als Levatores costarum, die Mm. intercostales interni als M. subcostales. Transversus thoracis und Transv. abdominis hängen ohne Unterbrechung miteinander zusammen.

Äußere Zwischenrippenmuskeln, Mm. intercostales externi (26, 27).

Sie erstrecken sich in den elf Intercostalräumen mit parallelen, reichlich mit Sehnen durchsetzten Fasern vom Tuberculum costae an bis gegen das vordere Ende der Rippenknochen. In den obersten Intercostalräumen enden sie schon in einiger Entfernung vom Anfang der Rippenknorpel, in den tiefsten erreicht ihr Ansatz noch den Knorpel der nächstunteren Rippe. Im Bereich der Rippenknorpel werden sie durch Vermehrung der Sehnenbündel und Verlust der Muskelfasern zu den Ligamenta intercostalia externa (II. Abt. S. 41).

Rippenheber, Levatores costarum (5).

Hintere Fortsetzung der äußeren Intercostalmuskeln, mit welchen sie an ihrer lateralen Seite zusammenfließen. Sie entspringen an den Querfortsätzen der Brustwirbel und steigen, fächerförmig sich ausbreitend, schräg zur nächsten Rippe ab, Levatores costarum breves. Zu den drei bis vier untersten Rippen gelangen, an der medialen Seite dieser Muskeln gelegen, außerdem auch solche Züge, welche eine Rippe überspringen, Levatores costarum longi. Die Rippenheber sind unter dem M. sacrospinalis vollkommen versteckt und werden erst sichtbar, wenn man diesen bei der Präparation der Rückenmuskeln entfernt hat.

Innere Zwischenrippenmuskeln, Mm. intercostales interni (*26, 27, 28*).

Sie liegen an der Innenseite der Intercostalräume und sind gegen die äußeren Intercostalmuskeln in der Art verschoben, daß sie nach hinten nur wenig über die Gegend des Rippenwinkels hinaus reichen, während sie nach vorne die·Intercostalräume bis zu ihrem Ende erfüllen. Die zwischen den Rippenknorpeln liegenden Teile der inneren Intercostalmuskeln werden noch besonders als Mm. intercartilaginei benannt. Sie verlaufen in gleicher Richtung wie der M. obliquus int. abdom. von der oberen Kante des Sulcus costalis zur glatten Innenfläche der unteren Rippe, so daß durch ihre Lage die Innenfläche des Brustkorbes geglättet wird. Sie sind dünner als die äußeren Intercostalmuskeln und reiner muskulös, sehnig nur an ihrer oberen Anheftung. Nach hinten werden sie durch die Ligg. intercostalia int. ergänzt.

Der Raum zwischen beiden Intercostalmuskeln wird von den in Fett eingeschlossenen N. und Vasa intercost. eingenommen.

Die Intercostalräume sind beim Lebenden meist etwas eingesunken, so daß man bei mageren Personen die Rippen sehen kann. Bei starkem Inspirationsdruck oder starker Gefäßfüllung, z. B. bei Pneumonie, können sie vorgewölbt erscheinen (Fick 1911).

Unterrippenmuskeln, Mm. subcostales (*29*).

An den hinteren Rand der Intercostales interni schließen sich unter dem Namen M. subcostales [1]) Muskelzüge an, welche den gleichen Verlauf haben, wie diese, aber meist eine, seltener zwei Rippen überspringen. In ihrer Ausbildung sind sie sehr verschieden, oft kommen sie nur im unteren Teil des Brustkorbes vor.

Querer Brustmuskel, M. transversus thoracis[2]) (*28*).

An den M. transversus abdominis unmittelbar angeschlossen liegt er als eine dünne, seitlich sich ausbreitende Muskelplatte an der Innenseite des Thorax. Er ist medial am Rand des Brustbeinkörpers und des Processus xiphoideus angeheftet, lateral mit platten Zacken am lateralen Ende der Rippenknorpel und zwar vom sechsten ab verschieden weit aufwärts. Er kann bis zur zweiten, selbst ersten Rippe heraufreichen.

Zwischen dem M. transversus thoracis und den Rippen verläuft die A. mammaria interna. Die innere Oberfläche aller an den Thoraxraum grenzenden Muskeln wird von der Fascia endothoracica überzogen.

Motorische Innervation. Sämtliche Muskeln der Brustwand werden von den Nn. intercostales versorgt.

Wirkung. Sie bildet den Gegenstand jahrhundertelanger Meinungsverschiedenheiten, welche sogar in der ersten Hälfte des 18. Jahrhunderts in dem Streit zwischen Hamberger und Haller eine erbitterte Form annahmen. Es sind im Laufe der Zeit alle nur denkbaren Möglichkeiten der Wirkung behauptet worden. Neuerdings sind einerseits Bergendal und Bergmann, andererseits R. Fick (1907) zu gleichartigen Resultaten gelangt, welche auf eine Einigung hoffen lassen. Fick sagt, „daß bei der ruhigen Atmung die Einatmung durch die äußeren Zwischenrippen- und die Zwischenknorpelmuskeln, die Ausatmung aber durch die inneren Zwischenrippenmuskeln (vielleicht unter Beihilfe des queren Brustmuskels) und nicht etwa durch die Elastizität des Brustkorbes bewirkt wird". Die Levatores costarum beteiligen sich nicht bei der Bewegung der Rippen, sie schließen sich vielmehr in ihrer Funktion den Streckern der Wirbelsäule an, wirken auch bei deren Rotation mit (v. Ebner 1880). Vom M. transversus thoracis sagt Freund (1906),

---

[1]) M. transversus thoracis posterior.

[2]) M. transversus thoracis anter. M. triangularis sterni.

daß er ein exspiratorischer Hilfsmuskel ist, welcher bei Starrwerden der Rippenknorpel hypertrophiert und zwar geht die Hypertrophie der einzelnen Zacken in gleichem Schritt mit der Degeneration der zugehörigen Knorpel.

Varietäten. Die äußeren Intercostalmuskeln können bis zum Brustbein, die inneren bis zur Wirbelsäule reichen. Der unterste oder die beiden untersten Intercostales interni können fehlen, der M. transversus thoracis kann fehlen. Ein M. supracostalis ist ein schmaler, bandförmiger Muskel, welcher sich selten von der vierten Rippe zur ersten über die vorderen Enden der Rippenknochen erstreckt.

e) Halsmuskeln.

Die Bedeutung des Halses besteht im wesentlichen darin, daß er zwischen Kopf und Rumpf zu vermitteln hat, indem er die Eingeweide, Gefäße und Nerven zusammenfaßt, welche von ersterem zu letzterem oder umgekehrt verlaufen. Diese Vermittlerrolle spricht sich auch im Verhalten der·Muskulatur aus, indem dieselbe zum nicht geringen Teil von den Systemen der benachbarten Gegenden abstammt. Zu äußerst findet man einen Hautmuskel, Platysma, welcher wichtige Beziehungen zur Kopfmuskulatur unterhält und welcher als schwacher Rest einer bei Säugern bedeutend entwickelten Muskulatur (Panniculus carnosus) anzusehen ist. Dann folgt ein Muskel, M. sternocleidomastoideus, welcher eng mit dem M. trapezius zusammengehört, wie dieser also ursprünglich für den Gürtel der Extremität bestimmt war. Sodann gelangt man auf Muskeln, welche die Fortsetzung der an der Brust unterbrochenen Längsmuskulatur des Rumpfes, also des M. rectus abdominis darstellt. Wenn auch an ihnen eine Segmentation ebensowenig fehlt, wie an diesem Bauchmuskel, so ist sie doch nur spurweise entwickelt. Diese Muskeln treten mit dem Stützknochen der Halseingeweide, dem Os hyoideum in Verbindung, werden also als Eingeweidemuskeln verwendet. Sie sondern sich durch den Ansatz an diesem Knochen in untere und obere Zungenbeinmuskeln. Mit der Gruppe der letzteren stehen die Muskeln des Kiemenapparates in enger räumlicher Verbindung. Ganz in der Tiefe findet man Muskeln, welche sich der tiefen Brustmuskulatur eng anschließen. Eine laterale Gruppe umfaßt die M. scaleni, welche sich als wichtige Atemmuskeln am Brustkorb anheften, eine mediale Gruppe, die Mm. longi, colli und capitis, welche lediglich der Bewegung der Wirbelsäule dienen, ebenso wie die kleinen, seitlich gelegenen Mm. intertransversarii anteriores.

Halsfascie. Das Zungenbein scheidet die Fascia suprahyoidea und die Fascia infrahyoidea voneinander. Die Fascia suprahyoidea ist ein derbes Blatt, eine Oberflächenverdichtung des interstitiellen Bindegewebes. Oben ist es angeheftet am Unterkiefer, unten am Zungenbein, seitlich am M. sternocleidomastoideus.

Die unter ihm liegende Speicheldrüse wird von dem Spatium glandulae submaxillaris umschlossen. In ihm liegt die Drüse fast frei, nur durch wenige Bindegewebsfäden mit der Wand verbunden. Es erstreckt sich mit der Drüse nach hinten bis zur seitlichen Schlundwand und bis zum unteren Umfang der Tonsille, so daß Entzündungsvorgänge in dieser letzteren auf den Drüsenraum übergreifen können.

Was die Fascia infrahyoidea (30) betrifft, so sind die Teile des Halses im Fetalzustand in eine formlose Bindegewebsmasse eingelassen, in welcher sich nur ein einziges, zwischen den Mm. omohyoidei beider Seiten ausgespanntes Blatt besonders heraushebt. Post partum spaltet sich das Bindegewebe infolge der regelmäßig ausgeführten Bewegungen in mehrere Blätter, welche durch ganz lockere Netze mit-

einander verbunden sind. Die Abteilungen, welche für die Ausbildung der Fascienblätter vom Zungenbein bis zur oberen Thoraxapertur maßgebend sind, sind die
folgenden: 1. die Wirbelsäule mit ihren Muskeln, 2. der Eingeweidestrang, 3. das
Gefäßbündel mit dem von ihm nach hinten ausgehenden Fettpolster des Halses,
4. die unteren Zungenbeinmuskeln.

Die der Wirbelsäule aufliegenden Prävertebralmuskeln werden von einem
kräftigen Blatt, der Fascia praevertebralis, überzogen; dasselbe setzt sich seitlich auf die M. scaleni fort und hängt schließlich mit den zwischen den tiefen Rückenmuskeln vorhandenen Blättern zusammen. Es erstreckt sich mit den Prävertebralmuskeln bis zum Schädel hinauf und begleitet sie nach unten bis zu ihren Ansätzen
an den Brustwirbeln.

Der Eingeweidestrang, bestehend aus den Luftwegen und der Speiseröhre, besitzt eine eng anliegende Bindegewebshülle, in welche auch die Glandula thyreoidea
eingeschlossen ist. Sie heftet sich oben am Zungenbein an und steigt unten mit
dem Eingeweidestrang in die Brusthöhle ab. Vor dem Eingeweidestrang liegt die
Halsaponeurose[1]), das erwähnte Blatt, welches zwischen den Mm. omohyoidei
beider Seiten ausgespannt ist. Sie erstreckt sich vom Zungenbein bis zum Brustbein und den beiden Schlüsselbeinen herab. Am Brustbein setzt sie sich mit zwei
Lamellen an, welche die Incisura semilunaris zwischen sich fassen. Zwischen diesen
Lamellen befindet sich ein taschenartiger Raum, Spatium intraaponeuroticum
suprasternale. welcher Fett und nahe dem Brustbeinrand den querverlaufenden,
die Venen der beiden Seiten des Halses miteinander verbindenden Arcus venosus
juguli enthält. An den Schlüsselbeinen heftet sich die Halsfascie als ein einfaches
Blatt an deren Rückseite an. Seitlich überschreitet sie im Bereich des oberen
Bauches des Omohyoideus diesen Muskel und erreicht das Gefäßbündel, wo sie sich
eng mit der Vena jugularis interna verbindet. An deren dorsaler Seite fließt sie mit
der äußeren Umhüllung des Fettpolsters zusammen. Von der Zwischensehne des
Omohyoideus strahlen Sehnenzüge in die Aponeurose aus, welche nach Gegenbaur
(1876) einem zurückgebildeten M. cleidohyoideus entsprechen (33). Im Bereich des
unteren Bauches des Omohyoideus umgibt sie denselben mit einer Scheide, welche
nach hinten ebenfalls mit der zarten Umhüllung des Fettpolsters zusammenhängt.
Die Vorderfläche der Aponeurose liegt in der Mitte des Halses frei, seitlich ist sie
vom Sternocleidomastoideus bedeckt. Ihre Rückfläche ruht auf den unteren Zungenbeinmuskeln.

Die Halsaponeurose wird durch den M. omohyoideus gespannt und von der
Unterlage abgehoben, was den Erfolg hat, daß alle unter ihr liegenden Halsvenen
entlastet werden. Da die Aponeurose geradezu mit der V. jugularis int. verwachsen
ist, wirkt die Spannung auf sie besonders stark erweiternd.

Das Fettpolster des Halses (30), welches einige Gefäße, Lymphdrüsen und den
Plexus brachialis einhüllt, erstreckt sich, auf beiden Oberflächen von einer Bindegewebshülle überzogen, vom Gefäßbündel aus bis unter den M. trapezius. In seinem
hinteren Teil wird es also von diesem Muskel gedeckt in seinem vorderen vom M.
sternocleidomastoideus, zwischen beiden liegt es frei an der Seite des Halses.

Der M. sternocleidomastoideus wird an seiner Vorderseite nur von einem
dünnen Perimysium überzogen, welches den Muskel durchschimmern läßt. Es verdient den Namen einer Fascie nicht. wird aber häufig als oberflächliches Blatt der

---

[1]) Tiefes Blatt der Halsfascie; vgl. Merkel (1891).

Halsfascie beschrieben. An beiden Rändern des Muskels hängt es mit der unter ihm hinziehenden Aponeurose zusammen.

Gegen die Brustapertur hin besitzt der Hals keine Abgrenzung, gegen die Achselhöhle hin aber wird er durch ein Bindegewebsblatt abgeschlossen, in welches die A. und V. subclavia eingelassen sind. Es heftet sich an der ersten Rippe, am Schlüsselbein und am Schulterblatt an.

Die erwähnten, von lockeren Bindegewebsnetzen durchzogenen Spalträume, welche zwischen den festeren Blättern der Halsfascie vorhanden sind, haben für die Praxis eine größere Bedeutung, da sie der Senkung von Ergüssen bestimmte Wege anweisen. Es sind dies die folgenden:

Spatium retroviscerale. Zwischen der Prävertebralfascie und der Rückseite des Eingeweidestranges. Es beginnt oben am Schädel und setzt sich ohne Grenze in die Brusthöhle hinab fort, wo man es bis zum Zwerchfell verfolgen kann. Seitlich wird es oben durch die vom Proc. styloideus kommenden Muskeln begrenzt, weiter unten durch eine Bindegewebsplatte, in welche die A. vertebralis eingeschlossen ist. Die seitliche Begrenzung ist wenig fest, sie kann von andringenden Flüssigkeiten durchbrochen werden.

Spatium praeviscerale. Zwischen der Vorderfläche der Luftröhre und den unteren Zungenbeinmuskeln. Reicht vom Zungenbein bis zur Innenfläche des Brustbeins und wird seitlich vom Gefäßbündel begrenzt.

Spatium suprasternale, wie oben beschrieben.

Spatium arteriae. Ein Spalt rings um die Arteria carotis. Die neben dieser liegende V. jugularis int. ist mit dem Bindegewebe der Umgebung ohne Spaltraum fester verbunden.

α) Halshautmuskel. Platysma[1] (*31*).

Er bildet eine handbreite dünne Platte, welche medianwärts aufsteigend, sich der Mittellinie mehr und mehr nähert. Unter dem Kinn stoßen die Muskeln beider Seiten zusammen oder durchflechten sich sogar. Ihre vorderen Ränder lassen ein medianes Dreieck frei, dessen Basis auf der Incisura jugul. sterni, dessen Spitze unter dem Kinn liegt. In ihm tritt die Halsaponeurose direkt unter die Haut. Der hintere Rand erstreckt sich vom Kieferwinkel bis zur Schulterhöhe, oben setzt sich der mediale Teil am unteren Rand des Unterkiefers fest, der laterale Teil überschreitet ihn und gelangt bis zum Mundwinkel[2] (*36*); sein enges Verhältnis zu den Gesichtsmuskeln wird dadurch besonders augenfällig. Nach unten verbreitert sich das Platysma, und seine ausstrahlenden Bündel gelangen noch auf den M. pectoralis major und deltoideus. Sie enden dort in einer Linie, welche sich vom Acromion zum vorderen Ende der zweiten Rippe hinzieht. Die äußere Oberfläche ist mit der Haut eng verbunden, weshalb man sie leichter in Längsfalten wie in Querfalten aufheben kann. Die Rückseite ist durch ein ganz lockeres Bindegewebe auf der Unterlage aufgeheftet.

Am Lebenden sieht man den Muskel bei seinen Kontraktionen die Haut in leichte, getrennt stehende Falten erheben. Bei mageren alten Leuten bildet der vordere Rand jederseits eine stark vortretende Falte.

---

[1] πλατύς breit. Platysma myoides, muskelähnliche Platte; dieser Name kommt daher, daß der Muskel bei schwacher Ausbildung nicht die charakteristische Muskelfarbe zeigt, sondern ganz blaß ist. M. subcutaneus colli.

[2] M. subcutaneus faciei.

Motorische Innervation. Ein Zweig des N. facialis.

Wirkung. Besteht darin, daß der Muskel dem Luftdruck entgegenwirkt und dadurch die Blutbewegung in den oberflächlichen Halsvenen gewährleistet; man sieht ihn deshalb auch bei heftigem Lachen, Schreien, bei Gesang, kurz bei allen Aktionen, welche den Halsvenen mehr Blut zuführen, in Tätigkeit treten.

Varietäten. Seine Ausbildung schwankt ungemein; er kann kürzer oder länger sein, als gewöhnlich, er kann sich auch weit ins Gesicht hinein erstrecken, was sich daraus erklärt, daß er, wie erwähnt, seiner Bedeutung nach zur Gesichtsmuskulatur gehört. Man findet abirrende Bündel verschiedener Art. Man hat beobachtet, daß er aus zwei Lagen mit verschiedener Faserrichtung besteht (Tierähnlichkeit).

Praktische Bemerkungen. Der festere Zusammenhang des Platysma mit der Haut bedingt es, daß Entzündungen, welche die Haut und das Unterhautbindegewebe betreffen, meist lokalisiert erscheinen. Entwickelt sich aber eine Phlegmone unterhalb des Muskels, dann folgt sie dessen Verlauf und Ausbreitung und kann sich bis zur Brust herab senken (König).

β) Kopfwender, M. sternocleidomastoideus [1] (32).

Der stärkste Muskel des Halses. Er besteht aus zwei, vom Ursprung bis zur Insertion selbständigen, aber nach der Insertion hin genau verbundenen Abteilungen, einem medialen Kopf (M. sternomastoideus), der mit einer starken rundlichen Sehne vom Handgriff des Brustbeines und einem lateralen, clavicularen Kopf (M. cleidomastoideus), welcher mit einer breiteren, platten und kurzen Sehne vom sternalen Teil des Schlüsselbeines entspringt. Der Muskel steigt schräg nach hinten zum Kopfe auf, wobei der mediale Kopf breiter wird und den lateralen allmählich deckt, beide befestigen sich an der Außenfläche und dem unteren Rand des Warzenfortsatzes und dem angrenzenden Teil der oberen Nackenlinie bis zum Rand des M. trapezius (1. 2). Mit diesem letzteren Muskel gehört der M. sternocleidomastoideus enge zusammen, er ist nur der vordere abgespaltene Teil desselben.

Die Außenfläche des Muskels wird teilweise vom Platysma gedeckt, dessen Faserrichtung sich mit der des Kopfwenders kreuzt. Zwischen beiden steigt die Vena jugularis externa ab. Unter ihm liegen die Nervenstämme des Halses, N. vagus, accessorius, sympathicus, Plexus cervico-brachialis; eine Anzahl von Ästen tritt am hinteren Rand des Muskels zutage. Auch der Gefäßstrang des Halses wird von seinem sternalen Kopf gedeckt bis er in der Höhe des unteren Kehlkopfrandes frei wird. Unter seiner Insertion versteckt sich der laterale Teil der Insertion des M. splenius capitis.

Die freie Lage des Muskels bringt es mit sich, daß seine Bewegungen am Lebenden deutlich sichtbar sind. Schon bei ruhiger Haltung sind die von den beiden Proc. mastoidei aus stark konvergierenden Wülste deutlich sichtbar. Die deutlich vortretenden Sehnen der sternalen Köpfe beider Muskeln vertiefen die Incisura jugularis sterni, so daß daselbst eine Grube der Haut entsteht, die Fossa jugularis. Bei mageren Personen mit schwach entwickelter Muskulatur stoßen beide Köpfe des Muskels an ihrem Ursprung nicht aneinander, die Haut sinkt zwischen ihnen in einer kleinen dreiseitigen Grube ein, deren Basis auf dem Schlüsselbein steht, Fossa supraclavicularis minor. Bei kräftig entwickelter Muskulatur ist von ihr nichts zu sehen. Zwischen dem hinteren Rand des Kopfwenders und dem vorderen Trapezmuskel ist bei fettarmen Personen ebenfalls eine Vertiefung vorhanden, die Fossa supraclavicularis major. Bei starker Fettentwickelung verschwindet sie.

------

[1] M. quadrigeminus capitis.

Motorische Innervation. Gleich dem M. trapezius vom N. accessorius und durch Anastomosen mit demselben vom zweiten und dritten Cervikalnerven.

Wirkung. Bei doppelseitiger Tätigkeit schiebt er den Kopf vorwärts und richtet das Gesicht aufwärts, bei einseitiger Tätigkeit besteht seine Wirkung in seitlicher Drehung des Kopfes mit Hebung des Kinnes. Wendet man den Kopf ohne gleichzeitige Hebung des Gesichtes seitlich, dann zieht sich besonders der sternale Teil zusammen, dessen Sehne stark vorspringt. Bei forcierter Inspiration findet der Muskel seinen Stützpunkt am fixierten Kopf und hebt den Brustkorb.

Varietäten. Die Trennung der beiden Teile ist oft nur wenig deutlich; in anderen Fällen teilt sich der Muskel umgekehrt in mehrere Bündel. Nach den vergleichend-anatomischen Untersuchungen von Streißler (1900) setzt sich der Muskel zusammen: aus einer oberflächlichen Schichte, bestehend aus einem Sternomastoideus superficialis, Sternooccipitalis und Cleidooccipitalis, und einer tiefen, bestehend aus Sternomastoideus profundus und Cleidomastoideus. Jeder dieser Teile kann mehr oder weniger selbständig werden. Besonders findet man öfters den Cleidooccipitalis als ein intermediäres Bündel zwischen dem Kopfwender und dem Trapezius, oder es verbreitert sich der laterale Kopf, wodurch die Fossa supraclavicularis major verengert wird. Die Insertion greift auf die Nachbarschaft über, auf das Ohr, den Kieferwinkel. Es kann auch jedes der einzelnen Bündel fehlen. Verbindungsbündel zu den unteren Zungenbeinmuskeln sind beobachtet worden, ebenso eine oder zwei sehnige Inskriptionen im unteren Teile des Muskels.

Praktische Bemerkung. Eine Kontraktur des Sternocleidomastoideus bezeichnet man als Caput obstipum. Meist betrifft die Erkrankung den sternalen Kopf. Zum Zweck der Heilung durchschneidet man dessen Sehne und zwar 1—2 cm oberhalb der Insertion, um die in unmittelbarer Nähe des Ansatzes verlaufenden Venen zu schonen.

γ) Obere Zungenbeinmuskeln.

Sie bilden die Vermittelung zwischen den Eingeweidemuskeln des Halses und denen des Kopfes, was sich besonders in ihrer Innervation ausspricht.

Zweibäuchiger Unterkiefermuskel, M. digastricus[1] (32, 33).

Sein Verlauf bildet einen aufwärts konkaven Bogen oder eine stumpfwinkelig gebrochene Linie. Er besteht aus zwei plattzylindrischen Bäuchen, welche durch eine zylindrische Zwischensehne miteinander verbunden sind. Der hintere Bauch tritt, verdeckt vom Kopfwender, aus der Incisura mastoidea hervor, der vordere Bauch befestigt sich in der Fossa digastrica des Unterkiefers. Die Zwischensehne liegt dicht über dem Zungenbein und wird mit demselben durch eine aponeurotische Ausbreitung verbunden, welche von der Fascie des Muskels entstammt, oft aber auch Fasern enthält, welche von der Zwischensehne abstammen, oder auch von einem der beiden Bäuche ausgehen. Auch sein Verhältnis zum M. stylohyoideus trägt dazu bei, ihn in seiner Lage zum Zungenbein festzuhalten.

Die beiden Bäuche des M. digastricus und der Rand des Unterkiefers umschließen das Trigonum inframaxillare, in welchem die Unterkieferspeicheldrüse liegt.

Motorische Innervation. Der hintere Bauch erhält einen Zweig des N. facialis, der vordere einen solchen des N. mylohyoideus vom dritten Ast des N. trigeminus.

Wirkung. Hebt das Zungenbein oder zieht den Unterkiefer herab.

Varietäten. Aus einer Anzahl derselben könnte man, wie aus der Innervation schließen, daß die beiden Bäuche ursprünglich zu verschiedenen Systemen gehören, doch entsteht er entwickelungsgeschichtlich aus einer einheitlichen Anlage (Futamura 1907). Der hintere Bauch schließt sich den Gesichtsmuskeln an, der vordere dem M. mylohyoideus. Der vordere Bauch kann ganz fehlen. Sehr häufig ist es, daß von dem medialen Rand Muskelbündel fächerförmig ausstrahlen, welche sich mit gleichen Bündeln der anderen Seite durchflechten oder dem Mylo-

---

[1] M. biventer mandibulae.

hyoideus ganz ähnlich als eine Art unpaariger Muskel ineinander übergehen. Ein sehr seltenes accessorisches Bündel des vorderen Bauches entspringt am Kieferwinkel. — Beide Bäuche können sich verdoppeln. Verbindungen mit benachbarten Muskeln wurden beobachtet.

Griffelzungenbeinmuskel, M. stylohyoideus (*32, 33*).

Schlank und von spindelförmiger Gestalt. Er entspringt am äußeren Umfang der Basis des Processus styloideus mittelst einer dünnen Sehne. Er steigt vor dem hinteren Bauch des M. digastricus ab und kreuzt ihn schließlich in sehr spitzem Winkel, um sich an das große Horn des Zungenbeines, zuweilen auf den Körper übergreifend, anzusetzen. Die Insertion erfolgt in zwei Zipfeln, welche die intermediäre Sehne des M. digastricus zwischen sich fassen.

Motorische Innervation. Vom N. facialis.

Wirkung. Zieht das Zungenbein aufwärts und nach hinten.

Varietäten. Er kann fehlen oder mit dem hinteren Bauch des M. digastricus verschmelzen; er kann sich verdoppeln. Die beiden Zipfel, zwischen welchen die Digastricussehne durchgeht, sind oft sehr ungleich stark, einer derselben kann ganz fehlen. Er erreicht das Zungenbein nicht, sondern endigt schon am Kieferwinkel. Verbindungen mit benachbarten Muskeln kommen vor.

Kieferzungenbeinmuskel, M. mylohyoideus[1]) (*32, 33, 40, 41*).

Eine breite Muskelplatte, welche, von einer Linea mylohyoidea zur anderen mit abwärts konvexen Fasern sich hinziehend, den vom Körper des Unterkiefers umschlossenen Raum ausfüllt. Die vordersten Fasern verlaufen transversal, die hinteren schräg rückwärts, um am Zungenbeinkörper sich anzuheften. Von diesem letzteren geht eine sehnige Raphe aus, welche sich oft durch den ganzen Muskel hindurch erstreckt, in anderen Fällen aber vorne fehlt, dort ziehen dann die Muskelfasern ununterbrochen von der einen Insertionsstelle zur anderen. Der diaphragmaartige Muskel bildet den Boden der Mundhöhle und grenzt sie gegen den Hals ab, so daß Geschwülste, welche über ihm liegen, in der Mundhöhle zum Vorschein kommen, während die unter ihm liegenden nach dem Halse herabsteigen. Seine Unterfläche wird zu beiden Seiten vom vorderen Bauch des M. digastricus gedeckt, sein Mittelteil grenzt an das Subcutanfett. Auf seiner oberen konkaven Fläche ruht der M. geniohyoideus und die Zunge.

Motorische Innervation. N. mylohyoideus, ein Zweig des N. alveolaris inferior vom dritten Ast des Trigeminus.

Wirkung. Er hebt das Zungenbein und die Zunge selbst. Bei sonorem Sprechen und schulmäßigem Singen ist es von Bedeutung, den Muskel nicht zu kontrahieren, was meist durch längere Übung erlernt werden muß. Beteiligt sich an der Senkung des Unterkiefers.

Varietäten. Er ist zuweilen sehr schwach, kann sogar ganz fehlen. Er wird dann vom vorderen Bauch des M. digastricus ersetzt, was man bei der Zusammengehörigkeit dieses Muskels mit dem M. mylohyoideus leicht versteht. — Er teilt sich in einen vorderen und hinteren Teil, zwischen welchen sich die Gland. submaxillaris durchdrängt. — Verbindungen mit angrenzenden Muskeln.

Kinnzungenbeinmuskel, M. geniohyoideus (*41*).

Nach dem eben Gesagten liegt er schon in der Mundhöhle. Von der Spina mentalis geht er in gerader Linie zum Zungenbeinkörper, an dessen Vorderfläche er sich in seiner ganzen Breite anheftet. Er verbreitert sich nach hinten und liegt unmittelbar dem gleichnamigen Muskel der Gegenseite an, von ihm nur durch spärliches Bindegewebe getrennt. Seine Unterseite liegt auf dem M. mylohyoideus, auf seiner Oberseite ruht der M. genioglossus.

---

[1]) μύλος Mühle, Mahlzahn. Diaphragma oris.

Motorische Innervation. Vom N. hypoglossus.

Wirkung. Zieht das Zungenbein nach vorn und senkt den Unterkiefer.

Varietäten. Fließt mit dem der Gegenseite vollständig zusammen. Zerlegt sich in getrennte Bündel.

d) Untere Zungenbeinmuskeln.

Brustzungenbeinmuskel, M. sternohyoideus (*33*).

Entspringt von der inneren Fläche des Brustbeinhandgriffes, des Sternoclaviculargelenkes und des sternalen Schlüsselbeinendes und steigt zum unteren Rand des Zungenbeinkörpers auf. Das schmale Muskelband ist unten platt und dünn, gegen das Zungenbein hin nimmt es an Breite ab, an Dicke zu. Die Muskeln beider Seiten konvergieren nach oben, lassen jedoch den Mittelteil des Schildknorpels frei, dessen Winkel man leicht durch die Haut fühlen und oft auch sehen kann. Eine nicht selten vorkommende sehnige Inskription erinnert an die Analogie mit dem M. rectus abdominis. Er wird unten gedeckt vom Schlüsselbein und Kopfwender und liegt höher oben unter dem Platysma und der Haut.

Eine unter dem M. sternohyoideus gelegene Schichte wiederholt ihn in der Weise, daß die lateralen Fasern ununterbrochen von Rippen und Brustbein zum Zungenbein aufsteigen, die medialen aber durch Unterbrechung am Schildknorpel in folgende zwei Muskeln zerfallen.

Brustbeinschildknorpelmuskel, M. sternothyreoideus (*33*).

Entspringt hinter und unter dem vorigen von der inneren Fläche des Brustbeingriffes und des ersten, wohl auch zweiten Rippenknorpels. Mit Ausnahme der lateralen, über den Kehlkopf hinwegziehenden Fasern endet er an einer schief von unten vorn nach oben hinten gerichteten Kante, welche über die Außenfläche des Schildknorpels verläuft. Sein Ursprung ist weiter medianwärts gerückt wie der des M. sternohyoideus, wird von ihm nur teilweise gedeckt und ist dem der Gegenseite sehr genähert. Sein Verlauf ist ein nach oben divergierender, weshalb sich sein oberer Teil unter dem Sternohyoideus verbirgt. Auch er hat, wie dieser, in seinem unteren Teil zuweilen eine sehnige Inskription. Sein unterer Teil liegt auf den großen Venenstämmen der Gegend, höher oben grenzt sein medialer Rand an Luftröhre und Schilddrüse, sein lateraler an den Gefäßstrang des Halses.

Schildknorpelzungenbeinmuskel, M. thyreohyoideus (*33*).

Von der Insertionsstelle des vorigen an den Körper und das große Horn des Zungenbeines. An seiner Rückseite liegt der obere Ast des N. laryngeus und die A. laryngea sup.

Schulterzungenbeinmuskel, M. omohyoideus (*33*).

In gleicher Schichte mit dem M. sternohyoideus. Er ist platt, zweibäuchig, mit einer intermediären Sehne, welche die großen Halsgefäße kreuzt und in die Halsaponeurose ausstrahlt (S. 44). Der untere Bauch entspringt vom oberen Rand des Schulterblattes und dem Lig. transversum scapul. super. (*27*); er verläuft in mehr oder weniger transversaler Richtung zur Zwischensehne, an welche er sich verschmälert anheftet. Der obere Bauch steigt schräg gegen das Zungenbein hinauf und heftet sich an ihm, teils neben, teils vor dem Sternohyoideus an. Der untere Bauch läuft erst zwischen dem Schlüsselbein und den Mm. scaleni hin und wird dann in der Fossa supraclavicularis major frei. Er hilft dort ein dreieckiges Feld begrenzen, dessen andere Grenzen vom Schlüsselbein und dem Anfang des Kopfwenders gebildet werden, das Trigonum omoclaviculare (*32*). Dringt man durch dasselbe in die Tiefe vor, dann trifft man die A. subclavia und transversa scapulae. Der obere Bauch wird erst vom Kopfwender gedeckt, tritt aber in seinem Endteil unter demselben hervor.

Unter dem Körper des Zungenbeins, zwischen dem Ende der Mm. sternohyoidei und der Membrana thyreohyoidea findet man meist einen unpaarigen Schleimbeutel, welcher gefächert sein kann, Bursa m. sternohyoidei; er pflegt sich bis zur Incisura cartialiginis thyreoideae sup. herab zu erstrecken. Seltener ist eine Bursa m. thyreohyoideae zwischen diesem Muskel und dem großen Horn des Zungenbeines.

Motorische Innervation. Sämtliche unteren Zungenbeinmuskeln werden von den vier oberen Cervikalnerven versorgt, welche aber zum großen Teil die Bahn des N. hypoglossus benützen, um an ihre Stelle zu gelangen: Ansa hypoglossi, zusammengesetzt aus dem Ramus descendens hypoglossi und Ästen des zweiten und dritten Cervikalnerven, Ramus thyreohyoideus, direkt aus dem Stamm des M. hypoglossus.

Wirkung. Die unteren Zungenbeinmuskeln ziehen das Zungenbein und den Kehlkopf abwärts. Der M. omohyoideus ist, wie oben bemerkt, Fascienspanner und erweitert bei seinem Vorbeistreichen an der V. jugularis dieses Gefäß. Der M. thyreohyoideus nähert Zungenbein und Schildknorpel einander.

Varietäten. Eine sehnige Inskription im oberen Teil des M. sternohyoideus ist selten. Er verbreitert sich; er nimmt vom Schlüsselbein einen besonderen Kopf mit. Er verbindet sich mit dem Schlundschnürer. Varietäten des M. omohyoideus sind sehr häufig. Sie erklären sich daraus, daß er mit den anderen unteren Zungenbeinmuskeln in niederen Zuständen (Reptilien) eine gemeinsame Muskelgruppe bildet, deren Ursprung sich ununterbrochen vom Brustbein über das Schlüsselbein hin bis zum Schulterblatt erstreckt (Gegenbaur 1876). Er entspringt vom Schlüsselbein allein oder mit einem zweiten Kopf. Es strahlen von ihm Muskelfasern in die Halsaponeurose aus. Sein oberer Bauch ist mit dem M. sternohyoideus eng verbunden. Seine Zwischensehne kann fehlen, ebenso der eine Bauch desselben, selbst der ganze Muskel. — Die tiefere Schichte sieht man oft mit der oberflächlichen verbunden. Andererseits sieht man, daß die Muskeln in mehr einzelne Individuen zerfallen, als es in der Norm der Fall ist. — Der M. sternothyreoideus wird durch Vergrößerung der Schilddrüse sehr verbreitert und erheblich verdünnt.

Ein M. levator glandulae thyreoideae [1]), welcher vom Zungenbein oder dem Schildknorpel ausgeht, ist in einer Reihe von Fällen als ein abgesprengtes Bündelchen des M. thyreohyoideus anzusehen. In anderen Fällen aber gehört es dem M. cricothyreoideus zu, wieder in anderen dem M. constrictor phar. inf., was durch die verschiedene Innervation der Bündelchen bewiesen wird (Eisler 1900).

ε) Tiefe Halsmuskeln.

Laterale Gruppe.

Vorderer Rippenhalter, M. scalenus [2]) anterior (*33, 34*).

Entspringt von den vorderen Höckern der Querfortsätze des vierten, fünften und sechsten Halswirbels und setzt sich sehnig an das vordere Ende des ersten Rippenknochens. Der hintere Rand der Insertion ist an der knöchernen Rippe durch das Tuberculum scaleni bezeichnet.

Mittlerer Rippenhalter, M. scalenus medius (*33, 34*).

Größer als der vorige, entspringt er ebenfalls von den vorderen Höckern der Querfortsätze und zwar sämtlicher Halswirbel. Er endet an der ersten Rippe hinter dem Sulcus subclaviae.

---

[1]) M. thyreoideus.
[2]) σκαληνός ungleichseitiges Dreieck (Hyrtl).

Hinterer Rippenhalter, M. scalenus posterior (34).

Er hängt in seinem Verlauf mit dem M. scalenus medius innig zusammen. Er entspringt von den hinteren Zacken der Querfortsätze des fünften und sechsten Halswirbels und setzt sich sehnig an die äußere Fläche der zweiten Rippe vor der Insertion der Zacke des M. serratus anterior.

Der ganze Verlauf der Mm. scaleni erweist, daß sie mit dem System der Intercostalmuskeln zusammengehören und zwar entsprechen anterior und medius diesen selbst, während sich der Scal. posterior den Levatores costarum anschließt.

Die Scaleni, besonders der vordere, besitzen eine hohe topographische Bedeutung. Der Scalenus anterior ist ein kurzer, stämmiger Muskel, welcher von einem kräftig ausgebildeten Kopfwender ganz überlagert wird, der aber hinter einem schwach ausgebildeten noch mehr oder weniger hervorkommt. Zwischen Scalenus anterior und Sternocleidomastoideus bleibt ein Spalt, auf dessen Grund hinter dem Schlüsselbein die V. subclavia über die erste Rippe von der Achselhöhle zur Brusthöhle verläuft. Sie ist mit den vor ihr gelegenen Teilen ziemlich fest verwachsen. Über ihr wird der Muskel erst von der A. transversa scapulae, höher oben von der A. cervicalis superficialis gekreuzt. An der Grenze vom oberen und mittleren Drittel des Scalenus ant. geht über seine Vorderfläche der M. omohyoideus hinweg. Von besonderer Wichtigkeit ist es, daß über seine Vorderfläche, dem Muskel unmittelbar aufgeheftet, der N. phrenicus hinzieht, er kreuzt ihn in schräger Richtung vom oberen lateralen zum unteren medialen Rand. Über die mediale Seite des M. scalenus ant. läuft die Vena jugularis int. herab, an seinem medialen Rand steigt die A. cervicalis adscendens auf.

Zwischen der Rückseite des M. scalenus ant. und der Vorderseite des medius liegt eine nach unten verbreiterte Spalte, durch welche die A. subclavia und der Plexus brachialis hervortreten (33). Die erstere liegt direkt auf dem Knochen der ersten Rippe im Sulcus a. subclaviae, der letztere schließt sich nach oben unmittelbar an die Arterie an. An die Rückseite der Insertionssehne des Scalenus ant. ist die Pleurakuppel angeheftet; sie kann bei der Präparation des Muskels leicht verletzt werden.

Der M. scalenus medius wird von den Nn. thoracales posteriores durchsetzt.

Die Mm. scaleni bilden in ihrer Gesamtheit jederseits ein Stück eines Kegelmantels, welcher von oben her die obere Brustapertur deckt und schützt.

Motorische Innervation. Von Zweigen des zweiten bis achten Cervikalnerven, also von solchen, welche sowohl dem Plexus cervicalis, wie dem Plexus brachialis angehören.

Wirkung. Sie heben die Rippen. Bei Stenose des ersten Rippenringes hypertrophieren die Mm. scaleni (Freund 1906), was ihre starke Wirkung auf denselben dartut.

Varietäten. Jeder Rippenhalter kann ganz oder zum Teil fehlen. Die Zahl der Ursprünge von den Querfortsätzen vermehrt oder vermindert sich. Die Ansätze von Scalenus medius und posterior steigen um je eine Rippe weiter herab, der Scalenus posterior endigt schon an der ersten Rippe. Der Scalenus anterior inseriert am Schlüsselbein. Die Zahl der Scaleni vermehrt sich durch Abspaltung von den normalen. Einer derselben ist der Scalenus minimus, welcher dem Scalenus anterior angehört; er entspringt vom Querfortsatz der siebenten Rippe und endigt an der Pleurakuppel. Die A. subclavia liegt höher als gewöhnlich; sie läuft mit der gleichnamigen Vene vor dem Scalenus anterior oder beide Gefäße laufen hinter demselben. Die Arterie durchbohrt den Scalenus anterior. Auch der N. phrenicus kann diesen Muskel eine Strecke weit durchsetzen.

Praktische Bemerkungen. Bei einer Unterbindung der A. subclavia dringt man durch das Trigonum omoclaviculare (S. 50) in die Tiefe vor und sucht das Tuberculum scaleni auf, an welches sich die Arterie unmittelbar anschließt. Der Höcker tritt am Lebenden stärker hervor, als am macerierten Knochen, da ihn Periost und Sehne dicker und höher erscheinen lassen. Die V. subclavia bekommt man bei einer Unterbindung der Arterie nicht zu Gesicht, da sie in einem tieferen Niveau als die Arterie, hinter dem Schlüsselbein versteckt liegt. Der auf dem Scalenus anterior herabziehende N. phrenicus kann mit dem elektrischen Strom vom hinteren Rande des M. sternocleidomastoideus aus erreicht werden.

Vordere Zwischenquerfortsatzmuskeln, Mm. intertransversarii anteriores (34).

Auch sie können zur lateralen Gruppe der tiefen Halsmuskeln gerechnet werden. Die schmalen Muskelchen verbinden die vorderen Spitzen der einander benachbarten Querfortsätze der Halswirbel miteinander, sind daher mit den Intercostalmuskeln nahe verwandt.

Vorderer gerader Kopfmuskel, M. rectus capitis anterior[1]) (34).

Bildet die Fortsetzung der eben genannten Muskeln zum Schädel hinauf. Er geht von der vorderen Spange des Querfortsatzes des Atlas aufwärts zu einer Knochenleiste am Körper des Hinterhauptsbeines hinter dem Ansatz des M. longus capitis. Er ist meist stärker als die Intertransversarii.

Motorische Innervation der Intertransversarii und des Rectus ant. von Fädchen des Plexus cervicalis.

Wirkung. Beteiligen sich an der Beugung von Hals und Kopf.

Varietäten. Überzählige Mm. intertransv. antt., welche einen oder zwei Wirbel überspringen, sind nicht selten. Der M. rectus cap. antt. erhält zuweilen ein Verstärkungsbündel vom Epistropheus, er kann auch ganz fehlen.

Mediale Gruppe.

Die Muskeln dieser Gruppe erinnern in Verlaufsweise, Art des Ursprunges und der Insertion vielfach an die tiefen Rückenmuskeln.

Langer Halsmuskel, M. longus colli (34).

Liegt an der Vorderseite der Wirbelkörper und gleicht einem stumpfwinkeligen Dreieck, dessen stumpfe Spitze den Querfortsatz des sechsten Halswirbels einnimmt. Er beginnt unten am dritten Brustwirbel und gelangt bis zum ersten Halswirbel hinauf. In ihm werden drei verschiedene Teile unterschieden. Ein vertikaler Teil liegt medial; er nimmt von den unteren Wirbelkörpern Ursprünge auf und gibt an zwei oder drei obere Halswirbelkörper, bis zum zweiten Halswirbel hin, Insertionen ab. An der lateralen Seite dieses Teiles liegt ein unterer schiefer Teil, welcher von den unteren Wirbelkörpern entspringt und an den Querfortsätzen des fünften und sechsten Halswirbels inseriert. Er bekommt accessorische Ursprünge von den untersten Querfortsätzen. Der obere schiefe Teil des Muskels ist der Longus atlantis. Er entspringt von Querfortsätzen oberer Halswirbel, zuletzt des dritten oder zweiten und setzt sich an das Tuberculum anterius atlantis an.

Langer Kopfmuskel, M. longus capitis[2]) (34).

Liegt an der lateralen Seite des vorigen. Er entspringt gewöhnlich mit vier sehnigen Zacken von den vorderen Spitzen der Querfortsätze des sechsten bis dritten Halswirbels und inseriert sich fleischig an der unteren Fläche des Körpers des Hinterhauptsbeines in einem Grübchen zur Seite des Tuberc. pharyngeum.

Motorische Innervation der Longi von dem zweiten bis vierten Cervikalnerven, des Long. cap. auch von dem ersten.

---

[1]) M. rect. cap. ant. minor.

[2]) M. rectus cap. ant. major.

Wirkung. Die Longi beugen den Kopf und die Halswirbel (M.-H.).

Varietäten. Die Ursprünge und Insertionen können sich verschieben, es können auch welche fehlen.

f) Kopfmuskeln.

Die zahlreichen am Kopf vorhandenen Muskeln gehören, wie die Teile des Kopfes überhaupt, verschiedenen Systemen an. Ein Teil derselben ist mit den Eingeweiden verbunden und ist deshalb mit diesen zu betrachten. In der Muskellehre beschreibt man zwei Gruppen und zwar die Kaumuskeln und die Hautmuskeln des Kopfes. Sie gehören jedoch nach ihrer Entwickelung und nach ihrer physiologischen Bedeutung nicht zusammen. Die Kaumuskeln sind die Muskeln des ersten (Mandibular-) Schlundbogens, die Hautmuskeln diejenigen des zweiten (Hyoid-) Bogens. Beide entstehen als einfache Anlagen, welche sich erst in der Folge differenzieren. Man kann dies sowohl phylogenetisch wie ontogenetisch nachweisen. Auch ihre Innervation tut ihre Verschiedenheit dar, indem die Kaumuskeln sämtlich vom dritten Ast des N. trigeminus, der zum Mandibularbogen gehört, versorgt werden, während die Hautmuskeln ihre motorischen Äste vom Nerven des Hyoidbogens, dem N. facialis, erhalten.

α) Hautmuskeln des Kopfes.

Das im Bereich des Hyoidbogens entstehende Platysma schiebt sich von unten her auf den Kopf hinauf. Es besteht primär aus zwei Schichten, einer oberflächlichen und einer tiefen. Die letztere bildet anfänglich Schließmuskeln für die sämtlichen Öffnungen des Gesichtes, die erstere wird bei ihrem Aufsteigen in das Gesicht durch das Ohr in zwei Ströme gespalten. Beide Ströme überziehen zuerst in kontinuierlicher Schichte Gesicht und Hinterhauptsgegend. In der Folge teilt sich die Muskulatur mehr oder minder in einzelne Muskelindividuen, erhebliche Teile verschwinden wieder, aus verschiedener Quelle stammende Muskeln vereinigen sich zu einheitlicher Funktion, aus gleicher Quelle stammende wirken später verschieden. Die tiefe Schichte bildet den Sphincter oris mit den Mm. incisivi, sowie den M. nasalis, den M. triangularis, risorius und caninus, den Mittelteil des M. quadratus labii super., wahrscheinlich auch den M. zygomaticus, den M. buccinator. Der oberflächlichen Schichte entstammen vor dem Ohr M. quadratus labii inf. und mentalis, M. orbicularis oculi, das Caput angulare und zygomaticum des M. quadratus labii sup., M. frontalis, auricularis anterior und superior. Auch die kleinen, erst später zu betrachtenden Mm. tragicus und antitragicus gehören hierher. Hinter dem Ohr liefert die oberflächliche Schichte den M. occipitalis, auricularis posterior und die kleinen Mm. transversus und obliquus auriculae (Ruge 1886, Futamura 1906).

Die physiologische Funktion der Hautmuskeln des Kopfes in ihrer definitiven Ausbildung erstreckt sich einerseits auf die Bewegung der Kopfschwarte, andererseits ist sie dazu bestimmt, den Öffnungen des Gesichtes (Augen-, Ohren-, Nasen- und Mundöffnung) Sphincteren und Dilatatoren zu liefern, welche wegen der Beschränktheit des Platzes mehrfach ineinander greifen. Dabei sind sie in mehr einzelne Muskeln differenziert als es ihr erster Zweck nötig erscheinen läßt, da sie außer der einfachen Schließung und Öffnung jener Eingänge auch noch zu den Hautverschiebungen benützt werden, welche den so unendlich komplizierten Ausdruck der Gemütsbewegungen hervorbringen (daher der Name „Mimische Gesichtsmuskeln").

Eine Fascie besitzen diese Muskeln nicht, sie sind vielmehr direkt in das Fett eingelassen, welches sich von der Haut bis zum Knochen erstreckt, sie werden durch dasselbe sogar in einzelne Bündel zerspalten. Der M. buccinator macht insofern eine Ausnahme, als seine hintere Hälfte von einem Bindegewebsblatt überzogen wird, welches von der Gl. parotis aus auf ihn umbiegt. Dasselbe geht von den Ursprüngen dieses Muskels aus auf die Pharynxmuskulatur über, weshalb man es mit dem Namen Fascia buccopharyngea bezeichnet.

Das Fett, in welches die Gesichtsmuskeln eingebettet sind, besteht aus Läppchen, welche nur locker mit den sie trennenden Bindegewebsplatten verbunden sind. Verschwindet es bei stärkerer Abmagerung, dann bilden die zurückbleibenden Septa ein dehnbares Fachwerk, welches in pathologischen Fällen besonders geeignet ist zur Aufnahme von größeren Flüssigkeitsmengen und zu rascher Verbreitung erysipelatöser und septischer Prozesse. Eine Sonderstellung nimmt der Fettpfropf der Wange, Corpus adiposum buccae ein, ein Polster von eigentümlicher Struktur, welches gegen die Umgebung durch eine zarte Bindegewebshülle abgegrenzt wird. Es tritt zwischen Masseter und Buccinator mit seinem äußeren gerundeten Umfang als solider Pfropf hervor, erstreckt sich aber nach hinten und oben weit in die Tiefe; er umgreift den M. temporalis, reicht bis zum Oberkiefer und zur Wand der Augenhöhle und erstreckt sich nach hinten zwischen die beiden Mm. pterygoidei. Auch bei stärkster Abmagerung verschwindet er niemals.

1. Muskeln der Schädeldecke.

Schnenhaubenmuskel, M. epicranius[1] (35).

Derselbe besteht aus zwei dünnen Muskelplatten, welche an der Grenze von Basis und Decke des Schädels entspringen und sich gegen den Scheitel hin erstrecken. Sie sind dazu bestimmt, die behaarte Kopfhaut vor- und rückwärts zu bewegen. Bei starker Ausbildung ist er, wie in früher Entwickelungszeit, mit den Muskeln des äußeren Ohres zu einer ringsum gehenden, nahezu kontinuierlichen Lage verbunden, bei schwächerer bleiben zwischen den einzelnen Muskeln mehr oder minder große Zwischenräume. Nach dem Scheitel zu geht der Epicranius in eine Aponeurose über, die Schnenhaube, Galea aponeurotica, welche jedoch nur hinten von deutlich sehnigem Gefüge ist, während sie vorn aus verfilztem Bindegewebe besteht. Mit dem unter ihr liegenden Periost ist dieselbe durch sehr lockeres und dehnbares Bindegewebe verbunden — bei fester Verwachsung könnte sie sich nicht bewegen. Mit der Haut aber, der sie auch entwickelungsgeschichtlich sehr nahe steht, ist sie durch säulen- und plattenartige Bündel in Zusammenhang gesetzt, was notwendig ist, wenn die Muskulatur der Galea die Haut soll verschieben können. Haut, Galea und das zwischen beiden eingelagerte Subcutanfett faßt man zusammen als Kopfschwarte (M.-H.).

Stirnmuskel, M. epicranius frontalis[2] (35, 36).

Er entspringt mit einigen schmalen Zacken vom Nasenrücken und am medialen Augenwinkel, mit einer breiten Zacke von der Haut der Augenbraue. Diese letzteren Ursprünge verflechten sich mit den Zügen des M. orbicularis oculi, einige Bündel der Augenwinkelzacke biegen in den Verlauf dieses Muskels ab. Die aus diesen Ursprüngen entstehende Muskelplatte endet in der Gegend des Stirnhöckers mit auf-

---

[1] M. occipito-frontalis.
[2] M. frontalis.

wärts konvexem Rand in der Galea. Bündel der Nasenzacke durchkreuzen sich auf der Stirn in der Mittellinie, Bündel der Augenwinkelzacke enden schon frühzeitig am medialen Ende der Braue.

Die Nasenursprünge, welche von manchen Autoren, vielleicht mit Recht, als besonderer Muskel angeführt werden, nennt man, besonders wenn sie weit nach unten reichen, M. procerus [1] (*36*).

Wirkung. Legt die Stirnhaut in Querfalten und hebt die Augenbraue. Bei sehr starker Ausbildung der Nasenursprünge sieht man sogar, daß sie die Nasenspitze zu heben vermögen.

Hinterhauptsmuskel, M. epicranius occipitalis [2] (*35*).

Entspringt breit von der obersten Nackenlinie des Hinterhauptsbeines und steigt schräg seitwärts auf. Etwa in der Höhe des oberen Randes des Ohres endet er mit einer unregelmäßigen Grenzlinie in glänzenden Sehnenfasern, welche in der Galea oft weit nach dem Scheitel hinauf nachweisbar sind.

Wirkung. Zieht die Galea nach hinten.

Varietäten. Einerseits wurde ein Fehlen beider Teile des M. epicranius beobachtet, andererseits können sie sich sowohl in die Breite, wie in die Höhe stärker ausdehnen, wie gewöhnlich. Sie können sich in mehrere Portionen trennen.

2. Muskeln der Ohrgegend.

Dieselben greifen in das Gebiet des Epicranius ein, indem sie sich an der Galea festsetzen. Sie sind auch durch ihre Entwickelung sehr nahe mit ihm verwandt (Futamura 1906). Sie stellen ihrer Verlaufsweise nach einen Dilatator der Ohröffnung dar; da diese aber starr ist und nicht durch Muskeln erweitert werden kann, so können die kleinen Muskeln nur in der Art wirken, daß sie die Ohrmuschel im ganzen bewegen. Sind schon diese Muskeln zum Teil schwach ausgebildet, so sind die Schließmuskeln ganz rudimentär geworden. Sie werden bei der Betrachtung der Ohrmuschel besprochen werden.

Vorderer Ohrmuskel, M. auricularis anterior [3] (*35, 36*).

Eine schmale und sehr dünne, oft nur schwer nachzuweisende Lage, welche von der Fascia temporalis aus zum vorderen Rand des knöchernen und der vorderen Wand des knorpeligen Gehörganges schräg ab- und rückwärts verläuft. Bei sehr starker Ausbildung schließen sich die untersten Bündel dieses Muskels an die obersten des Platysma an oder es fließen die am weitesten nach vorn gehenden mit dem M. frontalis zusammen. Bei schwacher Ausbildung erreicht er seine Insertion am Ohr überhaupt nicht.

Oberer Ohrmuskel, M. auricularis superior [4] (*35*).

Entspringt breit mit konvexem Rand aus der Galea und setzt sich mit konvergierenden Fasern an die mediale Fläche des Ohrknorpels und die Spina helicis. Auch er erreicht die Ohrmuschel keineswegs ausnahmslos.

Hinterer Ohrmuskel, M. auricularis posterior [5] (*35*).

Ein starkes, aber kurzes Bündel oder mehrere, welche auf dem Warzenfortsatz von der Sehne des M. sternocleidomastoideus entspringen und gerade vorwärts zur konvexen medialen Fläche der Ohrmuschel ziehen.

---

[1]) Depressor glabellae (H. Virchow).
[2]) M. occipitalis.
[3]) M. epicranius temporalis, M. attrahens s. protrahens auriculae.
[4]) M. epicranius auricul. sup., M. attolens auriculae.
[5]) M. epicranius auric. post., M. retrahens auriculae.

Querer Nackenmuskel, M. transversus nuchae [1] (*35*).

Er besteht aus Bündeln, welche quer über die Sehne des Kopfwenders hinweglaufen. Einerseits inseriert er entweder in der Haut, oder er geht an den M. auricularis posterior unmittelbar angeschlossen, ans Ohr, oder er biegt in die Sehne des M. sternocleidomastoideus um; andererseits sitzt er am Schädel in der Gegend der obersten Nackenlinie fest, welche er oberhalb oder unterhalb des M. trapezius erreicht. Man hat es in ihm zweifellos mit einem Hautmuskel des Kopfes zu tun, der jedoch das eine Mal in näherer Beziehung zum M. auricularis posterior, das andere Mal zum M. epicranius occipitalis steht. Er fehlt häufig oder ist durch einen Sehnenstreifen ersetzt.

3. Muskeln der Augengegend.

Ringmuskel des Auges, M. orbicularis oculi [2] (*36, 37, 43*).

Er bildet eine kreisförmige, platte Muskellage, welche größtenteils sehr dünn und von besonders heller Farbe ist und zwar werden seine Bündel um so blasser, je näher an der Lidspalte sie liegen. Er übertrifft den Umkreis der knöchernen Augenhöhle an Breite. Man kann nach Ursprung, Lage und Insertion drei verschiedene Abteilungen unterscheiden, Pars palpebralis, Pars lacrimalis und Pars orbitalis. Dazu kommen noch Ausstrahlungen vom lateralen und vom medialen Umfang nach oben und nach unten, welche nach außen abbiegen, um sich mit den benachbarten Muskeln zu vereinigen oder sich an die Haut anzusetzen. Von ihnen wird nur der obere mediale Zipfel mit besonderem Namen als Corrugator supercilii bezeichnet. Derselbe wird auch vielfach als besonderer Muskel beschrieben.

Pars palpebralis. Entspringt am Ligamentum palpebrale mediale, einem Sehnenbogen, welcher sich von der Crista lacrimalis anterior zur posterior über die Tränenfurche hinspannt und mit dem Tränensack verwachsen ist. Von ihm aus gehen die Fasern einerseits über das obere, andererseits über das untere Lid bis zum lateralen Augenwinkel. Dort inserieren sie sich in einer Art sehniger Inskription, Raphe palpebralis lateralis, welche sich vom Augenwinkel zum lateralen Augenhöhlenrand erstreckt. Die Muskeln decken die Lider bis in die Nähe der Lidränder.

Pars lacrimalis [3]). Die tiefe Schicht des Lidmuskels. Entspringt von der Crista lacrimalis posterior. In ihrem Verlauf halten sich ihre Fasern so dicht wie möglich an den freien Lidrand, wo sie sich zwischen den Haarbälgen und den Enden der Tarsaldrüsen durchwinden [4]). Eine Anzahl von ihnen umgibt die Tränenröhrchen mantelartig und drückt beim Lidschlag ihren Inhalt in den Tränensack aus.

Pars orbitalis. Schließt sich ohne Grenze an die Pars palpebralis an; er umkreist diese in Form einer platten Schlinge, welche vom Lidrand, von der Glabella und vom medialen Rand der Orbita entspringt und wieder am Lidrand, am Tränensack und dem unteren Augenlidrand endigt. Die Fasern umkreisen den äußeren Augenwinkel ohne Unterbrechung und es ist der dort liegende Teil der Schlinge durch straffes Bindegewebe an die Fascia temporalis angeheftet. Die Ursprünge oberhalb des Lidrandes liegen in zwei Schichten, die aus den tieferen Ursprüngen hervorgehenden Bündel verflechten sich mit den Ursprüngen des M. frontalis. Sie breiten sich

---

[1]) M. transversalis nuchae.
[2]) M. sphincter palpebrarum.
[3]) M. Horneri. M. sacci lacrimalis.
[4]) M. ciliaris Riolani.

fächerförmig aus, wobei die aufsteigenden Fasern im Kopf der Braue, die horizontalen weiter lateral in der Haut der Augenbraue als M. corrugator supercilii (37) enden. Vom lateralen Umfang der Pars orbitalis lösen sich Bündel aus dem Kreisverlauf, welche zum lateralen Ende der Augenbraue emporsteigen.

Auch vom unteren Teil der Pars orbitalis brechen Bündel aus dem Kreisverlauf aus, sowohl von der Insertion unter dem Lidrand wie auch vom lateralen Umfang des Muskels, sie enden konvergierend in der Haut der Wange[1]).

Wirkung. Isolierte Wirkung der Pars palpebralis schließt die Lider, wie im Schlaf; isolierte Wirkung der Pars orbitalis runzelt die Haut in der Umgebung der Lider, wie beim starken Geblendetsein, etwa durch eine sonnenbeschienene Schnee- oder Wasserfläche. Eine Zusammenziehung des gesamten Muskels bewirkt krampfhaften Schluß der Lider.

Varietäten des M. orbicularis oculi sind zahllos. Vor allem muß hervorgehoben werden, daß die Ausbildung des Muskels schwankt, daß er oft auch sehr schwach sein kann. Besonders variabel sind die letztgenannten in der Wangenhaut endigenden Bündel. Verbindungen mit den zunächst liegenden Gesichtsmuskeln, besonders mit dem M. frontalis werden oft beobachtet.

4. Muskeln der Nasen- und Mundgegend.

Nasenmuskel, M. nasalis (36).

Entspringt zwischen den Bündeln des M. incisivus an den Juga alveolaria des zweiten Schneidezahnes und des Eckzahnes, gedeckt vom M. quadratus labii superioris. Mit einem medialen Teil (Pars alaris)[2]) verbreitet er sich in der Umgebung des Nasenloches, an Scheidewand[3]) und Nasenflügel, mit einem lateralen (Pars transversa)[4]), steigt er nach dem Nasenrücken auf, wo er, fächerförmig ausstrahlend, in eine Aponeurose übergeht, durch welche er sich mit dem Muskel der Gegenseite vereinigt. Von oben her heftet sich der N. procerus an diese Aponeurose an.

Wirkung. Senkt die Nasenspitze; die Pars alaris bewegt den Nasenflügel medianwärts.

Jochbeinmuskel, M. zygomaticus[5]) (36).

Platt cylindrisch entspringt er kurzsehnig nächst der Sutura zygomatico-temporalis vom oberen Rand des Jochbogens und inseriert schräg absteigend am Mundwinkel mit zwei Zacken, zwischen welchen die Vasa labialia superiora verlaufen. Er deckt den Fettpfropf der Wange.

Wirkung. Hebt den Mundwinkel nach oben und lateralwärts.

Lachmuskel, M. risorius[6]) (36).

Zarte, zuweilen kaum nachweisbare, transversale Bündel, welche aus der Fascia parotidea entspringen. Sie bedecken die Ausstrahlung des Platysma faciei und kreuzen sie spitzwinkelig. Nach dem Mundwinkel hin konvergieren sie und verbinden sich an demselben mit der Insertion des M. triangularis, so daß sie sich wie ein querer Kopf desselben verhalten. Seitliche Hautinsertionen können Wangengrübchen verursachen (M.-H.).

Wirkung. Zieht den Mundwinkel seitwärts.

---

[1]) Pars malaris, Henle.
[2]) Depressor alae nasi.
[3]) Depressor septi mobilis. Er wird von manchen Seiten beim M. orbicularis oris aufgeführt.
[4]) Compressor s. triangularis nasi.
[5]) M. zygomaticus major.
[6]) M. risorius Santorini.

Dreieckiger Mundmuskel, M. triangularis [1] (*36, 37*).

Ein platt dreiseitiger Muskel, welcher vom unteren Rand des Unterkiefers zwischen den Insertionen des Platysma bis in die Gegend der hinteren Backenzähne breit entspringt und straff an die Unterlage angeheftet in einem flachen, lateralwärts gerichteten Bogen zum Mundwinkel aufsteigt. Von den vordersten Bündeln der beiden gleichnamigen Muskeln vereinigen sich einige schleifenförmig unter dem Kinn (M. transversus menti). Ihre Verbindung mit der Haut verhindert eine stärkere Fettansammlung an dieser Stelle. Das Fett kann erst hinter ihr als Doppelkinn zu ungehinderter Ausbildung kommen.

Wirkung. Senkt den Mundwinkel.

Von oben und unten her kommen in wesentlich vertikalem Verlauf Muskeln, welche nicht, wie Zygomaticus, Risorius und Triangularis, an den Mundwinkel, sondern an die breite Fläche der Ober- und Unterlippe gehen.

Viereckiger Muskel der Oberlippe, M. quadratus labii superioris (*36, 37, 44*).

Er besteht aus drei am Ursprung mehr oder minder deutlich gesonderten, abwärts übereinander greifenden Zacken. Ein Caput angulare [2] entspringt in nächster Nähe der Ursprungszacke des M. frontalis vom Stirnfortsatz des Oberkiefers; ein Caput infraorbitale [3] entspringt gedeckt vom M. orbicularis oculi am Infraorbitalrande; ein Caput zygomaticum [4] ist ein schmaler und platter Muskel und entsteht auf der Höhe des Tuber zygomaticum. Das Caput angulare endet regelmäßig mit einem Teile seiner Fasern in der Haut des Nasenflügels, doch kann auch das Caput zygomaticum sich bis zum Nasenflügel erstrecken. Im übrigen konvergieren die Bündel der drei Köpfe und verflechten sich beim Eintritt in die Lippe. Der Muskel bedeckt den M. caninus und das Geflecht des N. infraorbitalis.

Wirkung. Hebt die Oberlippe und den Nasenflügel.

Die Vereinigung der drei Köpfe zu einem Muskel wird nicht von allen Seiten gebilligt.

Viereckiger Muskel der Unterlippe, M. quadratus labii inferioris [5] (*36, 37, 44*).

Eine durch Insertion am unteren Rand des Unterkiefers unterbrochene Fortsetzung des Platysma, welche mit schräg medianwärts aufsteigenden Fasern die ganze Breite der Unterlippe einnimmt. Soweit der M. triangularis reicht, ist der Quadratus von demselben bedeckt und fest mit ihm verbunden. Er deckt das Foramen mentale und die aus demselben austretenden Gefäße und Nerven. Seitlich schließt er sich ohne Grenze an die in das Gesicht aufsteigenden Fasern des Platysma (M. subcutaneus faciei S. 45) an.

Wirkung. Senkt die Unterlippe und zieht sie lateralwärts.

Kinnmuskel, M. mentalis [6] (*36, 37, 41*).

Er entspringt beiderseits dicht unter dem M. incisivus labii inferior vom Unterkiefer. Seine Fasern laufen abwärts und vorwärts, um in der Haut des Kinnes zu endigen. Die medialsten Fasern kreuzen sich in der Mittellinie auf einem Binde-

---

[1] M. triangularis menti, M. depressor anguli oris.
[2] M. levator communis labii superioris alaeque nasi.
[3] M. levator labii superioris proprius.
[4] M. zygomaticus minor.
[5] M. quadratus menti. M. depressor labii inferioris.
[6] M. levator menti.

gewebswulst, welcher hier als Unterlage dient. Diese letzteren Fasern erzeugen das Grübchen im Kinn (M.-H.).

Wirkung. Hebt das Kinn und die Unterlippe wie beim Schmollen.

Zwischen dem erwähnten Bindegewebswulst und dem Knochen kommt zuweilen ein Schleimbeutel vor, Bursa praementalis, welcher deshalb Beachtung verdient, weil er entarten kann.

Eckzahnmuskel, M. caninus [1] (36, 37).

Der tiefen Schichte der Gesichtsmuskeln zugehörig, in naher genetischer Beziehung zum M. triangularis stehend, liegt er unter dem M. quadratus labii superioris, von dem er durch Gefäße, Nerven und Fett getrennt ist. Er entspringt kurzsehnig und glatt aus der Fossa canina des Oberkiefers unter dem Foramen infraorbitale und endet, lateralwärts absteigend, in der Haut des Mundwinkels. Er wird fast beständig verstärkt durch ein schmales, vom Stirnfortsatz des Oberkiefers stammendes Bündel. Bei der Präparation wird sein unteres, lateral gerichtetes Ende zwischen Quadratus und Zygomaticus sichtbar.

Wirkung. Zieht den Mundwinkel aufwärts.

Backenmuskel, M. buccinator (37, 38, 39).

Wird zu einem guten Teile von den oberflächlich gelegenen Muskeln verdeckt. Er nimmt seinen Ursprung in einer hufeisenförmigen Linie, von der Gegend der hinteren Backzähne des Ober- und Unterkiefers (am Unterkiefer von der Crista buccinatoria) und zwischen beiden Kiefern von der Raphe pterygomandibularis (39), in welcher die Fasern des Buccinator mit den Fasern des M. constrictor pharyngis superior des obersten Ringmuskels des Schlundes zusammenhängen. Dieselbe erstreckt sich vom Hamulus pterygoideus zur Linea mylohyoidea. Durch Verflechtung der Bündel, die den Ausführungsgang der Gl. parotis zwischen sich fassen, gelangen die vom Unterkiefer entspringenden teilweise an den oberen Rand, die vom Oberkiefer entspringenden an den unteren Rand des Muskels und setzen sich so, gekreuzt, in die Lippen fort. Ein kleiner Teil der Fasern endet in der Schleimhaut des Mundwinkels und am Alveolarrand des Unterkiefers, ein anderer schon früher in der Schleimhaut der Wange.

Es sei nochmals daran erinnert, daß sein hinterer Teil von der Fascia buccopharyngea bedeckt wird (S. 54) und daß auf ihm der Fettpfropf der Wange (S. 54) liegt.

Wirkung. Treibt die Luft aus den geblähten Backen aus, wie beim Trompetenblasen. Ist der Muskel gelähmt, dann schlottert die Wange und die Schleimhaut kann beim Kauen leicht zwischen die Zähne geraten und schwere Verletzungen erleiden.

Kreismuskel des Mundes, M. orbicularis oris [2] (36, 37, 44).

Wenn auch der Muskel aus selbständiger Anlage entsteht (S. 53), so sind ihm doch in fertigem Zustand so viele fremde Elemente beigemischt, daß er im wesentlichen von den Ausstrahlungen des M. caninus, triangularis und buccinator gebildet wird. Die von den beiden ersten Muskeln stammenden Bündel kreuzen die Mittellinie und enden dann in der Haut. Die dem letzteren entstammenden Bündel biegen aus dem Kreisverlauf nicht ab und enden nicht in der Haut. Zu diesen Fasern kommen noch solche, welche vom Knochen dicht über, resp. unter dem Alveolarrand beider Kiefer, in der Gegend zwischen dem ersten Schneidezahn und Eckzahn entspringen, Mm.

---

[1] M. levator angulioris.
[2] Sphincter oris.

incisivi labii superioris und inferioris[1] (*41*). Sie wenden sich lateralwärts, um sich früher oder später im Kreismuskel zu verlieren. Die M. incisivi labii superioris reihen sich mit ihren Ursprüngen denen des M. nasalis unmittelbar an, die Mm. incisivi labii inf. denen des M. mentalis.

Die Lippen enthalten an ihrem Rand auch sagittal verlaufende, von der Haut zur Schleimhaut ziehende Fasern, welche jedoch nur mikroskopisch nachzuweisen sind.

Wirkung. Schließt die Mundöffnung und hält die Lippen gespannt. Die Mm. incisivi spitzen die Lippen, wie beim Küssen.

Die **Wirkung der Gesichtsmuskeln** im ganzen ist eine überaus komplizierte. Sie beschränkt sich, wie gesagt, nicht darauf, die Öffnungen, um welche sie sich gruppieren, einfach zu verengern oder zu erweitern, sondern hat außerdem noch die so fein nuancierten Verschiebungen und Faltungen der Haut auszuführen, welche man als Mienenspiel bezeichnet. Die von den einzelnen Muskeln kurz erwähnte Tätigkeit erschöpft dabei die Möglichkeiten bei weitem nicht, sie können vielmehr erheblich feiner arbeiten, indem einzelne Teile der anatomischen Muskelindividuen selbständig bewegt werden. Entstehen bei den Verschiebungen auch Falten der Haut, dann bilden sich dieselben stets im rechten Winkel zum Verlauf der sich kontrahierenden Muskelfasern, so z. B. Querfalten der Stirne bei Kontraktion des M. frontalis, eine tiefe Längsfalte über der Nase bei Kontraktion der in der Braue endenden Bündel. Einige Furchen bedeuten Grenzlinien von Muskelgebieten und zwar die Wangenlidfurche, die Nasolabialfurche, die Mentolabialfurche. Werden gewisse Muskeln gewohnheitsmäßig immer und immer wieder in Tätigkeit gesetzt, dann bleiben die durch sie erzeugten Falten in der in späteren Lebensjahren rigiden Haut mehr oder weniger deutlich bestehen, wodurch sich ein bestimmter Ausdruck ausprägt, der der Heiterkeit, des Ernstes, des Trotzes usw. Besonders kräftige Hautinsertionen rufen bei entsprechenden Bewegungen grübchenförmige Einziehungen der Haut hervor und zwar in der Wange und am Kinn. Die Wangengrübchen stehen nicht bei allen Leuten an der gleichen Stelle, sie werden auch nicht stets von den gleichen Muskelbündeln hervorgerufen.

Motorische Innervation. Es sei wiederholt, daß sämtliche Hautmuskeln des Kopfes vom N. facialis versorgt werden.

Varietäten. Die Ausbildung, der Verlauf, die gegenseitigen Verbindungen und die Hautinsertionen der Gesichtsmuskeln sind im Einzelfall ganz außerordentlich verschieden und diese Verschiedenheiten sind es gerade, welche Bildung und Ausdruck des Gesichtes so bedeutend beeinflussen. Sie erklären sich aus der Entwickelung. In der ersten Zeit bilden die Ausbreitungen des Platysma große ununterbrochene Platten über den ganzen Kopf hin (**Futamura**) und es kommt nun darauf an, wie weit sie sich später zurückbilden; bei dem einen Menschen ist dann das Gesicht von einer dicken Muskelplatte überzogen, in welcher kaum Lücken nachzuweisen sind, bei einem anderen wieder sind die Bündel schwach, farblos und ganz mit Fett durchsetzt.

Praktische Bemerkungen. Wegen der einheitlichen Nervenversorgung der besprochenen Muskeln betrifft eine Lähmung derselben sie fast regelmäßig in ihrer Gesamtheit. Es entsteht eine Asymmetrie beider Gesichtshälften, welche schon in der Ruhe, noch mehr aber bei Bewegungen, besonders beim Lachen hervortritt. Die Querfalten der Stirne sind nur auf der gesunden Seite ausgeprägt, das Auge steht weit geöffnet, die Nase weicht nach der gesunden Seite ab, die Nasolabialfurche ist auf der kranken Seite verstrichen und der Mund nach der gesunden hin verzogen (**Oppenheim** 1908).

β) Kaumuskeln.

Sie gehen von einer gemeinsamen Anlage am oberen Ende des Unterkiefers aus und zwar entwickelt sich nach oben hin der M. temporalis, nach unten und an die laterale Seite des Unterkiefers der M. masseter, nach unten und an die mediale Seite derselben die Mm. pterygoidei. Temporalis und Masseter bleiben zeitlebens in naher Verbindung, die beiden Pterygoidei werden ganz selbständig.

Die Fascien für die Kaumuskeln gehören ihnen nicht eigentümlich zu, sie werden von anderer Seite geliefert. Der Masseter erhält einen Überzug, der sich

---

[1] Die Mm. incisivi werden von einigen Autoren als besondere Muskeln beschrieben.

von der fibrösen Kapsel der Gland. parotis nach vorn fortsetzt, Fascia parotideo-masseterica. Die von ihr ausgehenden Blätter biegen um den vorderen Rand des Muskels nach innen um und hängen mit dem dünnen Überzug der Mm. pterygoidei zusammen. In diesen ist das Lig. stylomandibulare (2. Abt. S. 86) eingewebt. Der M. temporalis spaltet bei seinem Emporwachsen das Periost der Temporalgrube in der Art, daß der eine Teil als Periost dem Schädel angeheftet bleibt, während der andere sich von der Linea temporalis inferior aus zum Jochbogen als Fascia temporalis hinspannt (42). Oben ist sie rein fibrös, zwei Finger breit oberhalb des Jochbogens aber spaltet sie sich in zwei oder mehrere Lamellen, welche Fett zwischen sich nehmen und welche sich an dem oberen und inneren Jochbogenrand wieder ver-einigen.

Kaumuskel, M. masseter (37)[1].

Ein vierseitiger platter Muskel. Entspringt am unteren Rande des Jochbogens und endet an der äußeren Fläche des Unterkieferastes. Er besteht aus zwei Schichten, die äußere entspringt mit einer kräftigen Sehne und setzt sich mit schräg rückwärts verlaufenden Fasern in der Gegend des Unterkieferwinkels an. Die innere Schichte liegt in ihrem hinteren Teil frei, zieht mit ihren Fasern steil abwärts und heftet sich oberhalb der äußeren Portion, von ihr gedeckt, an den Körper des Unterkiefers, sowie aufwärts an dessen Ast. Zwischen beiden Schichten kann man von hinten her in eine Art Tasche eindringen, welche jedoch nach vorne geschlossen ist, da dort die Schichten zusammenfließen.

Den größten Teil der freien Oberfläche des M. masseter bedeckt die Gland. parotis.

Schläfenmuskel, M. temporalis[2] (38).

Entspringt von der ganzen Fläche des Planum und der Fossa temporalis, mit Ausnahme der lateralen Wand der Augenhöhle, von der Innenseite der Fascia tem-poralis und vom Jochbogen, wo die Ursprünge mit denen des M. masseter zusammen-hängen. Die Fasern des Muskels konvergieren gegen die untere Öffnung der Fossa temporalis und vereinigen sich in einer platten, kräftigen Sehne, welche den Processus coronoideus des Unterkiefers umfaßt. Von vorn und unten her dringt das Ende des Corpus adiposum malae bis in den M. temporalis vor und schiebt sich zwischen die oberflächliche und tiefe Schichte des Muskels ein.

Äußerer Flügelmuskel, M. pterygoideus externus (39).

Er besitzt zwei Köpfe, von welchen der untere stärkere an der lateralen Platte des Gaumenflügels entspringt, der obere schwächere an der Crista infratemporalis, wo er mit den letzten Ursprüngen des M. temporalis zusammenstößt. Beide vereinigen sich in einer Sehne, die sich unter dem Gelenkkopf des Unterkiefers in einer Grube der Vorderfläche des Processus condyloideus inseriert. Einige Sehnenfasern ge-langen auch an den vorderen Rand des Discus articularis. Der Verlauf des Muskels ist annähernd horizontal, zugleich auch schief lateral nach hinten gerichtet. Zwischen den beiden Köpfen findet sich ein Venengeflecht.

Innerer Flügelmuskel, M. pterygoideus internus (39, 40).

Er entspringt mit zwei fleischigen Platten von den einander zugekehrten Wänden der Fossa pterygoidea in ihrer ganzen Ausdehnung; er nimmt außerdem noch sehnige Ursprünge vom unteren Rand dieser Grube und vom Oberkieferbein mit. Er ver-

---

[1] μασσάομαι, kauen.
[2] M. crotaphites.

läuft schräg abwärts, rückwärts und seitwärts zum Winkel des Unterkiefers, an dessen innerer Fläche er sich in derselben Ausdehnung ansetzt, wie der M. masseter an der äußeren.

Motorische Innervation sämtlicher Kaumuskeln vom dritten Ast des N. trigeminus. Wirkung. Die Hebung des Unterkiefers besorgen M. temporalis, masseter und pterygoideus internus. Das Vorwärtsschieben des Unterkiefers liegt besonders dem M. pterygoideus externus ob, doch beteiligen sich an demselben auch M. pterygoideus externus und äußerer Teil des M. masseter. Die Senkung wird außer durch die Schwere des Unterkiefers selbst, durch die oberen Zungenbeinmuskeln bewirkt. Das Rückwärtsziehen wird durch die hinteren Teile des M. temporalis und den inneren Teil des M. masseter bewirkt. Bei allen diesen Bewegungen wirken die Muskeln beider Seiten zusammen; wirken die vereinigten M. pterygoidei einer Seite miteinander, dann bringen sie die mahlende Seitwärtsbewegung hervor, welche in einer Rotation des Unterkiefers um einen der beiden Gelenkköpfe besteht. Es könnte auffallen, daß die Antagonisten der sehr starken Hebemuskeln, die Zungenbeinmuskeln verhältnismäßig schwach sind, doch erklärt sich die Sache dadurch, daß sie, wie erwähnt, durch die eigene Schwere des Unterkiefers in ihrer Tätigkeit auf das wirksamste unterstützt werden.

Varietäten sind geringfügig; sie bestehen hauptsächlich darin, daß sich die Teile des Masseter und Pterygoideus internus stärker voneinander sondern, als man es normalerweise zu finden pflegt; die aneinander grenzenden Teile der Muskeln können sich verbinden.

II. Muskeln der Extremitäten.

Die Extremitätenmuskeln, welche Abkömmlinge der ventralen Seitenrumpfmuskulatur sind, schließen sich in ihren Formen auf das engste an diejenigen des Skeletes an. Wie bei den Teilen dieses letzteren überwiegt auch bei ihnen die langgestreckte Form und lange schlanke Sehnen sind bei ihnen häufig. Diese umgeben besonders das Ellenbogengelenk (Kniegelenk) und das Handgelenk (Knöchelgelenk), wodurch diese Gegenden weit schlanker erscheinen, als die proximal von ihnen liegenden Abschnitte, an welchen sich die Bereiche der zugehörigen Muskeln befinden. Die verschiedene Funktion: der oberen Extremität als Greiforgan, der unteren als Stützorgan tritt in der Muskulatur fast noch deutlicher hervor, als im Skelet. Besonders ist es der Gürtel, welcher an der oberen Extremität durch zahlreiche Muskeln bewegt wird, während er an der unteren Extremität, wo er starr mit der Wirbelsäule verbunden ist, der Muskeln überhaupt entbehrt. Die Ausbildung der Muskeln im einzelnen richtet sich in erster Linie nach der Form, Ausbildung und Funktion der von ihnen bewegten Gelenke, so daß die beiden Extremitäten das eine Mal die größte Übereinstimmung, das andere Mal beträchtliche Verschiedenheit zeigen können. Auch die Raumverhältnisse des Skeletes, der Verlauf der Nerven und Gefäße und anderes mehr übt seinen Einfluß aus.

1. Obere Extremität.

a) Muskeln an der Schulter.

Die der Schultergegend angehörigen Muskeln sind im wesentlichen dazu bestimmt, das Schultergelenk zu bewegen, während der Gürtel der Extremität von Muskeln bewegt wird, welche schon bei denen der Brust, des Rückens und des Halses beschrieben wurden. Alle diese Systeme begegnen sich an der Schulter und stehen in nächster topographischer Beziehung zueinander. Auch die Insertionen der von Brust und Rücken kommenden Adduktoren des Armes spielen mit hinein.

Die Fascie der Schultergegend (*17, 18*) ist im Anschluß an die verschiedene Bedeutung der in ihr vereinigten Muskeln keine einheitliche. Der M. deltoideus wird von einem dünnen Blatt bekleidet, welches sich von der Oberfläche des M. pectoralis major auf ihn fortsetzt, proximal sich an das Schlüsselbein und die Spina scapulae anheftet und distal dem Muskel bis zu seinem Ansatz am Armbein folgt. Die Achselhöhle wird von Blättern ausgekleidet, welche sich von den umgebenden Muskeln herleiten. Die vordere, vom M. pectoralis major gebildete Wand wird von dem Blatt bekleidet, welches die Rückseite dieses Muskels überzieht; mit ihm vereinigt sich die Fascia coracoclavicularis. Die hintere, vom M. latissimus dorsi und teres major gebildete Wand überkleidet ein Blatt, welches sich vom Rand des Schulterblattes bis zum Oberarm erstreckt. Die mediale, von dem auf dem Brustkorb liegenden M. serratus anterior gebildete Wand ist von einer dünnen Fascie überzogen, die laterale, vom M. coracobrachialis und kurzem Kopf des M. biceps gebildete Wand besitzt eine deutliche Fascie nicht. Die Kuppel der Achselhöhle endlich wird von einer oberflächlichen Fascie ausgekleidet, welche sich von den Wänden her fortsetzt, und welche durch Fetträubchen, Lymphdrüsen, kleinere Gefäße und Nerven vielfach durchbrochen ist. Unter ihr in der Tiefe findet man oft, nicht immer, zwischen Pectoralis major und Latissimus dorsi eine aponeurotische Brücke, den S. 13 erwähnten Langerschen Achselbogen, welcher als Rest eines muskulösen Bogens anzusehen ist. Sie besitzt einen freien, nach dem Arm zu konkaven Rand, unter welchem der Gefäß- und Nervenstrang des Armes hervortritt (Heiderich 1906).

Die Muskeln, welche auf den breiten Flächen des Schulterblattes liegen, sind von kräftigen aponeurotischen Blättern bekleidet.

Deltamuskel, M. deltoideus (*19. 25*).

Entspringt dem Ansatz des M. trapezius gegenüber in kontinuierlicher Linie vom lateralen Drittel des Schlüsselbeins, vom äußeren Rand des Acromion. vom unteren Rand der Spina scapulae und von der Fascia infraspinata mit einer kurzen, zackig endenden Sehne. Seine Bündel schichten sich in ihrem Verlauf übereinander und heften sich mit einer sehr kräftigen, aber auf der dem Knochen zugekehrten Seite gelegenen Sehne an die Tuberositas deltoidea des Armbeines an, welche in der Fortsetzung der Crista tuberculi majoris bis zur Mitte des Humerus herabreicht. Der Muskel zerfällt in drei Teile, welche vergleichend-anatomisch auf ebensoviele verschiedene Muskeln zurückzuführen sind (v. Saar 1903). Sie unterscheiden sich durch die Verlaufsrichtung ihrer Bündel voneinander. Der vordere und der hintere Teil ist parallelfaserig, der größte Teil zwischen ihnen, welcher vom Acromion entspringt, besteht aus Bündeln, welche in spitzen Winkeln nach Sehnenblättern konvergieren, die sich von der Hauptsehne aus an der dem Knochen zugewandten Seite in die Höhe ziehen. Bemerkenswert ist die grobfaserige Beschaffenheit des Muskels, welche dadurch entsteht, daß die ihn überziehende Fascie zwischen seinen Bündeln Blätter in die Tiefe schickt.

In der Mitte seines Verlaufes ist die Masse des Muskels am dicksten, er erscheint aber noch dicker als er ist, da er sich schalenförmig auf den Humeruskopf legt und von ihm unterstützt wird. Über das Tuberculum majus des Armbeines gleitet er mit Hilfe eines großen Schleimbeutels, Bursa subdeltoidea (*52*). Sein vorderer Rand wird durch die erwähnte (S. 38) Furche vom M. pectoralis major geschieden. Sein hinterer Rand zieht über die Fascia infraspinata herab.

Am Lebenden ist der Deltamuskel seiner oberflächlichen Lage wegen überaus deutlich zu sehen. An einer kraftvollen Schulter erkennt man besonders am kontrahierten Muskel die zackige Ursprungssehne und die durch Furchen abgegrenzten drei Teile sehr gut, auch seine vordere Grenze ist deutlich, weniger die hintere.

Motorische Innervation vom N. axillaris aus dem Plexus brachialis (Wurzelbezug: Cerv. V, VI).

Wirkung. Der Mittelteil hebt den Oberarm in der Frontalebene bis zur Horizontalen, der vordere und hintere Teil bewegen den gehobenen Arm vor- und rückwärts, vielleicht wirken diese Teile auch adduktorisch.

Varietäten. Einer der drei Teile fehlt; dieselben sind durch Spalten voneinander getrennt. Überzählige Bündel von verschiedenen Teilen des Schulterblattes und der Fascia infraspinata. Er kann sich verbinden mit Pectoralis major, Trapezius, Brachialis, Brachioradialis, Infraspinatus.

Praktische Bemerkungen. Die groben Bündel des Muskels sind vielfach mit Fett durchwachsen, was zu intramuskulären Lipomen Veranlassung geben kann. Die Bursa subdeltoidea kann hydropisch werden; sie bildet dann eine rundliche Anschwellung. Da der Deltamuskel der einzige Heber des Oberarmes ist, verhindert seine Lähmung die für den Gebrauch des Armes so notwendige Bewegung. Man vermeidet deshalb auch bei Resektionen des Schultergelenkes, soviel wie irgend möglich, eine Schädigung des motorischen Nerven. Bei Luxationen des Schultergelenkes verläßt der Humeruskopf seine Stelle unter dem Deltoideus, dieser büßt dadurch seine Rundung ein und die Schultergegend erscheint eckig, was bei einer Vergleichung mit der gesunden Seite sogleich auffällt.

Obergrätenmuskel, M. supraspinatus (50).

Entspringt in der Fossa supraspinata und vom hinteren Teil der ihn deckenden kräftigen Aponeurose. Seine Endsehne ist im Inneren des Muskels verborgen, sie wird erst in der Nähe des Schultergelenkes frei. Sie geht zwischen dem Acromioclaviculargelenk und dem Lig. coracoclaviculare, dann unter dem Lig. coraco-acromiale durch. Zuletzt liegt sie auf der Kapsel, mit welcher sie verwächst und gelangt schließlich zur vordersten Facette des Tuberculum majus humeri. Der Muskel ist vom Trapezius vollständig gedeckt.

Untergrätenmuskel, M. infraspinatus (50).

Er füllt die Tasche, welche vom Körper des Schulterblattes, der Spina und der Fascie gebildet wird, vollständig aus. Er entspringt von dem medialen Teil der Fossa und der deckenden Aponeurose (49) und wird durch zwei oberflächlich liegende Portionen verstärkt, von welchen die obere vom Rande des Schulterkammes, die untere vom lateralen Rand des Schulterblattes und den angrenzenden Teilen der Aponeurose entspringt. Sie konvergieren spitzwinkelig und legen sich über die vom Hauptteil aus entstehende Sehne. Diese ist abgeplattet. In ihrem Verlauf wird sie teilweise vom Acromion gedeckt, gelangt dann auf die Kapsel, mit welcher sie verwächst und setzt sich an die mittlere Facette des Tuberculum majus an. Der Muskel mit seiner Aponeurose wird medial vom Trapezius, lateral vom Deltoideus und unten vom Latissimus dorsi auf eine kurze Strecke gedeckt, in ihrem größten Teil liegt sie frei unter der Haut, weshalb sich auch der Schwund des gelähmten Muskels deutlich kenntlich macht. Zwischen Sehne und Kapsel kann ein Schleimbeutel, Bursa m. infraspinati, vorkommen.

Motorische Innervation des M. supra- und infraspinatus. Vom N. suprascapularis gehören die für den Supraspinatus bestimmten Fasern dem fünften, die des Infraspinatus dem fünften und sechsten Cervikalnerven an (Wichmann 1900).

Kleiner, runder Armmuskel, M. teres minor (50).

Die Aponeurose, welche sich vom M. infraspinatus über ihn hinweg erstreckt, sendet in die enge Spalte zwischen beiden Muskeln ein Blatt bis zum Knochen in die Tiefe, wodurch eine röhrige Tasche entsteht, welche der M. teres minor ausfüllt. Er entspringt fleischig von der dorsalen Lippe des lateralen Schulterblattrandes und vom angrenzenden Teil der Aponeurose bis hinauf zum Ursprung des langen Tricepskopfes. Seine Insertionssehne verwächst, wie die der beiden Grätenmuskeln, mit der Kapsel des Schultergelenkes und heftet sich an die untere Facette des Tuberculum majus humeri, welches sie nach unten hin etwas überschreitet. Der Muskel ist unten vom M. teres major, oben vom Deltoideus gedeckt.

Motorische Innervation von dem Teil des N. axillaris, welcher dem fünften Cervikalnerven entstammt.

Wirkung. Die drei hinteren Schulterblattmuskeln wirken gemeinsam als Rückwärtsroller des Oberarmes. Daneben haben sie im einzelnen aber noch andere Funktionen. Der Supraspinatus unterstützt den M. deltoideus kräftig bei der Hebung des Armes und hält dabei den Kontakt von Kopf und Pfanne des Schultergelenkes aufrecht. Der Infraspinatus wirkt auch als Retractor; seine Tätigkeit tritt am deutlichsten bei der Beschäftigung mit der Nadel hervor (Duchenne). Auch der Teres minor zieht den Arm zurück, zugleich adduziert er ihn. Durch ihre Verwachsung mit der Kapsel des Schultergelenkes dienen die Muskeln als Spanner derselben.

Varietäten. Häufig fließt der Infraspinatus mit dem Teres minor ganz oder zum Teil zusammen. Aber auch in diesem Fall sind sehr oft doch wenigstens die Sehnen beider Muskeln durch eingeschobenes lockeres Bindegewebe getrennt. Der unter dem Tuberculum majus angeheftete Teil des Teres minor kann selbständig werden.

Großer, runder Armmuskel, M. teres major (50, 55).

Er gehört nur topographisch mit den Schulterblattmuskeln zusammen, physiologisch ist er als ein accessorischer Kopf des M. latissimus dorsi zu betrachten. Er entspringt fleischig auf der hinteren Fläche der unteren Spitze des Schulterblattes und von der Fascia infraspinata. Von vorn nach hinten abgeplattet, verläuft er in schräg aufsteigender Richtung und heftet sich mit einer breiten und platten Endsehne hinter der des M. latissimus dorsi und gemeinsam mit ihr an die Crista tuberculi minoris. Zwischen der Sehne des M. teres major und dem Armbein wird manchmal ein Schleimbeutel Bursa m. teretis majoris, beobachtet.

Motorische Innervation von einem Zweig des N. subscapularis (Wurzelbezug Cerv. V, VI, VII).

Wirkung. Unterstützt den M. latissimus dorsi in seiner Tätigkeit, wenn das Schulterblatt durch die an seinem vertebralen Rand angreifenden Muskeln fixiert ist.

Varietäten. Es ist sein Fehlen beobachtet worden; er kann sich mit dem Latissimus dorsi verbinden.

Unterschulterblattmuskel, M. subscapularis (27).

Der platt dreiseitige Muskel füllt die gleichnamige Grube des Schulterblattes vollständig aus und ruht mit der vorderen, von seiner nicht sehr starken Fascie bedeckten Fläche auf dem M. serratus anterior. Seine Fasern entspringen von den blattrippenartigen Leisten, welche über die Fläche der Fossa subscapularis hinziehen, aber auch von der übrigen Fläche und von den Rändern des Schulterblattes und endlich auch von der deckenden Fascie. Die obersten, vom lateralen Rande zunächst dem langen Tricepskopfe entspringenden Fasern besitzen einen weniger steilen Verlauf; sie winden sich im Bogen von hinten nach vorn und zugleich nach oben unter der Kapsel des Schultergelenkes herum, sind an diese durch Bindegewebe angeheftet und dienen vorzugsweise zur Unterstützung der unteren Kapselwand. Seine Sehne gelangt an das Tuberculum minus des Armbeines; sie ist zuerst an die vordere Wand der Kapsel fest angeheftet, dann mit ihr verwachsen.

Motorische Innervation. Mehrere Zweige direkt aus dem Plexus brachialis, welche aus dem fünften bis siebenten Cervikalnerven stammen.

Wirkung. Rotiert den Arm nach innen, auch kann er den seitwärts erhobenen Arm senken. Kapselspanner der Kapsel des Schultergelenkes, wie die hinteren Schulterblattmuskeln. Varietäten sind ohne Bedeutung.

Fasse ich die Wirkungen der Schultermuskulatur bei den Bewegungen des Armes im ganzen noch einmal kurz zusammen, dann ist zu sagen, daß sich die einzelnen Muskeln in mannigfach verschiedener Art kombinieren; mancher von ihnen kann sogar in gewissen Phasen von Bewegungen, welche einander entgegengesetzt sind, in Tätigkeit treten. Die große Zahl der vorhandenen Einzelmuskeln bringt es mit sich, daß nicht selten bei Lähmung eines von ihnen durch Hypertrophie seiner Synergisten die gefährdete Bewegung doch ausgeführt werden kann. Der Schultergürtel beteiligt sich bei den Bewegungen der freien Extremität in weitgehendem Maße, indem er entweder in bestimmter Stellung festgestellt oder in zweckentsprechender Weise bewegt wird.

Hebung des Armes nach vorne in sagittaler Ebene wird durch die vordere Portion des M. deltoideus mit der clavicularen Portion des M. pectoralis major bewirkt. Sie treten stark hervor und die Fossa infraclavicularis (S. 38) vertieft sich bedeutend. Der M. biceps erleichtert durch seine Kontraktion den beiden ihre Aufgabe. Das Schulterblatt schiebt sich bei dieser Bewegung um die Rundung des Brustkorbes nach vorne und weicht mit seinem unteren Winkel lateralwärts ab, wodurch natürlich die Stellung der Pfanne des Schultergelenkes und des Acromion sowie des an ihm befestigten acromialen Endes des Schlüsselbeines beeinflußt wird. Die Bewegung des Schulterblattes hat dabei der M. serratus anterior auszuführen. Er wird unterstützt vom unteren und mittleren Drittel des M. trapezius. Ist der M. serratus anterior gelähmt, dann müssen Trapezius, Pectoralis major und Deltoideus ihre Wirkung verstärken, um die Bewegung zustande zu bringen.

Die Hebung in der Frontalebene bewirkt, wie erwähnt, im wesentlichen der Mittelteil des M. deltoideus, unterstützt vom M. supraspinatus, auch der M. biceps ist in leichte Spannung versetzt. Der mittlere und untere Teil des M. trapezius muß dabei das Schulterblatt nach der Wirbelsäule hinführen und dessen unteren Winkel lateralwärts bewegen. Der claviculare Teil dieses Muskels fördert zugleich die Hebung des acromialen Endes des Schlüsselbeines.

Hebung bis zur Vertikalen geschieht dadurch, daß sich das Schulterblatt bis zur Grenze des Möglichen umlegt. Der untere Winkel schiebt sich stark seitwärts, das Acromion steigt auf. Das Schlüsselbein macht dabei eine Rotation um seine eigene Längsachse und legt sich nach hinten über die erste Rippe, wodurch die dort verlaufenden fünften und sechsten Cervikalnerven geklemmt und geschädigt werden können (Gaupp 1894). M. serratus, trapezius, levator scapulae, rhomboidei, deltoideus, infraspinatus haben bei der in Rede stehenden Bewegung in Aktion zu treten. Fällt einer oder der andere Muskel durch Lähmung aus, dann kann ihn Hypertrophie der Synergisten mehr oder weniger vollständig ersetzen.

Bei Hebung des Armes nach hinten wird das Schulterblatt allmählich immer mehr gehoben und der Wirbelsäule genähert. Der untere Winkel rotiert nach hinten, der obere nach vorne. Der vertebrale Rand stellt sich etwas schräg von oben lateral nach unten medial. Die hintere Portion des Deltoideus gerät in Kontraktion, sie wird vom Teres major unterstützt. Rhomboidei und Levator scapulae wirken mit, ebenso Latissimus dorsi, vielleicht auch Infraspinatus und Teres minor. Der Trapezius ist entbehrlich.

Die Herabführung des maximal gehobenen Armes fällt der sternalen Portion des Pectoralis major, dem M. latissimus dorsi, teres major, minor, infraspinatus und Caput longum tricipitis zu. Zuletzt tritt auch die claviculare Portion des M. pectoralis major, der vordere und hintere Teil des Deltoideus und der Subscapularis in Tätigkeit.

Die Rotation nach vorne wird durch Subscapularis, Pectoralis major, Latissimus dorsi und Teres major, sowie durch den vorderen Teil des Deltoideus ausgeführt; nach hinten durch Infraspinatus, Teres minor und hinteren Teil des Deltoideus. Die rotatorische Tätigkeit des Supraspinatus ist gering (Merkel 1905).

b) Übersicht der Schleimbeutel und Schleimscheiden der Schultergegend.

Von einigen derselben war schon die Rede, andere werden weiter unten an ihrer Stelle noch besonders erwähnt werden (84).

Bursa subcutanea acromialis. Über der am freiesten liegenden Stelle des Acromion. Bei Leuten, welche gewerbsmäßig Lasten auf der Schulter tragen, kann sie erkranken.

Bursa subacromialis. Unter dem Lig. coracoacromiale und dem angrenzenden Teil des Acromion mit dem Ende des Schlüsselbeines und über der Kapsel des Schultergelenkes nebst der angrenzenden Sehne des M. supraspinatus.

Bursa subdeltoidea (S. 63). Zwischen der Unterfläche des M. deltoideus und dem Tuberculum majus humeri. Fließt mit der vorigen oft zu einer gemeinsamen Höhle zusammen. Die unmittelbare Nähe des Gelenkes begünstigt die Entstehung einer Verbindung mit diesem. Die große Ausdehnung des vereinigten Schleimbeutels kann bei Hydrops eine beträchtliche Anschwellung der Schultergegend veranlassen.

Bursa lig. coracoclavicularis. In dem winkeligen Raum zwischen den beiden Teilen des Lig. coracoclaviculare. Kommt in einem Drittel oder der Hälfte der Fälle vor.

Bursa subcoracoidea. Unmittelbar auf der Wurzel des Processus coracoideus. Steht mit der Gelenkhöhle in Verbindung.

Bursa subscapularis. Unter der Sehne des M. subscapularis. Fließt sehr oft mit der vorigen zusammen (2. Abt. S. 117).

Vagina mucosa intertubercularis (2. Abt. S. 117). In ihr gleitet die Sehne des langen Bicepskopfes (s. unten).

Bursa musc. coracobrachialis. Zwischen dem gemeinsamen Ursprung des M. coracobrachialis und Caput breve bicipitis und der Vorderfläche des M. subscapularis.

Bursa musc. infraspinati. Zwischen der Sehne des Muskels und dem Schulterblatt; häufig.

Bursa musc. teretis majoris und latissimi dorsi. Ein Schleimbeutel zwischen den Sehnen beider Muskeln; ein anderer zwischen der Sehne des Latissimus und dem Knochen.

Bursa subpectoralis. Zwischen dem Ansatz der Sehne des Pectoralis major und dem Armbein.

Bursa musc. pectoralis minoris. Zwischen der Sehne des Muskels und der inneren Fläche des Proc. coracoideus.

Auch an den Ansätzen anderer Muskeln können gelegentlich Schleimbeutel beobachtet werden.

c) Muskeln der freien Extremität.

Aponeurose der oberen Extremität.

Die freie obere Extremität wird bis zur Hand hin von einer einheitlichen aponeurotischen Haut umkleidet, welche am Oberarm etwas dünner, am Vorderarm kräftiger ist (47, 48). An ihrem proximalen Anfang hängt sie mit den angrenzenden Blättern der Schultergegend zusammen und setzt sich von beiden Seiten her durch ein Blatt, welches zwischen den Beuge- und Streckmuskeln in die Tiefe geht, mit den Kanten des Armbeines in Verbindung, Septum intermusculare laterale und mediale (51). Wo diese von der Aponeurose abgehen, entsteht zu beiden Seiten des M. biceps eine leichte Einziehung derselben, Sulcus bicipitalis medialis (47) und lateralis, welche man auch am Lebenden sehen kann. In der Mitte der Höhe der medialen Bicipitalfurche findet sich ein Schlitz, durch welchen die Vena basilica einder N. cutaneus medius austritt (*17*); am unteren Ende der lateralen Furche zeigt sich ein Schlitz für den Austritt des N. cutaneus lateralis, ein wenig höher die Austrittsstelle des Ramus cutaneus posterior inferior des N. radialis. Am Olecranon fließt die Fascie mit dem Periost zusammen.

Die Fascie des Unterarmes setzt sich aus der des Oberarmes direkt fort; sie erhält proximal eine beträchtliche Verstärkung durch den einstrahlenden Lacertus fibrosus der Bicepssehne (S. 70), dessen aufwärts konkaven Rand man bei der Beugung durch die Haut fühlen kann. Außerdem strahlen in sie noch Fasern ein, welche von den beiden Epicondylen ausgehen und solche, welche von der hinteren Kante der Ulna in ihrer ganzen Länge kommen und sich nach beiden Seiten hin in transversalem Verlauf mit ihr verweben. In dem proximalsten Teil der Beugeseite ist sie von einer Öffnung durchbohrt, welche die V. perforans cubiti passieren läßt. Weiter distal läßt eine größere Öffnung neben dem dorsalen Rand der Sehne des M. brachioradialis den Ram. superficialis n. radialis austreten; eine Anzahl von kleinen Löchern ist zum Durchtritt kleiner Nerven und Gefäßzweige bestimmt.

Mit der Aponeurose stehen im proximalen Teil des Vorderarmes Blätter in Verbindung, welche sich zwischen den Muskeln bis zum Knochen in die Tiefe erstrecken (*57*). Es entstehen auf diese Weise prismatische Räume, deren Wände den Muskeln oft in großer Ausdehnung, zumeist ringsum zum Ursprung dienen. In ihrem weiteren Verlauf gestalten sich die in die Tiefe gehenden Blätter einfacher; sie bilden an der Beugeseite zwei Fächer, welche sich bis zu den beiden Vorderarmknochen hinein erstrecken. Das ulnare Fach enthält den M. flexor carpi ulnaris, das radiale die Gruppe der Radialmuskeln. Zwischen beiden umschließt ein mittleres Fach die übrigen Muskeln der Beugeseite. Die Blätter, welche innerhalb dieser Fächer die einzelnen Muskeln voneinander trennen, sind dünn und nicht aponeurotisch gewebt; nur der M. pronator teres wird von einer festen Membran überzogen, welcher sehnige Züge beigemischt sind. An der Streckseite des Unterarmes gehen die Fächer über den ganzen Vorderarm bis zum Handgelenk herab. Ein mittleres Fach umscheidet die Extensoren der vier dreigliederigen Finger, ein radiales die Daumenstrecker und ein ulnares den Extensor carpi ulnaris.

In der Gegend des Handgelenkes verstärkt sich die Aponeurose wieder beträchtlich und bildet einen sehnigen Ring, **Ligamentum carpi commune** (*48*), welcher jedoch weder proximal noch distal scharf abgegrenzt ist. Man teilt es in ein **Ligamentum carpi dorsale** und **volare**, von welchen das erstere das kräftigere und besser begrenzte ist. Die beiden erlangen dadurch eine gewisse Selbständigkeit, daß sich ein Teil der Fasern des Bandes am Skelet der Gegend anheftet und zwar an den Enden der beiden Vorderarmknochen, am Erbsenbein und am Schiffbein. Ganz im Bereich der Handwurzel liegt das schon (2. Abt. S. 135) beschriebene **Lig. carpi transversum**[1]), mit welchem sowohl das Lig. carpi commune, wie die Sehne des M. palmaris longus innig zusammenhängt. Durch diesen Bandapparat werden die Sehnen der vom Vorderarm auf die Hand übertretenden Muskeln fest und unverrückbar in ihrer Lage gehalten. Die Sehnen der Beugemuskeln der Finger gelangen gemeinsam mit dem N. medianus durch den Canalis carpi (2. Abt. S. 135) in die Hohlhand; die Sehnen der Streckmuskeln gleiten in Scheiden, welche dadurch hergestellt werden, daß sich zwischen ihnen vom Lig. carpi dorsale und den Carpalknochen ein weiches und fetthaltiges Bindegewebe erstreckt, in welchem die Scheiden

---

[1]) Ligamentum carpi proprium.

ausgespart sind (*64*). Liegen die Sehnen dicht nebeneinander, dann bildet das Zwischengewebe dünne Scheidewände, ist der Raum größer, dann findet man es in breiterer Schichte vor. Man zählt sechs solcher Scheiden (*65a*) und zwar von der Ulnarseite aus: 1. Für die Sehne des M. extensor carpi ulnaris, 2. für die des M. extensor digiti V proprius, 3. für die Sehnen des M. extensor digitorum communis und extensor indicis proprius, 4. für die Sehnen des M. extensor carpi radialis longus und brevis, 5. für die Sehne des M. extensor pollicis longus, 6. für die Sehnen des M. abductor poll. longus und extensor pollicis brevis (*87*).

Die Synovialscheiden beginnen sämtlich in der Gegend der proximalen Grenze des Lig. carpi dorsale und erstrecken sich noch auf den Handrücken, die Scheide für den Extensor communis verbreitert sich gegen ihr distales Ende mit dem Auseinanderweichen der Sehnen; sie zerfällt diesen entsprechend in einzelne Zipfel, welche radialwärts immer kürzer werden. Die kürzeste Scheide ist die für den Extensor c. ulnaris, die längste die des Extensor dig. V. propr. Die Scheide für den Extensor pollicis longus läuft schräg über die zweizipfelige Scheide der Extensores c. radiales hinweg; sie ist mit dieser eng verbunden und steht mit ihr durch eine weite ovale Öffnung in Zusammenhang (*87*).

Der Handrücken ist von einer oberflächlichen Fascie, **Fascia dorsalis manus**, gedeckt, welche mit den unterliegenden Scheiden und Sehnen verwachsen ist. In der Tiefe findet man ebenfalls ein Fascienblatt, welches die Mm. interossei deckt.

In der Hohlhand findet man eine sehr kräftige, sehnenglänzende Platte, **Aponeurosis palmaris** (*65*), welche am Handgelenk schmal beginnt und sich fächerförmig gegen die Finger hin ausbreitet. Sie besteht aus oberflächlich liegenden längs gerichteten und tieferen transversal verlaufenden Fasern (**Fasciculi transversi**). Die ersteren setzen sich im wesentlichen aus der Sehne des M. palmaris longus fort, fehlt dieser, dann geht die Aponeurose vom Lig. carpi transversum und der Aponeurose des Vorderarmes ab. Sie ist proximal dick und verdünnt sich distal durch die Ausbreitung ihrer Faserzüge. Diese sondern sich allmählich und laufen in vier Zipfel aus, die bis in die Gegend des Fingeranfanges zu verfolgen sind. Die tiefer liegenden transversalen Fasern sind proximal spärlich oder fehlen ganz; distal werden sie zahlreicher und kommen in den Zwischenräumen zwischen den Zipfeln der Längsfasern zutage.

Nicht zu dem System dieser tief liegenden transversalen Fasern der Aponeurose gehört das **Ligamentum palmare transversum subcutaneum**[1] (*65*), ein Faserzug, welcher am distalen Ende der Hohlhand über den Fingercommissuren und der Beugungsfalte der Grundphalangen hinzieht. Zu beiden Seiten der Hand verliert sich das Band in der Haut und am Köpfchen des zweiten und fünften Mittelhandknochens. Die Funktion besteht darin, die Haut an den Fingerwurzeln in ihrer Lage zu erhalten und eine übermäßige Spreizung zu verhindern, auch stellt es sich einer vollständigen Beugung eines Fingers bei Streckung der übrigen entgegen (**Frohse** 1906).

Die Muskeln der beiden Ballen sind von dünnen Fascienblättern überzogen, in welche die Aponeurose einige Fasern sendet, welche die Verbindung vermitteln. Die Aponeurose und die in die Tiefe gehenden Teile dieser Fascienblätter umschließen einen Raum, in welchem die Beugesehnen der Finger, die Hohlhandschleimbeutel, Gefäße und Nerven liegen. In der Tiefe der Hohlhand deckt eine dünne Fascie den

---

[1] Lig. natatorium, **Braune**.

tiefen arteriellen Hohlhandbogen, den Anfang des M. adductor pollicis und den tiefen Endast des N. ulnaris.

An der Volarfläche der Fingerphalangen werden die Beugesehnen durch röhrenförmige Scheiden, welche an den Metacarpophalangealgelenken beginnen, in ihrer Lage erhalten. Ihr Grund besteht aus den Phalangenknochen, an deren Seitenränder sich halbcylindrische Bänder, Ligamenta vaginalia, anheften (66). Sie sind im Bereich der Phalangen selbst sehr kräftig und bestehen aus transversalen Fasern, im Bereich der die Phalangen verbindenden Gelenke werden sie dagegen sehr dünn. Sie sind dort nur durch schräge Züge verstärkt, welche sich entweder kreuzen (Ligg. cruciata) oder auch nur in einer Richtung verlaufen (Ligg. obliqua); sie erstrecken sich bis zum proximalen Teil der Endphalange. An ihrem proximalen Ende sind die Scheiden durch eine zarte Membran geschlossen, welche jedoch am Daumen und kleinen Finger durchbrochen ist, so daß dort die Fingerscheiden mit den Hohlhandschleimbeuteln in Zusammenhang stehen (88).

α) Muskeln des Oberarmes [1]).

Muskeln der Beugeseite.

Zweiköpfiger Armmuskel, M. biceps brachii (52).

Der spindelförmig gestaltete Muskel besitzt, wie sein Name sagt, zwei bis zur Insertionssehne trennbare Köpfe. Der kürzere mediale Kopf, Caput breve, entspringt von der Spitze des Processus coracoideus mittelst einer starken, platten Sehne, welche ihm mit dem M. coracobrachialis gemeinsam ist, der längere, laterale Kopf, Caput longum, vom Labrum glenoideum am oberen Rand der Pfanne des Schultergelenks (Abt. 2, 172). Die lange rundliche Sehne entsteht aus zwei kurzen konvergierenden Schenkeln, sie durchsetzt das Schultergelenk und läuft nach dem Austritt aus demselben im Sulcus intertubercularis herab. Dort ist sie in eine Schleimscheide, Vagina mucosa intertubercularis (Abt. 2. S. 117) (84) eingeschlossen, welche nach oben mit dem Gelenk zusammenhängt. Bald nach dem Austritt aus derselben wird der lange Kopf fleischig. Auf den ersten Blick erscheint es so, als sei der lange Kopf der kürzere, da man den größten Teil seiner Sehne erst zu sehen bekommt, wenn man die Schleimscheide und die Gelenkkapsel eröffnet hat. Die kräftige, platt cylindrische Endsehne, welche ziemlich hoch zwischen den Bäuchen beider Köpfe beginnt, dringt zwischen den Radial- und Beugemuskeln des Unterarmes und auf dem M. brachialis liegend in die Tiefe, um sich über einem Schleimbeutel, Bursa bicipitoradialis (85), an dem hinteren Rand der Tuberositas radii zu befestigen (54). Von ihr geht oberhalb des Ellenbogengelenkes ein plattes, oberflächliches Fascikel, Lacertus fibrosus [2]) (52), ulnar abwärts, welches sich in die Fascie des Unterarmes einwebt. Unter ihm verläuft die A. brachialis und der N. medianus.

Die ganz isoliert stehende Tatsache, daß die Sehne des langen Kopfes frei durch das Gelenk zieht, ist das Endergebnis einer Reihe von Umformungen. Vergleichendanatomische Untersuchungen (Welcker 1877) erweisen, daß die Sehne ursprünglich neben dem Gelenk vorbeistreicht und dann immer tiefer darin einsinkt, bis sie schließlich frei in demselben liegt. Auch ontogenetisch sind Reste dieser Einwanderung

---

[1]) Die Beschreibung der Extremitätenmuskeln folgt mehrfach der Beschreibung in: Merkel, Handbuch der topographischen Anatomie, Bd. 3, 1897.

[2]) Aponeurosis bicipitis.

zu beobachten, indem bei menschlichen Feten die Sehne nicht frei im Gelenk liegt, sondern mit dessen Wand membranös verbunden ist

Bei der Betrachtung des lebenden Armes tritt der M. biceps außerordentlich deutlich hervor; proximal verliert er sich unter dem M. pectoralis major in der Achselhöhle, distal endigt der Muskelbauch wie abgeschnitten in der Höhe der Epicondylen. Schon bei schwach ausgebildeter Muskulatur ist sein Spiel deutlich zu beobachten, außerordentlich gut aber bei athletischen Männern. Dies hat ja dem M. biceps in Laienkreisen eine gewisse Popularität verschafft. Auch der schräg herüberziehende Lacertus fibrosus ist nicht selten durch die Haut zu sehen.

Motorische Innervation. Vom N. musculocutaneus (Wurzelbezug: Cerv. V und VI).

Wirkung. Beuger des Vorderarmes, außerdem Spanner der Fascie des Vorderarmes mittelst des Lacertus fibrosus und Supinator, durch die Art, wie sich seine Sehne bei proniertem Arm um die Tuberosität des Radius herumwickelt. Er übt diese Wirkung mit größerer Kraft aus, wenn er zugleich als Beuger funktionieren kann. Bei gestrecktem Vorderarm vermag er den Oberarm zu heben. Er hält den Kopf des Oberarmbeines an die Pfanne angedrückt.

Varietäten. Zahlreich. Die am häufigsten beobachtete ist die, daß sich ein Bündel vom Brachialis abzweigt, um in die Bicepssehne überzugehen. Auch oberhalb des Brachialis können überzählige Bündel entspringen. Die Zahl der Köpfe kann auf fünf anwachsen. Anderseits kann einer der normalen Köpfe sehr klein werden, selbst ganz fehlen. Sehr selten fehlt der Biceps ganz. An seinem distalen Ende finden sich überzählige Insertionen am Radius, auch an der Ulna. Verbindungen mit benachbarten Muskeln werden beobachtet.

Praktische Bemerkungen. Von Bedeutung ist es, daß der Biceps am ganzen Oberarm keine Anheftung besitzt und sowohl mit der deckenden Fascie, wie mit den unterliegenden Gebilden nur durch ganz zartes und lockeres Bindegewebe in Verbindung steht, so daß er sich bei einer queren Durchschneidung, wie sie bei Amputationen nötig wird, stärker zurückzieht, als die anderen mit dem Knochen verbundenen Muskeln. Die Isolation des Muskels verschuldet es auch, daß er bei sehr heftigen Bewegungen verhältnismäßig leicht einreißt oder durchreißt, was sich dann durch eine tiefe Querfurche zwischen den Rißenden sogleich durch die Haut hindurch kenntlich macht.

Hakenmuskel, M. coracobrachialis[1]) (53).

Er entspringt, wie schon bemerkt, mittelst einer, ihm und dem kurzen Kopf des Biceps gemeinsamen Sehne vom Schulterhaken und heftet sich der Insertion des M. deltoideus gegenüber an der medialen Fläche des Oberarmbeines an. Seine obersten Fasern enden in der Regel an einem Sehnenbogen, welcher sich zum Tuberculum minus hinauf erstreckt und die Sehne des Latissimus dorsi und die Vasa circumflexa humeri anteriora überbrückt. Ein langer Schlitz, für den Durchtritt des N. musculocutaneus bestimmt, teilt den Muskel in zwei unvollkommen getrennte Platten. Am Ursprung des Muskels unter der Spitze des Proc. coracoideus findet man bisweilen den oben (S. 67) erwähnten Schleimbeutel, Bursa m. coracobrachialis.

Motorische Innervation. Vom N. musculocutaneus (Wurzelbezug: Cerv. VI und VII).

Wirkung. Unterstützt die Heber des Oberarmes und wirkt vereint mit dem kurzen Kopf des Biceps als Adductor. Hilft durch seine Anspannung den Humeruskopf an die Pfanne andrücken.

Varietäten. Ist kürzer oder länger als gewöhnlich. Wird vom N. musculocutaneus nicht durchbohrt. Er besteht aus mehreren Teilen, von welchen einer sich bis zum medialen Epicondylus erstreckt, ein anderer von der Basis des Schulterhakens zur Kapsel des Schultergelenkes oder zur Crista tuberculi minoris verläuft. Er sendet häufig eine Sehne in das Septum intermusculare mediale; er hängt mit dem M. brachialis zusammen.

---

[1]) M. perforatus Casserii.

Armbeuger, M. brachialis[1] (54).

Die obere Spitze des Ursprunges des kräftigen Muskels umfaßt die Insertion des Deltoideus mit zwei Zacken, von welchen die mediale außerdem mit dem M. coracobrachialis zusammenhängt. Weiter abwärts bezieht er noch fortwährend Fasern vom Armbein bis fast zur Gelenkkapsel des Ellbogengelenkes herab, auch von den Septa intermuscularia, besonders vom lateralen, erhält er Zuzüge. Er wird dadurch distalwärts immer breiter und dicker. Er geht dann über die Beugeseite des Ellenbogengelenkes herab, ist an die vordere Wand seiner Kapsel angeheftet, gibt einige Bündel an sie ab und inseriert schließlich an der Tuberositas ulnae mit einer Endsehne, welche sich als ein glänzendes Blatt weit auf die Vorderseite des Muskels in die Höhe erstreckt.

M. biceps und brachialis ergänzen sich in der Art, daß der erstere in seinem distalen Teil dünner, der letztere dicker wird, das Muskelpolster der Beugeseite des Oberarmes büßt deshalb an Stärke nichts ein, wird vielmehr gegen das Ellbogengelenk hin noch dicker. Die aufeinander liegenden Flächen beider Muskeln platten sich gegenseitig ab, zu beiden Seiten aber, wo der Brachialis den Biceps überragt, erweist er sich gewulstet, so daß die beiden Muskel mit einem gemeinsamen gerundeten Kontur abschließen. Kontrahieren sie sich miteinander, dann ist der entstehende starke Wulst nicht bloß dem Biceps zuzuschreiben, an ihm nimmt auch der Brachialis einen nicht zu unterschätzenden Anteil.

Motorische Innervation. Vom N. musculocutaneus. Bemerkenswert ist es, daß auch der N. radialis Fasern zu ihm abgibt, was zur Folge hat, daß bei einer vom N. musculocutaneus ausgehenden Lähmung der Beuger des Oberarmes die lateralen Teile des M. brachialis nicht betroffen werden (Wurzelbezug: Cerv. V und VI).

Wirkung. Reiner Beuger des Vorderarmes und Spanner der Kapsel des Ellenbogengelenkes.

Varietäten. Zerfällt in mehrere Teile. Er hat überzählige Insertionen an der Ulna, nicht selten am Radius, auch an der Bicepssehne, an der Unterarmfascie, am Gelenk. Er verbindet sich mit Muskeln in der Umgebung. Zuweilen findet man zwischen der Endsehne des Brachialis und der des Biceps eine Bursa cubitalis interossea.

Praktische Bemerkungen. Die Beugung im Ellenbogengelenk wird vom Biceps, Brachialis und vom Brachioradialis (s. unten) ausgeführt. Die Lähmung eines dieser Muskeln hebt die Bewegung nicht auf, sie wird nur schwächer und die Patienten ermüden leicht. Da die Beuger an Masse und Arbeitskraft die Strecker des Ellenbogengelenkes stark überwiegen, findet man bei Hemiplegien das Gelenk in Beugestellung (Fick 1911).

Muskeln der Streckseite.

Dreiköpfiger Armmuskel, M. triceps brachii[2] (55. 56).

Wie an der Beugeseite, so entspringt auch an der Streckseite die Muskulatur teils am Schulterblatt, teils am Armbein, die Insertion ist aber dadurch vereinfacht, daß sie nur an der Ulna stattfindet; so kommt es hier zur Ausbildung eines einzigen Muskels, welcher zweiköpfig sein würde, wenn nicht der eine Kopf durch den Verlauf eines Nerven in zwei Teile zerspalten würde.

Das Caput longum[3] (55) entspringt mittelst einer platten, weit herunterreichenden Sehne an der Tuberositas infraglenoidalis. Es verläuft zwischen M. teres major und minor abwärts, wobei es der hinteren Fläche des ersteren genau anliegt.

---

[1] M. brachialis internus.
[2] M. extensor triceps.
[3] M. anconaeus longus.

Es verbindet sich unter ihm mit einem in die Sehne des M. latissimus dorsi eingewebten Sehnenstreifen (52. 53). In oberflächlichem Verlauf gelangt dieser Kopf an die gemeinsame Endsehne, welche sich an der oberen Fläche des Olecranon anheftet. Dieselbe zieht sich auf der freien Oberfläche des Muskels als ein glänzendes Blatt bis gegen die Mitte des Oberarmes hinauf, sendet aber auch eine kräftige Platte in die Muskelsubstanz hinein.

Das Caput laterale[1]) (55) reicht mit seinem Ursprung bis fast an die Kapsel des Schultergelenkes heran und erhält seine Fasern in fortlaufender Linie von dem lateralen Teil der Rückseite des Armbeines bis zum Sulcus n. radialis herab. In seinem Verlauf schließt sich der laterale Kopf an die Seite des langen an; seine Insertion findet er an der lateralen Seite der gemeinsamen Sehne. .

Das Caput mediale[2]) (56) entspringt von der ganzen hinteren Fläche des Armbeines unterhalb des Sulcus n. radialis bis zur Kapsel des Ellbogengelenkes herab, sowie vom Septum intermusculare mediale. Es setzt sich an der dem Armbein zugewandten Vorderfläche der gemeinschaftlichen Sehne und an der erwähnten nach vorne vorspringenden Platte derselben an. Sein Verlauf ist zum guten Teil von den beiden anderen Köpfen getrennt, nur sein medialer Rand tritt bis unter die Fascie. In seinem proximalen Teil ist er vom lateralen Kopf deutlich durch den zwischen beide eingeschobenen N. radialis, begleitet von der A. profunda brachii, getrennt. In seinem distalen Teil aber, wo dieser Nerv von der Rückseite des Armes nach vorne abgewichen ist, fließen lateraler und medialer Kopf zusammen, so daß ihre Trennung nur künstlich gelingt.

Zwischen der Endsehne und dem Armbein findet man die Bursa subtendinea olecrani (86). Zuweilen kommt auch zwischen den Bündeln der Endsehne selbst eine Bursa intertendinea olecrani vor (86).

Knorrenmuskel, M. anconaeus[3]) (62, 63).

Der platt dreiseitige Muskel steht mit dem M. triceps in direktem Zusammenhang, ist jedoch bereits an den Unterarm herabgerückt. Er füllt den Raum zwischen dem unteren Ende des Caput mediale, mit dem er meistens ohne Unterbrechung zusammenhängt und dem oberen Rande des M. extensor carpi ulnaris aus. Er entspringt mit starker, kurzer Sehne an der unteren Fläche des Epicondylus lateralis und endet an der lateralen Fläche des Olecranon und an der von diesem absteigenden Kante. Seine Rückfläche ist von einer kräftigen Fascie gedeckt, seine Vorderfläche liegt auf dem Ellenbogengelenk und ist mit dessen Kapsel fest verwachsen. Er ist dadurch imstande, dieselbe vor einer Einklemmung zwischen die Gelenkenden zu bewahren. Eine kleine Bursa m. anconaei (86) liegt hie und da unter seinem Ursprung; sie kommuniziert mit dem Gelenk.

Motorische Innervation. M. triceps und anconaeus werden vom N. radialis versorgt (Wurzelbezug vom VI.—VIII. Cervikalnerv, der laterale Kopf vom VI. und VII., der mediale vom VII. und VIII., der lange von allen dreien. Der M. anconaeus erhält seine Fasern vom VII. und VIII. Cervikalnerven).

Wirkung. Strecker des Unterarmes und Spanner der Kapsel des Ellenbogengelenkes. Auch auf das Schultergelenk wirkt er in der Art, daß bei Spannung seines langen Kopfes der Gelenkkopf an die Pfanne angedrückt wird. Bei der Wirkung des langen Kopfes als Strecker kommt es auf die Stellung des Schultergelenkes an. Bei einer Heranziehung des Oberarmes an das Schulterblatt kontrahiert er sich allein (Fick).

---

[1]) M. anconaeus brevis s. lateralis.

[2]) M. anconaeus internus s. medialis.

[3]) M. anconaeus quartus s. parvus.

Varietäten. Die Ursprünge verbreitern sich; die Zahl der Köpfe ist vermehrt. In der dritten bis vierten Leiche findet sich ein platter, meist dünner Muskel, welcher brückenförmig zwischen dem Epicondylus medialis und dem Olecranon über den N. ulnaris herübergespannt ist, M. epitrochleo-anconaeus; er ist ebenso oft selbständig, wie mit dem medialen Kopf in Zusammenhang, bei vielen Säugern ist er normal. Verbindungen mit benachbarten Muskeln wurden beobachtet.

Übersicht über die Schleimbeutel der Ellbogengegend (85. 86).

Bursa bicipito-radialis. Am Ansatz des M. biceps an der Tuberositas radii (S. 70).

Bursa cubitalis interossea. Zwischen Endsehne des M. brachialis und der des Biceps. Inkonstant (S. 72).

Bursa m. flexoris dig. sublimis. Am Ursprung des Muskels. Selten.

Bursa subcutanea olecrani[1]). Zwischen Haut und Olecranon. Kann geteilt oder mehrfächerig sein. Größe sehr verschieden. Bei starker Inanspruchnahme des Ellenbogens in gewissen Gewerben bildet sie leicht ein Hygrom. Tritt erst bei Erwachsenen auf.

Bursa subcutanea epicondyli lateralis und medialis. Die erstere ist einfach oder gefächert, verschieden groß. Selten. Die letztere ebenso. In 10 % der Fälle.

Bursa intertendinea olecrani. Zwischen den Bündeln der Endsehne des M. triceps, unmittelbar auf der Rauhigkeit der Ulna. Nicht selten (S. 73).

Bursa subtendinea olecrani[2]). Im Fett zwischen Sehne und Kapsel. Seltener (S. 73).

Bursa m. anconaei. Unter dem Ursprung des Muskels, klein. Sie scheint nur eine Ausbuchtung des Gelenkes zu sein. Ist im achten bis neunten Fall zu beobachten (S. 73).

Bursa m. extensoris carpi radialis brevis. Von wechselnder Größe. Zwischen dem Umfang des Muskels und dem M. extensor digit. einerseits und dem M. supinator anderseits, in der Höhe des Capitulum radii. In etwa 10 %.

Bursa m. extensoris carpi radialis longi. Zwischen Ligam. annulare radii und dem Ursprung des Muskels. Zuweilen vorkommend.

Bursa m. extensoris carpi ulnaris. Zwischen der Ursprungssehne des Muskels und der des Extensor digit. einerseits, der Gelenkkapsel und dem Supinator anderseits. In etwa 20 % der Fälle (S. 81).

β) Muskeln des Vorderarmes.

Die Muskeln des Vorderarmes haben zum größten Teil einen längsgerichteten, den Knochen mehr oder weniger parallelen Verlauf. In ihrem proximalen Teil sind sie meist fleischig, in ihrem distalen sehnig, wodurch sie in ihrer Gesamtheit die nach der Hand zu konisch verjüngte Form des ganzen Vorderarmes hervorrufen. Sie lassen die hintere Kante der Ulna in ihrer ganzen Länge vom Olecranon bis zum Processus styloideus frei, so daß sie durch die Haut zu fühlen ist; sie bildet eine scharfe Grenze zwischen der Vorder- und Rückseite des Gliedes. An der Radialseite sind die Verhältnisse andere. Dort ist der Radius proximal unter dem Wulst der Radialmuskeln

---

[1]) Bursa anconaea.
[2]) Bursa anconaea.

verborgen, er wird erst in seinem distalen Teil einer Untersuchung zugänglich, da dort das Skelet nur durch Sehnen verdeckt wird, welche einer Betastung der Knochen geringere Hindernisse in den Weg legen, wie das dicke Polster des Muskelfleisches; erst das letzte Ende liegt frei unter der Haut.

Von den einzelnen Muskeln sieht man an einem weniger kräftigen und mit Fett gepolsterten Vorderarm, wie er Frauen und Kindern zumeist zukommt, wenig oder gar nichts, der Arm athletisch gebauter fettarmer Männer dagegen läßt von ihnen mancherlei erkennen, indem die oberflächlich liegenden Muskeln besonders bei Bewegungen mehr oder weniger deutliche Wülste hervorrufen, welche das Relief beleben. Auch die Sehnen erscheinen bei Beugung und Streckung der Hand als vortretende Stränge.

Die Muskeln sind in drei Gruppen geordnet, in diejenigen der Vorderseite (Volarseite), der Radialseite und der Rückseite (Dorsalseite). An der Vorderseite liegen die Flexoren der Hand und der Finger, sowie die Pronatoren, an der Radialseite sind die radialen Handstrecker mit dem M. brachioradialis zu einer Gruppe vereinigt, an der Rückseite findet man die Extensoren mit dem Supinator. Man sieht, daß sich die Abteilungen keineswegs so scharf nach ihrer physiologischen Funktion voneinander unterscheiden, wie dies am Oberarm der Fall ist, sondern daß sie eine mehr topographische Bedeutung besitzen. Die Versorgung mit Nerven beziehen die Muskeln der Vorderseite vom N. medianus und ulnaris, diejenigen der Radial- und Rückseite vom N. radialis.

Muskeln der Vorderseite.

Oberflächliche Schichte.

Sie entspringen sämtlich am Epicondylus medialis humeri teils direkt, teils von den erwähnten Sehnenblättern, welche sich von der Fascie aus zum Knochen in die Tiefe erstrecken. Zu ihnen kommt noch ein von der Sehne des M. brachialis stammendes Bündel.

Vom Radial- zum Ulnarrand hin folgen einander M. pronator teres, flexor carpi radialis, palmaris longus, flexor carpi ulnaris.

Runder Vorwärtsdreher, M. pronator teres (58).

Er entspringt mit zwei Köpfen, welche in der Regel den N. medianus zwischen sich fassen, der oberflächliche, weitaus stärkere (Caput humerale) vom Epicondylus medialis und dem Septum intermusculare mediale, der tiefe schwache Kopf (Caput ulnare) [1] (59) vom Proc. coronoideus ulnae am medialen Rand der Sehne des M. brachialis. Der rundliche Muskel löst sich erst in seiner distalen Hälfte von der Gesamtmuskelmasse ab und gelangt zur Mitte des lateralen Randes des Radius, an welchem er sich mit einer abgeplatteten Endsehne anheftet. Er liegt nicht in seiner ganzen Ausdehnung frei unter der Aponeurose, sondern versteckt sich gegen sein Ende hin unter den Radialmuskeln und dem Strang der Vasa und des N. radialis. Seine Rückseite deckt das Ende des M. brachialis, die A. ulnaris mit ihrer A. recurrens, den Anfang des M. flexor dig. sublimis und den M. supinator. Der tiefe Kopf gehört seiner vergleichend-anatomischen Bedeutung nach mit dem Pronator quadratus zusammen.

Motorische Innervation. Vom N. medianus. Er kann auch ausschließlich oder zum Teil vom N. musculocutaneus versorgt werden infolge der Anastomose zwischen M. medianus und musculocutaneus (Hofer) (Wurzelbezug: Cerv. VI und VII).

---

[1] Caput coronoideum.

Wirkung. Liegt im Namen. Beteiligt sich wohl auch an der Beugung im Ellenbogengelenk.

Varietäten bestehen hauptsächlich in Ausbreitung des Ursprunges. Das Caput humerale kann sich verdoppeln, besonders geschieht dies beim Vorhandensein eines Proc. supracondyloideus (Abt. 2, S. 115). Das Caput ulnare ist nicht selten rudimentär oder fehlt ganz. Verbindungen mit benachbarten Muskeln werden beobachtet.

Radialer Handbeuger, M. flexor carpi radialis [1] (58).

Er entspringt am Epicondylus, an dem Sehnenblatt, welches ihn vom M. pronator teres und an einem ebensolchen, welches ihn vom M. flexor digitorum sublimis trennt, und an der deckenden Aponeurose. Er spitzt sich rasch zu und geht schon oberhalb der Mitte des Vorderarmes in eine abgeplattete Sehne über, welche sich an der Vorderfläche der Basis des zweiten Metacarpus anheftet. Unter dem Lig. carpi volare ist die Sehne in einer eigenen Scheide, Bursa m. flexoris carpi radialis (88) eingeschlossen, welche sich über einer Rinne des Trapezbeines findet.

Motorische Innervation. Vom N. medianus (Wurzelbezug: Cerv. VI, VII).

Wirkung. Gemeinsam mit dem Flexor carpi ulnaris beugt er die Hand, gemeinsam mit dem Extensor carpi radialis bewirkt er Radialflexion im Handgelenk.

Varietäten. Entspringt in zwei Portionen. Die Insertion erreicht nur das Trapezbein, auch an anderen Handwurzelknochen oder dem dritten Metacarpalbein kann er sich anheften. Verbindungen mit benachbarten Muskeln.

Langer Hohlhandmuskel, M. palmaris longus (58).

An den vorigen angeschlossen entspringt er vom Epicondylus medialis, der deckenden Aponeurose und den Sehnenblättern zu seinen beiden Seiten. Sein spindelförmiger Bauch ist nur kurz; er geht in eine lange bandförmige Sehne über, welche über das Ligamentum carpi transversum, mit ihm verbunden, hinwegläuft und fächerförmig verbreitert in die Volaraponeurose ausstrahlt.

Motorische Innervation vom N. medianus; Wurzelbezug aus dem VII. und VIII. Cervikalnerven (nach Bolk aus dem VIII. Cervikal- und I. Dorsalnerven).

Wirkung. Spannt die Volaraponeurose.

Varietäten. Er fehlt häufig; öfter im weiblichen Geschlecht und bei beiden Geschlechtern öfter links (Schäffer 1909). Auch wenn er vorhanden ist, variiert er vielfach; sein Muskelbauch kann sich distalwärts verschieben, selbst bis gegen das Handgelenk hin. Ursprung und Insertion können sich auf benachbarte Punkte versetzen.

Ulnarer Handbeuger, M. flexor carpi ulnaris [2] (58. 61).

Er entspringt vom Epicondylus zwischen M. palmaris longus und M. flexor digitorum sublimis, von der Aponeurose und von einem Sehnenblatt, von welchem auch der M. flexor digit. sublimis herkommt (Caput humerale); ein zweiter kleinerer Kopf heftet sich sehnig am ulnaren Rand des Olecranon an (Caput ulnare). Beide Köpfe umschließen einen engen Schlitz, durch welchen der N. ulnaris aus seinem Sulcus ulnaris hinter dem Epicondylus unter die Muskulatur des Vorderarmes gelangt, während neben ihm die A. recurrens ulnaris posterior proximalwärts verläuft (58). Der ulnare Kopf des Muskels setzt sich vom Olecranon aus auf dem hinteren Rande der Ulna fort, von welcher der Muskel mittelst eines Sehnenblattes bis zur Grenze zwischen deren mittlerem und unterem Drittel entspingt (61). Ebensoweit wie die Ursprünge an der Ulna reichen auch die Ursprünge aus der Aponeurose distalwärts; an dem tiefen Blatt der Scheide hören die Ursprünge schon weiter proximal auf. Die plattcylindrische Endsehne, welche hoch oben frei wird, erstreckt sich an der volaren Seite des Muskels

---

[1] M. radialis internus s. anticus.
[2] M. ulnaris internus.

distalwärts und inseriert an dem Erbsenbein; jenseits desselben setzt sie sich in die
Ligg. pisohamatum und pisometacarpeum fort (2. Abt. *196*). Das Erbsenbein wirkt
also ähnlich, wie ein in die Sehne eingefügtes Sesambein. Zwischen der Sehne und
dem Erbsenbein findet man manchmal eine Bursa m. flexoris carpi ulnaris (*88*).

Die Vorderfläche des Muskels liegt in ganzer Ausdehnung unter der Aponeurose,
seine Rückfläche deckt erst den M. flexor digit. sublimis, dann den M. flexor digit.
profundus und am weitesten distal den M. pronator quadratus. Zwischen dem Flexor
carpi ulnaris und den genannten Muskeln verlaufen A. und N. ulnaris.

Motorische Innervation. Vom N. ulnaris (Wurzelbezug: Cerv. VIII, Dors. I).

Wirkung. Beteiligt sich an der volaren und ulnaren Beugung der Hand.

Varietäten. Die Insertionssehne gibt zuweilen Fasern in das Lig. carpi volare oder
in die Palmaraponeurose; sie gibt einen Zipfel zur Basis des vierten Mittelhandknochens.

Oberflächlicher Fingerbeuger, M. flexor digitorum sublimis (*59*).

Sein Ursprung liegt zwar tiefer als der der bisher beschriebenen Muskeln, zwischen
deren schlanken Sehnen aber bleibt soviel Raum, daß man ihn schon sieht, ehe man
sie entfernt hat (*58*). Er entspringt mit einem Caput humerale von einer Linie, welche
sich vom Epicondylus zum Processus coronoideus ulnae herüberzieht und von dem
Sehnenblatt unter dem Flexor carpi radialis, sowie mit einem platten Caput radiale
am Radius (*59*). Zwischen beiden Köpfen bleibt eine ovale Lücke, welche vom N.
medianus zum Durchtritt benutzt wird (Schleimbeutel, S. 74). Die Muskelmasse, welche
sich aus diesen Ursprüngen entwickelt, bedeckt die ganze Vorderseite des Vorderarmes
zwischen den Radialmuskeln einerseits und dem M. flexor carpi ulnaris anderseits.
Sie teilt sich in vier Muskelbäuche, welche in vier cylindrische Sehnen übergehen.
In einer oberflächlichen Schichte liegen die Beuger des dritten und vierten Fingers,
von denen der erstere an seiner lateralen Seite den radialen Kopf aufnimmt. In einer
tieferen Schichte liegen die Beuger des zweiten und fünften Fingers, der Muskelbauch
für den dritten Finger ist der stärkste, der für den fünften ist der schwächste. Die
Sehnen gehen unter dem Lig. carpi volare transversum durch den Canalis carpi in
die Hohlhand und zur Basis der Mittelphalangen. Der Verlauf an der Hand wird
später zu schildern sein.

Die Vorderfläche des Muskels liegt der beschriebenen obersten Schichte an, seine
Rückfläche grenzt an den M. flexor dig. profundus und M. flexor pollicis longus.

Motorische Innervation vom N. medianus (Wurzelbezug: Cerv. VII, VIII, Dors. I).

Wirkung. Beuger der Mittelphalanx der dreigliederigen Finger.

Varietäten. Der Muskel erhält ungewöhnliche Bündel, besonders vom Flexor dig. profundus. Der Radialkopf kann sehr schwach sein, selbst ganz fehlen. Einer oder der andere
der Bäuche des Muskels trennt sich ganz von den anderen.

Tiefe Schichte.

In ihr liegen der tiefe Fingerbeuger und der lange Daumenbeuger nebeneinander;
die tiefste Schichte wird vom M. pronator quadratus gebildet.

Tiefer Fingerbeuger, M. flexor digitorum profundus (*60*).

Entspringt an der Vorderfläche der Ulna und dem angrenzenden Teil der Membrana interossea von der Anheftung des M. brachialis an bis herab zur Grenze zwischen
dem dritten und distalsten Viertel des Vorderarmes. Die aus den Ursprüngen entstehende Muskelmasse reicht bis in die Nähe des Handgelenkes herab; sie ist proximal
ziemlich dünn, wird dann aber selbst kräftiger als die des Flexor sublimis und teilt
sich in vier Teile, die ihrerseits in vier nebeneinander liegende Sehnen übergehen.

Dieselben bestehen zuerst aus einer Anzahl einzelner Stränge. Der Muskelbauch für den Zeigefinger ist der selbständigste, die übrigen sind unter sich enger verbunden. Auch die Sehne der Zeigefingerportion ist mehr isoliert, während die Sehnen der übrigen Finger durch ein verhältnismäßig kräftiges Bindegewebe zusammengehalten werden, was jedoch nicht hindert, daß die einzelnen Finger eine große Selbständigkeit der Bewegung besitzen. Die Sehnen treten mit denjenigen des vorhergehenden und des folgenden Muskels durch den Canalis carpi in die Hohlhand ein, wo sie nachher noch weiter zu verfolgen sind.

Der Muskel hat vor sich den oberflächlichen Fingerbeuger und den ulnaren Beuger der Hand, sowie die Vasa ulnaria mit ihrem Nerven und den N. medianus. Unter ihm gelangt man auf die Ulna, die Membrana interossea und im distalsten Teil des Vorderarmes auf den M. pronator quadratus. Der ulnare Rand grenzt an den Flexor carpi ulnaris, der radiale an den Flexor pollicis longus.

Motorische Innervation. Er wird vom N. medianus und ulnaris versorgt. Der dem ersteren zugehörige Ast ist ein Zweig des N. interosseus volaris; er senkt sich in die Zeigefingerportion ein. Die drei anderen Köpfe erhalten ihre Nerven vom M. ulnaris. Doch kann jeder der beiden Nerven für den anderen eintreten. (Wurzelbezug: Cerv. VII und VIII, Dors. I.)

Wirkung. Beugt die Endphalangen der dreigliederigen Finger.

Varietäten. Ein schmaler accessorischer Kopf aus der Ursprungsmasse der oberflächlichen Schichte schließt sich einer oder der anderen Portion des tiefen Fingerbeugers an. Die Muskelbäuche können selbständiger werden als gewöhnlich, sie können sich vermehren. Flexor dig. sublimis und profundus können teilweise für einander eintreten. Verbindungen mit benachbarten Muskeln sind häufig.

Langer Daumenbeuger, M. flexor pollicis longus (*60*).

Er entspringt unter und neben dem Radialkopf des oberflächlichen Fingerbeugers von der Vorderfläche des Radius und von dem anstoßenden Teil der Membrana interossea. Etwa in der Hälfte der Fälle erhält er einen rundlichen, bleifederdicken Kopf aus der gemeinsamen, vom Epicondylus herkommenden Ursprungsmasse (*60*). Seine Endsehne, welche sich am vorderen Rand des Muskels weit aufwärts erstreckt, wird erst im distalen Teil des Vorderarmes frei und gelangt endlich durch den Canalis carpi an die Hand. Sie heftet sich an die Endphalange des Daumens.

Motorische Innervation. Vom N. medianus; Wurzelbezug: Cerv. VI, VII, VIII (v. Schumacher 1908).

Wirkung. Beuger der Endphalanx des Daumens.

Varietäten. Sein Ursprung dehnt sich proximalwärts aus oder verschiebt sich in dieser Richtung. Er verbindet sich nahe mit dem Flexor dig. profundus (Affenähnlichkeit). .

Viereckiger Vorwärtsdreher, M. pronator quadratus (*61*).

Die vierseitige dicke Muskelplatte bildet die tiefste Schichte der volaren Unterarmmuskeln. Sie deckt das distale Viertel der Vorderarmknochen einschließlich des unteren Radioulnargelenks. Der Muskel verläuft quer herüber von der vorderen Kante der Ulna zur vorderen Fläche des Radius. Er liegt auf den beiden Knochen und der Membrana interossea.

Motorische Innervation. N. interosseus volaris, aus dem N. medianus. (Wurzelbezug: Cerv. VI—VIII, Dors. I.)

Wirkung, wie der Name sagt.

Varietäten. Er kann breiter oder schmäler werden, wie gewöhnlich. Sein Fehlen ist selten. Er teilt sich in mehrere Schichten von nicht parallelem Verlauf. Sendet Insertionen zu den Carpalknochen oder zur Kapsel des Handgelenkes.

Muskeln der Radialseite.

Die Gruppe wird gebildet vom M. brachioradialis, extensor carpi radialis longus und brevis. Sie entspringen fleischig in langer Linie am unteren Drittel des Oberarmbeines und am oberen Drittel des Radius. Sie liegen so übereinander, daß immer der obere seinen hinteren Rand unter dem übergreifenden vorderen Rand des unteren versteckt. Im mittleren Drittel des Vorderarmes gehen sie in der Reihenfolge, in welcher sie entspringen, in platte Sehnen über. Die Muskeln sind so eng aneinander gelagert, daß sie beim Lebenden meist als ein einfacher Wulst erscheinen.

Armspeichenmuskel, M. brachioradialis[1] **(58—61).**

Entspringt vom Septum intermusculare und von der lateralen Kante des Armbeines bis zum Epicondylus herab. Seine Sehne heftet sich flach ausgebreitet an den Processus styloideus radii.

Die äußere Fläche des Muskels liegt unter der Aponeurose, die innere auf dem Ende des Armbeines, den beiden anderen Muskeln der Radialgruppe, auf dem Radius. Sein hinterer Rand berührt den M. extensor carpi radialis longus, sein vorderer Rand begrenzt proximal mit dem M. pronator teres eine Grube, in welcher sich die Sehne des M. biceps brachii zur Tuberositas radii in die Tiefe senkt (*59*).

Motorische Innervation vom N. radialis. (Wurzelbezug: Cerv. V und VI.)

Wirkung. Beugt den Vorderarm. Er kann zugleich in der Beugestellung als Pronator, in der Streckstellung als Supinator wirken (Grohmann 1902).

Varietäten. Er kann fehlen; kann sich in zwei Teile spalten. Er erhält einen accessorischen Kopf vom Brachialis. Er sendet seine Endsehne weiter proximal an den Radius oder weiter distal an einen Carpalknochen, selbst an den dritten Metacarpalknochen. Verbindungen mit benachbarten Muskeln.

Langer, radialer Handstrecker, M. extensor carpi radialis longus[2]
(59—61).

Entspringt unter dem vorigen vom Armbein und dem proximalen Rand des Epicondylus lateralis. Sein Muskelbauch liegt auf dem Ellbogengelenk. Seine Sehne tritt unter den von der Streckseite herkommenden Daumenmuskeln an die Rückseite der Hand, wo sie mit dem folgenden in einem Loch des Lig. carpi dorsale gleitet und endigt etwas ausgebreitet an der Basis des zweiten Mittelhandknochens (*64*).

Kurzer, radialer Handstrecker, M. extensor carpi radialis brevis[3] **(61).**

Gehört mit dem vorigen eng zusammen. Er entspringt an ihn anschließend vom Epicondylus lateralis und dem Ellbogengelenk. Die dorsalen Fasern kommen von einem Sehnenblatt, welches zwischen ihn und den M. extensor dig. communis eingeschoben ist, die volaren von einem Sehnenbogen, der die Lücke für den tiefen Zweig des N. radialis überbrückt. Seine Endsehne gelangt an die Basis des dritten Mittelhandknochens (*64*). An seiner Ansatzstelle findet man regelmäßig einen Schleimbeutel, Bursa m. extensoris c. rad. brevis.

Die Unterseite des Muskels liegt erst auf dem M. supinator, dann auf dem Ansatz des M. pronator teres und endlich auf dem Radius.

Motorische Innervation der beiden radialen Handstrecker vom N. radialis. (Wurzelbezug: Cerv. VI, VII, VIII.)

---

[1] M. supinator longus.
[2] M. radialis externus longus.
[3] M. radialis externus brevis.

Wirkung. Die beiden Muskeln strecken die Hand und flektieren sie radialwärts.

Varietäten. Die beiden Extensores carpi radiales fließen mehr oder weniger zusammen. Die Ansätze spalten sich in mehrere Sehnen; sie inserieren sich weiter distal als gewöhnlich.

Muskeln der Rückseite.

Sie liegen in zwei Schichten, von welchen die oberflächliche teils ulnarwärts, teils ganz gerade nach der Hand herabläuft, während die tiefe radialwärts abweicht; die Verlaufsweise beider kreuzt sich daher in einem spitzen Winkel.

Oberflächliche Schichte.

Sie besteht aus drei Muskeln: M. extensor digit. communis, extensor digiti quinti proprius und extensor carpi ulnaris.

Gemeinsamer Fingerstrecker, M. extensor digitorum communis (62).

Er entspringt am Epicondylus lateralis, an der Gelenkkapsel, an der deckenden Aponeurose und von dem gleichen Sehnenblatt, an welches sich auch die Fasern des Extensor carpi radialis brevis festheften. Er teilt sich sogleich in drei Bäuche, aus welchen die Sehnen für die Finger mit Ausnahme des Daumens hervorgehen und zwar die für den vierten und fünften Finger aus einem Bauche. Die Sehnen gelangen durch ein gemeinsames Fach des Lig. carpi dorsale (87) an den Handrücken, wo sie unten weiter zu verfolgen sein werden.

Er liegt in seiner ganzen Länge unter der Aponeurose des Vorderarmes; seine Unterseite liegt auf dem M. supinator, den Vasa interossea posteriora und dann bis zur Hand hin auf den Muskeln der tiefen Schichte.

Motorische Innervation vom N. radialis. (Wurzelbezug: Cerv. VII, VIII.)

Wirkung. Wie der Name sagt; zugleich Dorsalbeuger der Hand.

Varietäten. Die Sehne für den kleinen Finger fehlt, es tritt für sie eine vom Extensor digiti quinti proprius oder dem Extensor carpi ulnaris abgespaltene Sehne ein. Die Endsehnen vermehren sich. Der Muskelbauch für den Zeigefinger macht sich selbständig. Der Extensor dig. V proprius fließt mit dem Extensor communis zusammen.

Strecker des kleinen Fingers, M. extensor digiti quinti proprius[1] (62).

Er entspringt von den Wänden des ihn einschließenden Fascienfaches, doch ist die Scheidewand gegen den gemeinsamen Strecker meist unvollständig, so daß er wie ein Bauch desselben erscheint. Seine Sehne geht jedoch durch ein besonderes Fach unter dem Lig. carpi dorsale zur Hand.

Motorische Innervation, wie der vorige.

Wirkung. Im Namen ausgedrückt.

Varietäten. Er kann fehlen und durch ein Bündel des M. extensor digitorum communis oder des M. extensor carpi ulnaris ersetzt sein; er kann sich verdoppeln. Er kann zum vierten Finger eine Sehne abgeben; er kann auch die vierte Sehne des Extensor communis in sein Fach aufnehmen.

Ulnarer Handstrecker, M. extensor carpi ulnaris[2] (62, 63).

Er entspringt, nach oben zugespitzt, vom Epicondylus lateralis, von den ihn umgebenden Fascienblättern und von der Rückseite der Ulna. Er geht auf der hinteren Fläche dieser Knochen herab. Seine Endsehne, welche in der Mitte der Länge

---

[1] M. extensor digiti minimi.

[2] M. ulnaris externus.

des Unterarmes entsteht, gelangt durch ein eigenes Fach des Lig. carpi dorsale zur Basis des fünften Mittelhandknochens.

Sein Ursprung schließt sich unmittelbar an den M. anconaeus an; seine Oberfläche liegt unter der Aponeurose, seine Unterfläche liegt proximal auf der Kapsel des Ellenbogengelenkes, mit welcher seine Ursprungssehne verwachsen ist (Schleimbeutel, S. 74), dann auf dem M. supinator, den Muskeln der tiefen Schichte, der Ulna.

Motorische Innervation. Wie die beiden vorigen.

Wirkung. Er streckt die Hand und flektiert sie ulnarwärts.

Die beschriebenen Flexoren und Extensoren des Handgelenkes kombinieren sich verschieden. Wirken die beiden Flexoren, dann erfolgt volare Beugung, wirken die Extensoren miteinander, dann tritt Dorsalflexion ein. Beuger und Strecker der Ulnarseite bewirken Ulnarflexion, die der Radialseite Radialflexion.

Varietäten. Verdoppelt sich; sendet dem kleinen Finger eine Sehne zu; verbindet sich mit benachbarten Muskeln.

Tiefe Schichte.

In ihr sind fünf Muskeln enthalten: M. supinator, M. abductor pollicis longus, M. extensor pollicis brevis und longus, M. extensor indicis proprius.

Rückwärtsdreher, M. supinator[1] (*59—61, 63*).

Der platte Muskel entspringt faserig an der Gelenkkapsel bis zum Epicondylus lateralis hinauf und an der Ulna. Sein Ende findet er am oberen Drittel der Vorderfläche des Radius, zwischen der Anheftung des M. biceps und pronator teres. In seinem Verlauf wickelt er sich um das obere Ende des pronierten Radius herum, wodurch er bei seiner Verkürzung befähigt ist, denselben rückwärts zu drehen. Die über die Kapsel und das Lig. anulare radii gehenden Fasern sind mit der unteren Kapselwand fest verbunden und helfen dadurch das Köpfchen des Radius tragen (Henle). Der Muskel besteht aus zwei Blättern, zwischen welchen der tiefe Ast des N. radialis durchtritt (*61*).

Er wird gedeckt von den radialen Streckern des Handgelenkes und den Muskeln der oberflächlichen Schichte der Rückseite, seine Vorderfläche liegt auf dem Ellbogengelenk, der Membrana interossea und dem Radius.

Motorische Innervation. Vom N. radialis. (Wurzelbezug: Cerv. V, VI und VII nach Bolk, vom (V), VI, VII, VIII nach Schumacher).

Wirkung. Rückwärtsdreher.

Varietäten. Erhält ein accessorisches Bündel vom Epicondylus; selbständige Bündel bedecken das Lig. anulare radii an seiner Vorder- oder Rückseite.

Langer Daumenabzieher, M. abductor pollicis longus (*63*).

Sein Ursprung erstreckt sich als schmale Spitze proximalwärts zwischen M. extensor carpi ulnaris und supinator und nimmt Fasern von der Membrana interossea und vom Radius längs dem unteren Rand des M. supinator her. Seine Insertionssehne, welche nicht selten doppelt ist, geht schräg über die Sehnen der Radialmuskeln weg und gelangt durch das radialwärts äußerste Fach des Lig. carpi dorsale zur Basis des ersten Mittelhandknochens (*64, 65 a, 87*).

Motorische Innervation. Vom N. radialis. (Wurzelbezug: Cerv. VI, VII und VIII.)

Wirkung. Beteiligt sich an der Supinationsbewegung, ebenso auch an der Volarbeugung der Hand; abduziert den Daumen.

---

[1] M. supinator brevis.

Varietäten. Er kann sich verdoppeln; er kann mit dem folgenden verschmelzen; er kann sich am Trapezbein anheften. Seine Sehne geht ganz oder teilweise in den M. abductor brevis über (häufig). Sehr häufig entspringt ein Teil seiner Fasern von einem Schnenbogen, welcher die Sehnen der radialen Handstrecker überbrückt und an die Fascie des Flexor poll. longus angewachsen ist.

Kurzer Daumenstrecker, M. extensor pollicis brevis (*63*).

Er entspringt im mittleren Drittel des Unterarmes, an der Membrana interossea und am Radius, anschließend an den vorigen. Seine Sehne geht mit der des Abductor poll. longus durch ein und dasselbe Fach und heftet sich an die Grundphalange des Daumens (*64. 65a*).

Motorische Innervation. Wie der vorhergehende.

Wirkung. Abduziert und streckt den Daumen.

Varietäten. Verdoppelung; Zusammenfließen mit dem vorigen. Überzählige Insertionen an der Hand.

Langer Daumenstrecker, M. extensor pollicis longus (*63. 64*).

Sein Ursprungsfeld ist sehr ausgedehnt, es liegt an der Ulnarseite der beiden vorigen, wo er von der Membrana interossea und der Fascie des Extensor carpi ulnaris herkommt. Die Endsehne kreuzt diejenigen der radialen Handstrecker, geht durch ein eigenes Fascienfach (*87*) und verläuft über die Mitte der Dorsalfläche des Daumens zu dessen Endphalange.

Die drei beschriebenen Daumenmuskeln werden erst von den Muskeln der oberflächlichen Schichte gedeckt, dann aber treten sie in schief absteigendem Verlauf unter diesen vor und liegen nun frei unter der Haut.

Motorische Innervation des M. flexor poll. longus vom N. radialis. (Wurzelbezug: Cerv. VI, VII und VIII.)

Wirkung. Wie der Name sagt; außerdem beugt er die Hand dorsalwärts.

Varietäten. Kann seine Insertion mit der des kurzen Streckers tauschen. Kann sich verdoppeln.

Zeigefingerstrecker, M. extensor indicis proprius[1]) (*63*).

Entspringt in der distalen Hälfte des Vorderarmes von der Fascie des M. extensor ulnaris, von der Membrana interossea und von der Ulna. Seine Sehne geht durch das Fach, welches auch der Extensor digitorum communis benützt, zum Handrücken und verbindet sich am Fingermetacarpalgelenk mit der Zeigefingersehne des genannten Muskels.

Motorische Innervation. Vom N. radialis. (Wurzelbezug: Cerv. VI, VII, VIII.)

Wirkung, wie der Name sagt; zugleich Dorsalbeuger der Hand.

Varietäten. Kann sehr schwach werden, selbst ganz fehlen, oder ist durch einen kurzen Muskel des Handrückens ersetzt. Häufig sind verschiedene Grade der Spaltung und Vermehrung. Er gibt eine Sehne zum Daumen oder zum Mittelfinger; es kann ein separater Strecker des Mittelfingers vorhanden sein.

Über die physiologische Wirkung der Vorderarmmuskulatur wurden bei den einzelnen Muskeln schon Bemerkungen gemacht, sie ist aber damit noch nicht erschöpft, da sich bei der überaus freien und fein abgestuften Beweglichkeit der Hand und der Finger die Tätigkeit der Einzelmuskeln in verschiedenartigster Weise kombiniert, was man besonders in pathologischen Fällen erkennt, in welchen der Ausfall eines Muskels zuweilen eigenartige und auf den ersten Blick überraschende Erscheinungen hervorruft.

Eine ganz isolierte Stellung nimmt der M. brachioradialis ein, indem er seiner Hauptfunktion nach ein Beuger des Ellenbogengelenkes ist; er reiht sich also dem Biceps und Brachialis an. In seiner Kraftleistung stellt ihn Duchenne (1885) geradezu diesen beiden Muskeln gleich, worin ihm Grohmann (1902) allerdings nicht zustimmt. Außer ihm kommen bei der Beugung

[1]) M. indicator.

im Ellenbogengelenk noch in Frage: M. pronator teres, M. extensor carpi radialis longus und brevis und M. palmaris longus. Die beiden ersteren wirken am kräftigsten bei der Pronation, die letzteren kommen nur wenig in Betracht, da ihre Insertionspunkte der Gelenkachse sehr nahe liegen. Selbst bei vollständiger Lähmung von Biceps, Brachialis und Brachioradialis können diese Muskeln doch noch eine geringe Beugung zuwege bringen. Die Pronation besorgen M. pronator teres, pronator quadratus, flexor carpi radialis und palmaris longus. Nach den Untersuchungen von Grohmann unter Leitung von R. Fick wird bei dieser Bewegung das Maximum der gesamten Kraftleistung bei rechtwinkelig gestelltem Arm erreicht, am geringsten ist dieselbe bei gestrecktem Arm. In rechtwinkeliger und stärkerer Beugung des Ellenbogengelenkes wirken nach diesen Untersuchungen auch der Brachioradialis und der Extensor carpi radialis longus als Pronatoren. Als kräftiger Supinator wurde oben (S. 71) bereits der M. biceps brachii bezeichnet, neben ihm wirkt auch ebenso kräftig der Supinator, dessen einzige Tätigkeit in Ausführung der Supination besteht. Als sehr schwache Supinatoren bezeichnet Grohmann noch die Mm. abductor poll. longus, extensor poll. brevis und longus, extensor indicis proprius. Brachioradialis und M. extensor carpi radialis longus, welche in der Beugestellung pronieren, können sich in der Streckstellung als Supinatoren betätigen.

Die Bewegung des Handgelenkes ist eine vierfache: Volar-, Dorsal-, Radial- und Ulnarflexion. Die Volarflexion, auch Beugung genannt, liegt dem Flexor carpi radialis und ulnaris ob, außer ihnen auch dem Palmaris longus; unter gewissen Umständen können auch die Fingerbeuger bei der Beugung des Handgelenkes mitwirken. Die Dorsalflexion, auch Streckung genannt, besorgen Extensores carpi radiales und ulnaris; unter gewissen Umständen auch die Extensores digitorum. Beevor (1904) führt auch noch den Extensor pollicis longus an. Die Radialflexion, auch Abduktion genannt, wird wesentlich vom Flexor carpi radialis ausgeführt, dann aber auch vom Extensor carpi radialis longus, dem Abductor pollicis longus und den beiden Daumenstreckern. Der Extensor carpi radialis brevis beteiligt sich nicht. Die Ulnarflexion oder Adduktion bewirken Flexor und Extensor carpi ulnaris. Es braucht nicht noch besonders hervorgehoben zu werden, daß es zwischen den vorstehend analysierten Hauptbewegungen des Handgelenkes noch unzählige Zwischenstellungen gibt, welche durch eine stets wechselnde Gruppierung und Abstufung in der Tätigkeit der vorhandenen Muskelindividuen ermöglicht werden (M.).

γ) Muskeln und Sehnen der Hand.

Handrücken.

Auf dem Handrücken (64) finden sich, abgesehen von den tiefliegenden Mm. interossei (S. 88), normalerweise nur die Sehnen der Fingerstrecker. Sie platten sich bandförmig ab, sobald sie aus den sie umschließenden Scheiden an der Handwurzel hervortreten und sind in ein Bindegewebsblatt eingeschlossen, welches sich bis zu den Fingern hin verfolgen läßt. Die Sehnen des M. extensor communis divergieren von ihrem Übertritt auf den Handrücken aus, um sich zu den einzelnen Fingern zu begeben. Sie können sich der Länge nach spalten, um sich auf der Grundphalange des Fingers wieder zusammenzufinden; besonders gilt dies für die Sehne des vierten Fingers. Die Sehnen werden durch fibröse Streifen, Juncturae tendinum, miteinander in Zusammenhang gesetzt. Die Verbindung zwischen den Sehnen des zweiten und dritten Fingers liegt etwa in der Mitte des Handrückens; sie besteht aus einer queren Brücke, welche ihrer Herkunft nach der oberflächlichen Fascie des Handrückens angehört. Die beiden anderen zweigen sich als kräftige Züge von der Sehne des vierten Fingers ab und gehen in schrägem Verlauf distalwärts zu den Sehnen des dritten und fünften Fingers hin. Die Sehne des M. extensor indicis proprius fließt an der Basis des Zeigefingers mit der Sehne des gemeinsamen Streckers zusammen, ebenso diejenige des M. extensor digiti V proprius, welche in ihrem Verlauf auf dem Handrücken gewöhnlich in zwei Stränge gespalten ist (Spengemann 1903). Es sollen sich Klavierspieler die Junkturen haben durchschneiden lassen, um die isolierte Beweglichkeit der Finger zu erhöhen. Die dabei entstehenden Adhäsionen und Narben dürften jedoch den gegenteiligen Erfolg erzielen.

Bei ihrem Übertritt auf den Fingerrücken verbinden sich die Sehnen mit denjenigen der Mm. lumbricales und interossei (s. unten) zu einer breiten und derben Platte von dreieckiger Gestalt mit proximaler Basis und einer gegen das erste Interphalangealgelenk gerichteten Spitze. Sie deckt kappenartig das Gelenk zwischen Mittelhandknochen und Grundphalanx und ist an dessen Kapsel fest angeheftet. Gegen das erste Interphalangealgelenk hin teilt sich jede Sehne in drei Zipfel, von welchen sich der mittlere an die Basis der Mittelphalange anheftet, während die beiden seitlichen, in welche ein Teil der Sehnenfasern der Mm. lumbricales und interossei aufgeht, das Gelenk zwischen Grund- und Mittelphalange in einem flachen Bogen umziehen und sich in konvergierendem Verlauf an die Basis der Endphalange ansetzen. Mit dem Periost der Fingerglieder sind die Sehnen durch spärliches und lockeres Bindegewebe verbunden, mit den Gelenkkapseln stehen sie in festerem Zusammenhang.

Aus dem Verlauf und der Anheftung der Strecksehnen ist zu entnehmen, daß sie auf alle drei Gelenke jeden Fingers gemeinsam wirken. Die mit ihnen vereinigten Sehnen der M. lumbricales und interossei beteiligen sich an der Streckung der Mittel- und Endphalange, die Grundphalange aber wird von ihnen gebeugt.

Die Sehnen der beiden Daumenstrecker vereinigen sich auf dem Metacarpophalangealgelenk miteinander. Wie die der übrigen Finger sind auch sie dort zu einer dreiseitigen Platte verbreitet, deren Seitenteile von den Sehnen des ersten Zwischenknochenmuskels und des M. abductor pollicis brevis nebst den Haftbändern des Daumenmetacarpalgelenkes geliefert werden (Henle). Wie an den anderen Fingern kann man auch am Daumen drei Zipfel nachweisen, welche jedoch sämtlich an der Basis des Nagelgliedes endigen.

Varietäten. Am Handrücken begegnet man zuweilen einem kurzen Strecker, welcher dem normalen kurzen Strecker des Fußrückens nach seiner Lage und seinem sonstigen Verhalten ganz entspricht. Doch pflegt er nicht gleichmäßig zu den vier dreigliederigen Fingern zu gehen, wie am Fuß, sondern nur zu zweien, meist sogar nur zu einem einzigen; am häufigsten findet man einen kurzen Strecker des Mittelfingers.

Hohlhand.

Die Muskeln und Sehnen der Hohlhand teilen sich in drei Gruppen, diejenigen in der Mitte der Hand, die des Daumenballens, Thenar, und die des Kleinfingerballens, Hypothenar. Zu ihnen kommt noch ein oberflächlich gelegener Hautmuskel, der M. palmaris brevis.

Kurzer Hohlhandmuskel, M. palmaris brevis (65).

Er liegt unmittelbar unter der Fettschichte des Kleinfingerballens und besteht aus einer Anzahl querer Bündel, welche vom Ulnarrand der Volaraponeurose entspringen und sich an die Haut des Ulnarrandes der Hand anheften. Bei kräftiger Zusammenziehung entsteht an seiner Hautinsertion eine Rinne oder eine Reihe von Grübchen. Er deckt die Vasa und den N. ulnaris.

Motorische Innervation. Vom R. superficialis n. ulnaris. (Wurzelbezug: Cerv. VIII.)

Wirkung. Er schützt die unter ihm liegenden Gefäße und Nerven und wölbt die Haut am stärksten, wenn sich die Hand zur Faust schließt.

Varietäten. Er ist in seiner Ausbildung außerordentlich wechselnd; oft besteht er nur aus einigen Bündelchen, welche voneinander getrennt durch das Fett zu ihrer Insertion verlaufen.

Mitte der Hand.

Die starke Palmaraponeurose (*65*) (S. 69), welche den Handteller zwischen den beiden Ballen deckt, ist so kräftig, daß man an der unversehrten Hand von den unter ihr liegenden Gebilden nur sehr wenig sehen und fühlen kann. Hat man die Aponeurose, den oberflächlichen Arterienbogen der Hohlhand mit seinen Zweigen und die Nervenäste, welche letztere begleiten, entfernt, dann stößt man auf die Sehnen der Fingerbeuger, welche aus dem Canalis carpi hervortreten, um sich in divergierendem Verlauf zu ihren Fingern zu begeben. Sie ordnen sich dabei sehr bald so, daß jedesmal die Sehne des M. flexor profundus dicht an die Unterseite derjenigen des M. flexor sublimis zu liegen kommt. Schon im Canalis carpi und dann in der Hohlhand werden sie von einem weichen und dehnbaren, trotzdem aber widerstandskräftigen Bindegewebe umhüllt, bis sie in die Sehnenscheiden der Finger eintreten, welche in der Gegend der Gelenke zwischen Mittelhandknochen und Grundphalangen ihren Anfang nehmen. In diesem weichen Bindegewebe sind stets zwei, manchmal drei Schleimscheiden ausgespart (*65a. 88*), in welchen die Sehnen jedoch nicht ganz frei liegen, sondern durch gekrösartige Blätter mit dem umgebenden Gewebe und dem Skelet in Zusammenhang gebracht sind. Die eine, radiale, Scheide umgibt die Sehne des M. flexor pollicis longus, die andere, ulnare, die ulnare Seite der Fingerbeuger. Die Sehnen des zweiten und dritten Fingers und der neben ihnen liegende N. medianus entbehren einer Scheide, sie sind ringsum von dem weichen Bindegewebe umschlossen. Ist eine dritte Scheide vorhanden, dann liegt dieselbe in der Mitte zwischen den beiden anderen an der dem Knochen zugewandten Seite des tiefen Beugers des Zeigefingers (*65a*). Die beiden regelmäßig vorhandenen Scheiden reichen proximal meist noch ein wenig über den proximalen Rand des Lig. transversum carpi hinaus, distal öffnet sich die radiale in die Sehnenscheide des Daumens, begleitet sie also bis zur Endphalange hin. Die ulnare Scheide besitzt unter der Sehnenscheide des vierten Fingers eine kleine Ausbuchtung, welche sie derselben nahe bringt, mit der des kleinen Fingers pflegt sie in offener Verbindung zu stehen. Die Fingerscheiden des zweiten und dritten Fingers kommen den Hohlhandscheiden nicht nahe. Die Verbindung der Hohlhand- und Fingerscheiden an Daumen und Kleinfinger ist beim Neugeborenen nicht vorhanden, sie entsteht erst später. Die etwa vorhandene dritte Scheide ist individuell verschieden lang (Rosthorn 1887).

Von den Sehnen des M. flexor digitorum profundus entspringen die

Spulmuskeln, Mm. lumbricales (*66, 67*),

kleine, schlanke Muskelchen. Der des Zeigefingers entspringt am Radialrand seiner Sehne, die drei übrigen in der Regel zweiköpfig von den einander zugekehrten Rändern der sämtlichen vier Beugesehnen. Ihre dünnen und platten Endsehnen gelangen an den Radialrand der Grundphalangen der vier dreigliederigen Finger, wo sie in Verbindung mit den Sehnen der Mm. interossei an den Seitenrand der Strecksehnen herantreten.

Motorische Innervation. Die beiden ersten Lumbricales von dem N. medianus, der dritte von ihm und dem N. ulnaris, der vierte vom N. ulnaris allein. (Wurzelbezug: Cerv. VIII, Thor. I.)

Wirkung. Wie schon erwähnt, beugen sie die Grundphalangen und strecken Mittel- und Nagelglied.

Varietäten. Zahlreich. Jedes der vier Muskelchen kann fehlen; jedes kann auch von einer Sehne des M. flexor sublimis entspringen. Oft teilt sich die Insertionssehne und sendet den einander zugekehrten Fingerrändern Sehnen zu, besonders gilt dies für den dritten Lumbricalis. Am konstantesten ist der erste und zweite derselben (Kopsch 1898, Reichardt 1901).

Am Beginn der Finger treten die Sehnen der dreigliederigen Finger in Sehnenscheiden ein, Röhren, welche durch die Ligg. vaginalia und die Knochen, an welchen sie befestigt sind, gebildet werden (S. 70). Sie gleiten in denselben bis zu ihrem Ende. Die Sehne des Flexor profundus gelangt zur Endphalange, die des Flexor sublimis, nachdem sie sich in zwei Zipfel geteilt hat, zur Mittelphalange (*66. 70*). Die beiden Hälften der Sehne des oberflächlichen Beugers umgreifen hülsenförmig die schlanker gewordene Sehne des Flexor profundus, um unter ihr den Knochen zu erreichen. Auch die Sehne des letzteren Muskels zerfällt gegen ihr Ende hin in zwei Stränge, welche jedoch meist durch spärliches Bindegewebe eng miteinander verbunden sind. Die Sehne des langen Daumenbeugers geht ohne Teilung bis zur Endphalange.

Die von zarten Schleimscheiden umgebenen Sehnen sind zwar im größten Teil ihrer Länge ganz frei und ohne Verbindung mit den Röhrenwänden, doch hängen sie mit den Knochen der drei Fingerglieder durch Brücken zusammen, welche als Vincula tendinum[1] (*70*) bezeichnet werden. An der Grundphalange erscheint das Vinculum als eine zarte, vierseitige Platte, welche in distaler Richtung vom Knochen zur Sehne des tiefen Beugers geht; beiderseits erstrecken sich von ihr aus auch Fortsetzungen an die Schenkel des oberflächlichen Beugers. Das Vinculum der Mittelphalange ist ein starker Strang, welcher zum Endstück des tiefen Beugers gelangt. Auch die Endphalange besitzt ein Vinculum, welches als dreieckige Platte den Rand zwischen der Insertion des Flexor profundus und dem Knochen ausfüllt. Die Vincula haben die Funktion, den Sehnen Blutgefäße zuzuführen, welche sich schlingenbildend an deren Oberfläche verbreiten.

Praktische Bemerkungen. Die Sehnen werden an den Fingern von ihren Scheiden eng umschlossen, und wenn sie oder die Scheiden sich verdicken, muß eine Erschwerung der Bewegung die Folge sein. Eine Anzahl von Fällen des „schnellenden Fingers" dürfte solchen Verdickungen ihr Dasein verdanken. — Die Blutversorgung der Sehnen im Bereiche der Finger ist nur in der Jugend eine ausreichende; im ausgewachsenen Körper wird sie sehr spärlich; es finden sich sogar etwa 1 cm lange Stellen, welche ganz frei von Gefäßen sind. Die meisten der in den Vincula tendinum herantretenden Gefäße bleiben ganz an der Oberfläche, nur verhältnismäßig wenige dringen in die Substanz der Sehnen ein. Die Ernährung der Beugesehnen ist also eine durchaus schlechte und man versteht, daß sie bei pathologischen Insulten, besonders bei einem Panaritium tendinosum sehr leicht der Nekrose verfallen, daß auch Operationen an ihnen sich durch wenig gute Resultate auszeichnen. Ein Eitererguß in die Scheide des Daumens und des kleinen Fingers wird sogleich in die mit ihnen zusammenhängenden Scheiden der Hohlhand übergehen, er kann proximal vom Lig. transversum carpi zum Durchbruch kommen.

Daumenballen.

Man unterscheidet einen M. abductor, flexor brevis, adductor und opponens pollicis.

Kurzer Daumenabzieher, M. abductor pollicis brevis (*66*).

Entspringt von der vorderen Fläche und dem Rande des Lig. carpi transversum. Er zieht schräg distalwärts und gelangt mit einer breiten platten Sehne zum radialen Sesambein und zur Grundphalange. Seine Lage ist eine ganz oberflächliche.

Motorische Innervation vom N. medianus. (Wurzelbezug: Cerv. VI, VII.)

Varietäten. Ein Teil der Sehne des M. abductor longus geht in den Abductor brevis über; auch vom M. extensor carpi radialis longus kann ein Sehnenbündel an ihn abgegeben werden. Häufig schließt sich ihm ein dünnes Bündelchen an, welches an der Haut des Daumenballens in der Gegend der Tuberosität des Trapezbeines entspringt (Henle).

---

[1] Tenacula, Ligg. mucosa.

Kurzer Daumenbeuger, M. flexor pollicis brevis (*66, 67*).

Besteht aus zwei Teilen, einem oberflächlichen und einem tiefen. Der oberflächliche (*66*) entspringt neben dem Abductor brevis und teilweise von ihm gedeckt vom Lig. carpi transversum nächst der Tuberosität des Trapezbeines und endet mit dem Abductor brevis am radialen Sesambein und der Grundphalanx. Der tiefe Kopf (Cunningham 1887) (*67, 69*) ist unter den schiefen Teil des Adductor gerückt; er kommt von der Handwurzel zwischen den Basen der Mittelhandknochen des Daumens und Zeigefingers, von welchen er ebenfalls Fasern mitnimmt. Er endigt am ulnaren Sesambein und der Grundphalange.

Motorische Innervation. Oberflächlicher Kopf in der Regel vom N. medianus, tiefer vom N. ulnaris. (Wurzelbezug: Cerv. VI, VII.)

Daumenanzieher, M. adductor pollicis (*67, 68*).

Besteht aus zwei Teilen, einem queren und einem schrägen, welche den gleichen Teilen des Anziehers der großen Zehe entsprechen. Der quere Teil entspringt von der ganzen Länge des dritten Mittelhandknochens, der schiefe vom Carpus in der Gegend des Lig. carpi radiatum. Die Fasern konvergieren nach einer verhältnismäßig langen Sehne, welche sich am ulnaren Sesambein und der Grundphalange ansetzt.

Motorische Innervation. Vom Ram. prof. n. ulnaris. (Wurzelbezug: Cerv. VIII, Thor. I.)

Varietäten. Die Gegend zwischen dem Abductor brevis und dem queren Teil des Adductor poll. zeigt zahlreiche Verschiedenheiten, welche in der Beschreibung eine gewisse Unsicherheit erzeugt haben. Besonders spalten sich von den vorhandenen Muskeln kleine Partien ab, eine vom oberflächlichen Teil des Flexor poll. br. und eine vom schrägen Teil des Adductor. Henle faßt dieselben zusammen als Flexor brevis und rechnet den oberflächlichen Teil des Flexor zum Abductor. Der tiefe Teil des Flexor brevis wird als Interosseus vol. I aufgeführt oder zum Adductor gezogen. Andere Autoren sehen den schrägen Teil des Adductor als einen Kopf des Flexor brevis an. — Der quere Teil des Adductor ist manchmal gespalten; er kann vom zweiten und vom vierten Metacarpalknochen Bündel mitnehmen.

Gegensteller des Daumens, M. opponens pollicis (*67, 68*).

Vom Seitenteile des Lig. carpi transv. und der Tuberosität des Trapezbeines entspringend, setzt er sich in der ganzen Länge des radialen Randes des ersten Mittelhandknochens an (M.-H.). Er wird fast ganz vom M. abductor poll. brevis bedeckt.

Motorische Innervation vom N. medianus. (Wurzelbezug: Cerv. VI, VII.)

Die Wirkung der Muskeln des Daumenballens ist zwar in ihrem Namen ausgedrückt, doch erschöpft dieser ihre Tätigkeit nicht, indem eine isolierte Zusammenziehung keineswegs die Regel ist, indem sich vielmehr ihre Funktion in der verschiedensten Art kombinieren kann. Wirken alle Muskeln zusammen, dann beugen sie die Grundphalanx. Das Bündel, welches man den tiefen Kopf des Flexor brevis nennt, kann außer der Beugung auch adduzieren. Verbindet sich die Tätigkeit des Flexor brevis mit der des Abductor brevis, dann können sie den Opponens in seiner Funktion unterstützen.

Kleinfingerballen.

Wie am Daumenballen existiert ein Abductor, Flexor brevis und Opponens, ein Adductor fehlt.

Abzieher des kleinen Fingers, M. abductor digiti quinti (*66*).

Vom Erbsenbein zum Ulnarrand der Grundphalange, zum Sesambein des fünften Fingers und zum ulnaren Rand der Streckschne.

Kurzer Kleinfingerbeuger, M. flexor digiti quinti brevis[1]) (*66*).

Vom Haken des Hakenbeines zur Vorderfläche der Grundphalange des fünften Fingers, in der Regel an einen die Sehnen der langen Beuger überspannenden Sehnenbogen.

Gegensteller des kleinen Fingers, M. opponens digiti quinti (*67*, *68*).

Vom Haken des Hakenbeines und vom Ligam. carpi transversum entspringend geht er schräg ulnarwärts zum Körper und Köpfchen des fünften Mittelhandknochens (M.-H.). Er wird vom Abductor bedeckt.

Motorische Innervation der Muskeln des Kleinfingerballens vom N. ulnaris. (Wurzelbezug: Cerv. VIII, auch VII und Thor. I.)

Wirkung der Muskeln des Kleinfingerballens. Abductor und Flexor, wie der Name sagt; der kleine Finger kann bekanntlich den übrigen nicht entgegengestellt werden, der Opponens dürfte nur dazu bestimmt sein, den fünften Mittelhandknochen volarwärts zu schieben, in der Art, wie man ihn bei der Bildung einer „hohlen Hand" zu stellen pflegt.

Varietäten. Der Abductor erhält einen Kopf vom Unterarm; er spaltet sich in zwei oder drei Teile. Der Flexor ist unbeständig; er fehlt völlig oder ist durch eine Zacke vom Abductor oder Opponens ersetzt. Ein überzähliger Kopf kommt vom Unterarm.

Zwischenknochenmuskeln, Mm. interossei (*69. 71*).

Sie füllen die Zwischenräume der Mittelhandknochen aus. Man scheidet sie in dorsale und volare. Die Mm. interossei dorsales, vier an Zahl, sind am Handrücken sichtbar (*71. 83*), in der Hohlhand erscheinen sie ebenfalls neben den volaren Zwischenknochenmuskeln (*69*). Sie entspringen mit zwei Köpfen von den einander zugewandten Seitenflächen je zweier Mittelhandknochen. Mit ihren Insertionssehnen wenden sie sich gegen die durch den Mittelfinger gelegte Achse der Hand, es endigt demnach einer an der radialen, einer an der ulnaren Seite dieses Fingers. Ein weiterer gelangt an die radiale Seite des Zeigefingers, der letzte an die ulnare Seite des vierten Fingers. Die Mm. interossei volares (*69. 82*). welche nur von der Hohlhandseite aus sichtbar sind, entspringen nur mit einem Kopf von der volaren Fläche desjenigen Mittelhandknochens, an dessen Finger sie endigen; ihre Insertion finden sie an den von der Achse des Mittelfingers abgewandten Seiten des zweiten, vierten und fünften Fingers. Der Daumen erhält keinen Interosseus. Es wird nach dem Gesagten jeder der vier dreigliederigen Finger von zwei Zwischenknochenmuskeln erreicht, natürlich mit Ausnahme der freiliegenden ulnaren Seite des kleinen Fingers, dort wird der Interosseus durch den Abductor ersetzt. Die Insertionen an den Grundphalangen erfolgen in platten Sehnen, welche sich jedesmal an deren Seitenrand anheften und einen Teil ihrer Fasern mit den Sehnen der Lumbricales zur Strecksehne senden (S. 85). Zwischen den Sehnen der Mm. interossei und den Fingermetacarpalgelenken findet man oft Bursae intermetacarpophalangeae (*87*).

Motorische Innervation. In dieselbe teilen sich N. medianus und Ramus profundus n. ulnaris, wobei bald der eine, bald der andere mehr Platz gewinnt (Brooks 1887).

Wirkung. Beide Interossei eines Fingers beugen, unterstützt von den Lumbricales, gemeinsam die Grundphalange und strecken die anderen Phalangen; bei gestreckten Fingern wird ihre Beugewirkung auf die Grundphalange durch die Fingerbeuger unterstützt. Die Interossei dorsales allein in Verbindung mit den Abduktoren spreizen die Finger, die Interossei volares nebst dem Adductor pollicis nehmen sie wieder zusammen.

Varietäten sind ohne Bedeutung.

---

[1]) Flexor dig. minimi brevis.

Wenn auch in Vorstehendem schon kurz über die Funktion der Handmuskeln berichtet wurde, so ist sie doch noch einmal im Zusammenhang zu überblicken, da sie eine einigermaßen komplizierte ist, indem meist mehrere Muskeln zusammenwirken müssen, um eine scheinbar einfache Bewegung zustande zu bringen.

Was die Streckung der Finger anlangt, so wirken Extensor communis nebst Extensor proprius und indicis proprius nach Duchenne (1885) im wesentlichen nur auf die Grundphalange, wobei die Zusammenziehung der Flexoren des Handgelenkes dieses feststellen. Die Anheftung an die Mittelphalange kann nur wenig tun, da die Kraft der Muskeln durch die Verbindung mit der Grundphalange schon fast ganz verbraucht ist. Dazu kommt, daß der tonische Widerstand der beiden kräftigen Flexoren der Streckung entgegen arbeitet, so daß normalerweise diese geringe Wirkung überhaupt nicht zum Ausdruck kommt. Daß sie jedoch vorhanden ist, geht daraus hervor, daß bei Lähmungen der Mm. interossei und passiver Beugung der Grundphalangen der Extensor communis die Mittel- und Endphalange zu strecken vermag (Beevor 1904). Die beiden letzten Phalangen werden normalerweise durch die zu den Strecksehnen gelangenden Züge der Sehnen der Mm. interossei und lumbricales gestreckt.

Die Beugung der beiden letzten Phalangen geschieht durch die beiden Flexoren, dabei wirkt jedoch der Flexor profundus nicht bloß auf die Endphalange, sondern vermöge seines Einschlusses in die Sehnenscheide auch auf die Mittelphalange. Ist der Flexor sublimis gelähmt, dann wird die Mittelphalange überstreckt, selbst subluxiert (Oppenheim 1908). Die Grundphalange wird in der Hauptsache, wie oben erwähnt, durch die Mm. interossei und lumbricales gebeugt.

Das wechselnde Spiel der Beugung und Streckung beobachtet man am besten bei der Bewegung des Zeichnens und Schreibens (Duchenne). Bei einem von oben nach unten geführten Strich sind erst die beiden distalen Fingerglieder, welche den Stift halten, gestreckt, die Grundphalange ist gegen die Mittelhand fast rechtwinkelig gebeugt, eine Stellung, welche durch die Kontraktion der Interossei und Lumbricales hervorgerufen wird. Nun zieht man den Stift zu sich heran, indem man die Grundphalange streckt und die Mittel- und Endphalange beugt. Dies geschieht durch Zusammenziehung der am Unterarm liegenden Flexoren und Extensoren. Wird der Stift wieder von unten nach oben vorgeschoben, dann wirken die Muskeln in umgekehrtem Sinn. Bei isolierter Lähmung der Extensoren der Finger gelingt die Streckung der beiden letzten Phalangen ohne Schwierigkeit, wenn man nur dafür sorgt, daß die durch die Lähmung hervorgerufene Stellung der ganzen Hand kein Hindernis bildet, denn die Extensoren wirken auch einigermaßen als Strecker des Handgelenkes. Bei Lähmung der Mm. interossei und lumbricales und erhaltenem Extensor communis stehen die Finger in Krallenstellung mit gestreckter Grundphalange und gebeugter Mittel- und Endphalange. Da der Zeigefinger und kleine Finger besondere Extensoren erhalten, können sie auch dann leicht gestreckt werden, wenn der gemeinsame Strecker nicht wirkt. Schlägt man aber Index und Minimus ein und versucht die beiden anderen Finger, welche keinen besonderen Extensor haben, zu strecken, dann gelingt dies nur äußerst unvollkommen. Der unselbständigste Finger ist der vierte, da er durch die von seiner Strecksehne ausgehenden Junkturen noch mehr an einer unabhängigen Streckung gehindert wird, wie alle übrigen. Eine vollständige Streckung der Grundphalangen geschieht nur, wenn alle Finger miteinander die gleiche Bewegung ausführen, man findet nicht selten Menschen, welchen dann eine Überstreckung möglich ist. Ballt man die Finger zur Faust, dann ziehen sich die beiden Flexoren, sowie die Interossei und Lumbricales zusammen. Die Flexoren wirken am besten bei dorsal gebeugter Hand, weil dann ihre Sehnen über dem Handgelenk gespannt werden, während die Strecker an Spannung verlieren. Bei volarer Beugung der Hand spannen sich die Strecker und können nun ihrerseits die Flexoren leichter überwinden, so daß die Kraft der zupackenden Hand um so mehr abnimmt, je weiter sich das Handgelenk volarwärts bewegt.

Die Spreizung der Finger wird, wie schon bekannt, von den Mm. interossei dorsales nebst dem Abductor digiti quinti bewirkt, wobei diese Muskeln einigermaßen vom Extensor digitorum communis unterstützt werden, das Zusammenlegen von den Mm. interossei volares. Diesen helfen dabei M. extensor indicis proprius und M. extensor digiti V proprius. Die Mm. lumbricales beteiligen sich bei diesen Bewegungen im allgemeinen nicht, nur der am Zeigefinger angeheftete kann denselben schwach abduzieren, was in Fällen einer totalen Lähmung der Interossei von Bedeutung für den Kranken sein kann. Das Auseinanderstrahlen der Sehnen des Extensor communis auf dem Handrücken bringt es mit sich, daß bei ihrer Wirkung nur der dritte Finger, dessen Sehne ganz gerade auf dem Mittelhandknochen entlang zum Finger verläuft, seine Lage unverändert beibehält, während der Zeigefinger, der vierte und fünfte Finger vom Mittelfinger entfernt werden, so daß sie also die dorsalen Zwischenknochenmuskeln in ihrer Spreizwirkung unterstützen. Streckt man die Grundphalangen ganz ungezwungen, dann pflegen auch die Finger ein klein wenig gespreizt zu sein. Nach den Beobachtungen pathologischer Fälle (Duchenne) brauchen die Interossei volares, welchen eine solche Unterstützung, wie sie die dorsales haben, mangelt, eine größere Kraft zum Zusammennehmen, wie jene zum Spreizen. Die Sehne des Extensor proprius indicis bewegt den Zeigefinger ulnarwärts, die des Extensor dig. minimi verstärkt die ulnarwärts gerichtete Bewegung, welche ihm schon von der des Extensor communis erteilt wird. Läßt man die Beuger wirken, dann gelingt ein Spreizen immer weniger und in der geballten Faust sind die Finger stets fest aneinander geschlossen. Die Wirkung der Interossei ist jetzt für die Beugung der Grundphalangen verbraucht und die Extensorensehnen sind außer Funktion gesetzt. Auch bei der Bildung einer hohlen Hand ist ein Spreizen der Finger nicht möglich, augenscheinlich, weil die Interossei volares dabei in Tätigkeit treten, während die Interossei dorsales in Ruhe bleiben. Spreizen gelingt normalerweise nur bei gestreckter Grundphalange und flachem Handteller. Starke dauernde Übung, wie z. B. bei Klavierspielern, kann allerdings auch bei gebeugter Grundphalanx die Spreizungsmöglichkeit erhöhen. Am unabhängigsten voneinander sind die Finger in halber Beugung; man nimmt deshalb auch diese Stellung bei allen feineren Verrichtungen ein, besonders bei der Ausübung der Musik.

Die Bewegungen des Daumens sind dadurch, daß sein Metacarpalknochen ganz besonders beweglich ist, sehr freie. Die Streckung wird ausgeführt von Extensor longus, brevis und Abductor longus. Der erstere streckt die Endphalange, wobei ihn die Sehnenausbreitungen des Flexor brevis an der radialen, die des Abductor an der ulnaren Seite unterstützen. Die Streckung der Grundphalange liegt dem Extensor brevis ob. Streckt man die einzelnen Glieder des Daumens kräftig, dann ziehen sich gleichzeitig Extensor und Flexor carpi ulnaris zusammen, um das Handgelenk festzustellen. Was die Beugung anlangt, so wirkt der Flexor longus lediglich auf die Endphalange, während die Grundphalange von Flexor brevis, Abductor brevis und Adductor gebeugt wird. Bei der Beugung des Metacarpus tritt zu den beiden erstgenannten Muskeln statt des Adductor der Opponens hinzu. Zur Abduktion wirken zusammen Abductor brevis, opponens, radialer Teil des Flexor brevis, Abductor longus und Extensor brevis. Die Unmöglichkeit, den Daumen zu abduzieren, ist eines der sichersten Zeichen für den Ausfall der kurzen Daumenmuskeln. Die Adduktion wird mindestens vom queren Teil, vermutlich vom ganzen Adductor, sowie vom Extensor longus bewirkt. Die Opposition endlich wird von Abductor brevis, Opponens, Flexor brevis und Adductor ausgeführt. Der Abductor opponiert hauptsächlich den beiden ersten, der kurze Beuger sämtlichen Fingern (M.).

Übersicht über die Schleimbeutel und Schleimscheiden an Handgelenk und Hand (*87. 88*).

Bursa m. flexoris carpi ulnaris, nicht beständiger kleiner Schleimbeutel am proximalen Umfang des Erbsenbeines (S. 77).

Bursa m. flexoris carpi radialis, Schleimscheide in der Rinne, welche vom Os naviculare und trapezium gebildet wird, dicht vor dem Ansatz der Sehne an die Basis des zweiten Mittelhandknochens (S. 76).

Bursa m. abductoris pollicis longi. Kleiner Schleimbeutel an der Insertion des Muskels; steht in der Hälfte der Fälle mit dem Gelenk zwischen Os trapezium und Metacarpus in Verbindung (Poirier 1896).

Bursa m. extensoris carpi radialis brevis. Kleiner Schleimbeutel unter dem Ansatz des Muskels vor dem distalen Ende der Schleimscheide (S. 79).

Schleimscheiden des Handrückens. Vaginae tendinum dorsalium. Über diese ist dem auf S. 80—82 Gesagten nur wenig hinzuzufügen. Die Sehnen des Extensor carpi ulnaris und Extensor digiti quinti sind mit den Scheiden durch mesenteriumartige Platten verbunden, die übrigen sind frei. Die Scheide für den Extensor digiti quinti proprius zerfällt in zwei distale Zipfel in den häufigen Fällen, in welchen die Sehne in zwei Stränge getrennt ist. Die Scheide für die beiden radialen Handstrecker zerfällt an ihrem distalen Ende in zwei Zipfel, beim Kinde sind zwei vollständig voneinander getrennte Scheiden vorhanden (Poirier). Auch die gemeinsame Scheide für Abductor pollicis longus und extensor brevis geht in zwei Zipfel aus, von welchen der des letzteren Muskels der kürzere ist.

Schleimscheiden der Hohlhand, Vaginae tendinum mm. flexorum und Vagina tendinis m. flexoris pollicis longi (siehe S. 68).

Fingerschnenscheiden, Vaginae tendinum digitales (s. S. 86).

Bursae subcutaneae metacarpo-phalangeae dorsales, auf den durch die Köpfchen der Mittelhandknochen gebildeten Fingerknöcheln.

Bursae subcutaneae digitorum dorsales. Über den Fingergelenken, nicht ganz konstant; sie bilden sich nach Bedarf mit dem wechselnden Gebrauch der Fingerknöchel aus.

Bursae intermetacarpo-phalangeae. Zwischen den Sehnen der Mm. interossei und den Kapseln der Fingermetacarpalgelenke. Ganz unkonstant.

2. Untere Extremität.

Muskeln für eine Bewegung des Gürtels der unteren Extremität gibt es nicht, da er mit dem Rumpf in fester Verbindung steht; die Muskeln der Hüfte, welche denen der Schulter entsprechen, sind sämtlich für die Bewegung der freien Extremität bestimmt. Man hat sie in innere und äußere Hüftmuskeln einzuteilen.

a) Innere Hüftmuskeln.

Sie bestehen aus einem einzigen Muskel, dem M. iliopsoas. Die Fascie ist nur in der Mitte seines Verlaufes dem Muskel allein eigen, oben geht sie auf den M. quadratus lumborum über, unten hängt sie mit der des M. pectineus zusammen. Dies hat Veranlassung gegeben, drei Abteilungen zu unterscheiden, Fascia lumbalis, Fascia iliaca und Fascia iliopectinea, welche jedoch ohne Grenze ineinander übergehen. Die Fascia lumbalis ist ein dünnes Blatt, welches den M. psoas und wie gesagt den M. quadratus lumborum deckt. Es verdichtet sich im Bereich des großen Beckens zu der kräftigen Fascia iliaca (19). Dieselbe setzt sich einerseits am Hüftbeinrand, anderseits an der Linea terminalis an. Beim Durchtritt des Muskels durch die Lacuna musculorum (S. 25) verbindet sie sich einerseits mit dem Lig. inguinale (Pouparti), andererseits mit der Eminentia iliopectinea. Von da ab begleitet sie den M. iliopsoas bis zum Trochanter minor. Die Ursprünge des M. pectineus erreichen seitlich die Eminentia iliopectinea und es liegt der Rand dieses Muskels in seinem Verlauf dem Rand des M. iliopsoas dicht an, so daß sich seine Fascie und die des Iliopsoas zusammenschließen; daher Fascia iliopectinea.

Hüftlendenmuskel, M. iliopsoas (89).

Ein zweiköpfiger Muskel, zu welchem sich sehr häufig noch ein dritter Teil gesellt. Der mediale Kopf, der große Lendenmuskel, M. psoas[1]) major, ein nach unten schlanker werdender, starker Muskelbauch von rundlichem Querschnitt entspringt einerseits an den Wirbelkörpern vom letzten Brustwirbel bis zum vierten Bauchwirbel herab, andererseits von der letzten Rippe und den Querfortsätzen sämt-

---

[1]) Genitiv von ψόα, die Lendengegend.

licher Bauchwirbel. Der erstere Ursprung erfolgt in einer ununterbrochenen Linie
von den Wirbeln selbst, den Zwischenwirbelscheiben und von Sehnenbogen, welche
über die Konkavität jeden Wirbelkörpers gespannt sind, um die Lumbalgefäße durchtreten zu lassen. Es schließen sich ihm noch zarte Bündel an, welche am Darmbein
längs der Linea terminalis entspringen. Der letztere Ursprung findet mit einzelnen
Zacken statt. Zwischen den beiden Schichten des Muskels liegen die aus den Inter-
vertebrallöchern austretenden Nerven und der aus ihnen hervorgehende Plexus lumbalis. Der Muskel zieht über die Linea terminalis abwärts, tritt durch die Lacuna
musculorum unter dem Ligamentum inguinale zum Schenkel und heftet sich endlich
an die Hinterseite des Trochanter minor mit einer plattcylindrischen Sehne, welche
noch innerhalb des Beckens am lateralen Rand und der hinteren Fläche des Muskels
frei wird.

Der laterale Kopf, Darmbeinmuskel, M. iliacus, entspringt aus der ganzen
Fossa iliaca des Darmbeines und vom vorderen Hüftbeinrand bis über die Spina iliaca
inferior herab. Seine Fasern setzen sich an den lateralen Rand der Sehne des M.
psoas an, ein anderer Teil heftet sich kurzsehnig unter dem Trochanter minor an das
Oberschenkelbein.

Der kleine Lendenmuskel, M. psoas minor (89), kommt etwa in der Hälfte
der Fälle vor. Er ist nichts anderes als eine selbständig gewordene Portion des M.
psoas major. Er entspringt vom zwölften Brust- und ersten Lendenwirbel und geht
bald in eine lange bandförmige Sehne über, welche auf der Vorderfläche des M. psoas
major herabläuft und schließlich in der Gegend des vorderen Beckenrandes in die
mediale Seite von dessen Fascie ausstrahlt.

Auf der Stelle, an welcher der M. iliopsoas die Lacuna musculorum passiert,
liegt zwischen dem Muskel einerseits und dem Beckenrand nebst dem angrenzenden
Hüftgelenk andererseits ein geräumiger Schleimbeutel (129), Bursa iliopectinea,
welcher mit dem Hüftgelenk in Zusammenhang stehen kann. Auch auf dem Trochanter
minor findet sich dicht über dem Sehnenansatz ein solcher, Bursa iliaca subtendinea (129).

Motorische Innervation. Vom Plexus lumbalis direkt und vom N. femoralis. (Wurzelbezug: Lumb. I—IV.)

Wirkung. Hebt den Oberschenkel und rollt ihn rückwärts; adduziert. Bei Feststellung
der Beine beugen die Muskeln beider Seiten den Rumpf nach vorne.

Varietäten. Sowohl Psoas, wie Iliacus können in mehrere Portionen zerfallen. Auch
der M. psoas minor kann sich verdoppeln; die Sehne desselben erreicht den Trochanter minor.

Praktische Bemerkungen. Eine Eiteransammlung unter der Fascia iliaca, wie sie
bei Wirbelkaries beobachtet wird, kann sich in den Bereich des M. quadratus lumborum verbreiten.
Das feste Bindegewebsblatt verhindert jedoch einen Durchbruch nach dem kleinen Becken hin,
es zwingt den Erguß, durch die Lacuna musculorum nach dem Oberschenkel vorzudringen, wo
er dann in der Gegend des Ansatzes der Sehne des M. iliopsoas die Scheide durchbricht.

b) Äußere Hüftmuskeln.

Die äußeren Hüftmuskeln bedecken in mehrfacher Schichtung die Außenfläche
des Beckens. Die erste Schichte wird vom M. glutaeus maximus gebildet, die
zweite vom M. glutaeus medius, in der dritten sind vereinigt: M. glutaeus minimus,
piriformis, obturator internus, quadratus femoris und als vierte kann man den M.
obturator externus betrachten. Der M. tensor fasciae latae wird von manchen Autoren
zu den äußeren Hüftmuskeln gerechnet, er wird hier aber seiner topographischen
Lage wegen zu den Oberschenkelmuskeln gestellt.

Fascie. Vom Beckenrand ab wird der freiliegende Glutaeus medius von einem kräftigen Blatt von aponeurotischem Gefüge gedeckt, da sie zugleich als Sehne für entspringende Muskelfasern benützt wird. Bei dem Übertritt auf den Glutaeus maximus verliert die Fascie ihre aponeurotische Beschaffenheit (*91*) und stellt eine derbe Haut dar, welche Scheidewände zwischen die einzelnen Bündel des Muskels hineinsendet. Auch an seiner Innenseite ist der große Gesäßmuskel von einem etwas kräftigeren Bindegewebsblatt überzogen. Die zwischen den tieferen Schichten befindlichen Bindegewebsblätter sind sehr zart, nur der Obturator internus wird innerhalb des Beckens von einem kräftigen, zum Muskelansatz geeigneten Blatt überzogen.

Zwischen dem Trochanter major und der Haut findet sich eine B u r s a t r o c h a n - t e r i c a s u b c u t a n e a (*130*).

G r o ß e r G e s ä ß m u s k e l, M. g l u t a e u s m a x i m u s (*101*).

Bedeckt als eine dicke, rhombische Platte einen großen Teil der hinteren Beckenfläche. Er entspringt zu oberst von der kleinen Fläche des Darmbeines, welche hinter der Linea glutaea posterior liegt, dann treten die oberflächlichen Ursprünge auf die Fascia lumbodorsalis über, tiefer liegende Ursprünge kommen vom Seitenrand des Kreuzbeines und vom Lig. sacrotuberosum, auch von den oberen Steißwirbeln werden Fasern mitgenommen. Der Muskel steigt schräg lateralwärts ab und endet zum großen Teil an dem Tractus iliotibialis der Fascia lata, nur die distalsten tiefliegenden Bündel heften sich mittelst einer platten Sehne an die Tuberositas glutaea des Oberschenkelbeines (*97, 102*).

Der M. glutaeus maximus besitzt von allen Muskeln des Körpers die gröbste Faserung, indem kräftige, bindegewebige Scheidewände seine Substanz durchsetzen. Dieselben gehen von der oberflächlichen Fascie aus und erstrecken sich bis zur tiefen, so daß der Muskel gleichsam aus einer großen Zahl kleiner Einzelmuskeln zusammengesetzt erscheint, welche auch einzeln pathologischen Einflüssen unterliegen können.

Er bildet im wesentlichen das Relief des Gesäßes und schließt mit der Furche ab, durch welche sich dieses gegen den Oberschenkel absetzt; doch geschieht dies nur im lateralen Teil der Gesäßfurche, der mediale wird durch eine stärkere Anhäufung von Subcutanfett in der Gesäßgegend hervorgebracht. Er deckt die tiefere Schichte der äußeren Hüftmuskeln und vom Skelet den Trochanter major und den Sitzknorren. Bei der Beugung des Oberschenkels und besonders beim Sitzen schiebt er sich aber über diesen letzteren hinauf und läßt ihn frei, so daß man nicht auf dem Muskel, sondern auf dem Tuber ischiadicum sitzt.

Den Trochanter major deckt an der Stelle, an welcher der Muskel über ihn hinweggeht, ein großer Schleimbeutel, B u r s a t r o c h a n t e r i c a m. g l u t a e i m a x i m i (*131*) und zwischen der Endsehne und ihrem Ansatz am Knochen finden sich ebenfalls ein oder mehrere Schleimbeutel wechselnder Größe, B u r s a e g l u t a e o f e - m o r a l e s (*131*).

Motorische Innervation. N. glutaeus inferior aus dem Plexus sacralis. (Wurzelbezug: Lumb. V und Sacr. I und II.)

Wirkung. Er nähert die Rückseite des Rumpfes und des Beines einander, so daß er entweder das letztere nach hinten hebt oder bei fixiertem Bein den ersteren streckt. Er wirkt also z. B. beim Treppensteigen, beim Aufstehen vom Sitzen, beim Reiten. Ist er gelähmt, dann sind diese Bewegungen erschwert. Die starke Ausbildung des M. glutaeus maximus ist für den aufrecht stehenden Menschen den vierfüßig gehenden Tieren gegenüber charakteristisch. Neben der Streckung unterstützt er auch die Rotation nach außen, sowie die Adduktion.

Varietäten. Er kann an seinem oberen und an seinem unteren Rand verschmälert sein. Er kann in einen größeren oberen und kleineren unteren Teil zerfallen; er kann auch aus zwei übereinander liegenden Schichten bestehen.

Mittlerer Gesäßmuskel, M. glutaeus medius (*102*).

Er entspringt fleischig von der halbmondförmigen Fläche des Darmbeines, welche begrenzt wird vom Hüftbeinrand, der Linea glutaea anterior und posterior, ferner von der inneren Fläche seiner eigenen Fascie und mit den untersten Fasern von einem Sehnenbogen, der eine Lücke zum Durchtritt von Gefäßen überbrückt. Seine Endsehne ist breit und platt, sie umfaßt die Spitze des Trochanter major. Der Muskel ist kräftig und von dreiseitiger Gestalt; seine vordersten starken Bündel ziehen von der Spina iliaca anterior superior schief nach hinten zur Insertion, seine hintersten von der Spina iliaca posterior inferior kommenden schief nach vorwärts. Die mittleren Bündel des Muskels verlaufen gerade abwärts. Der ober dem Rand des M. glutaeus maximus gelegene Teil liegt, nur von seiner starken Fascie bedeckt, frei unter der Haut (*101*), im übrigen ist er unter dem großen Gesäßmuskel verborgen.

Zwischen den Sehnen des M. glutaeus medius und des M. piriformis liegt ein Schleimbeutel, Bursa trochanterica m. glutaei medii posterior (*130*), zwischen der vorderen Seite des Trochanter und der Sehne des Muskels liegt die Bursa trochanterica m. glutaei medii anterior (*130*).

Motorische Innervation. Vom N. glutaeus superior. (Wurzelbezug: Lumbal. IV, V, Sacral. I.)

Wirkung. Abduziert das Bein, wenn er sich im ganzen zusammenzieht. Der vordere Teil allein rotiert den Oberschenkel nach vorne und hebt ihn nach vorne, der hintere allein nach hinten. Bei fixiertem Bein neigt der Muskel den Rumpf seitwärts.

Varietäten. Die vordersten, auch die hintersten Bündel können sich vom Gesamtmuskel sondern.

Kleiner Gesäßmuskel, M. glutaeus minimus (*103*).

Entspringt von dem Feld des Hüftbeines, welches von der Linea glutaea anterior und inferior, vom vorderen Rand des Darmbeines bis zur Spina iliaca anterior inferior und vom Rand des Foramen ischiadicum majus begrenzt wird. Seine Bündel konvergieren und gehen in eine platte, glänzende Sehne über, welche sich an den vorderen Rand des Trochanter major anheftet. Die Trennung des Glutaeus minimus von dem auf ihm liegenden Glutaeus medius wird durch die zwischen beiden verlaufenden Gefäße und Nervenäste bewirkt; sie besteht daher auch vollkommen nur, soweit diese Äste reichen. Haben sie sich gegen vorne hin erschöpft, dann hängen die beiden Muskeln meist ohne deutliche Trennung zusammen.

Zwischen seiner Endsehne und dem Trochanter liegt die Bursa trochanterica m. glutaei minimi (*130*).

Motorische Innervation. Vom N. glutaeus superior. (Wurzelbezug: Lumb. IV, V, Sacr. I.)

Wirkung. Der des M. glutaeus medius gleich. Die Wirkung des Muskels im ganzen rotiert nach Henle den gebeugten Schenkel aufwärts.

Varietäten. Die vordersten Bündel sondern sich als besonderer Muskel (Affenähnlichkeit). Er verbindet sich mit dem M. piriformis.

Birnförmiger Muskel, M. piriformis[1]) (*90. 102. 103*).

Mit ihm beginnt die Gruppe der Rotatoren. Er entspringt innerhalb des kleinen Beckens von der Vorderfläche des Kreuzbeines zur Seite der vier oberen Kreuzbeinlöcher, geht fast genau transversal aus dem Foramen ischiadicum majus hervor,

---

[1]) M. pyramidalis.

wobei er noch einige Bündel von dessen Umrandung aufnimmt und verjüngt sich allmählich gegen seine Sehne, welche sich an die Spitze des Trochanter major anheftet. Sein oberer Rand grenzt an die Mm. glutaeus medius und minimus, sein unterer an den M. gemellus superior, doch bleibt bei seinem Austritt aus dem Foramen ischiadicum majus ober ihm eine kleinere, unter ihm eine größere Spalte, Foramen suprapiriforme und infrapiriforme (Waldeyer) (*104*), durch welche Gefäße und Nerven das Becken verlassen.

Unter seiner Insertionssehne kommt eine Bursa m. piriformis vor (*130*).

Motorische Innervation. Direkt aus dem Plexus sacralis. (Wurzelbezug: Sacr. I, II, auch Lumb. IV, V.)

Wirkung. Rollt nach außen, abduziert, hebt nach hinten. Bei Hebung des Beines rollt er einwärts.

Varietäten. Seine Ursprünge können sich bis zum Steißbein ausdehnen, sie können anderseits an Zahl abnehmen, er kann selbst ganz fehlen. Er kann sich mit dem M. glutaeus medius oder minimus oder dem M. obturator internus verbinden. Häufig geht ein Teil des N. ischiadicus durch den Muskel und spaltet ihn in zwei Hälften.

Innerer Hüftlochmuskel, M. obturator internus (*90. 103, 104*).

Besteht aus einem inneren und einem äußeren Kopf. Der innere entspringt innerhalb des Beckens vom Umfang des Foramen obturatum, von der Membrana obturatoria und von seiner eigenen Fascie. Seine Fasern konvergieren gegen das Foramen ischiadicum minus und gehen in eine aus vier bis fünf Streifen bestehende Sehne über. Dieselbe verläßt das Becken durch das Foramen ischiadicum minus, wobei sie um die Incisura ischiadica minor des Sitzbeines, wie um eine Rolle fast rechtwinkelig umbiegt, um nun die Richtung gegen den Oberschenkel einzuschlagen, in dessen Fossa trochanterica sie sich inseriert. Die vom Sitzbein hergestellte Rolle ist überknorpelt und zeigt Riffe, welche durch die erwähnten Sehnenbündel hervorgerufen werden. Ist die Sehne aus dem Becken ausgetreten, dann fließen ihre Bündel zusammen. Zwischen der Rolle und der Sehne findet sich ein Schleimbeutel, Bursa m. obturatorii interni (*104, 130*).

Der äußere Kopf des Muskels besteht aus den beiden kleinen Zwillingsmuskeln, Mm. gemelli[1]) (*103. 104*). Der obere entspringt an der Spina ischiadica, der untere am Beginn des Tuber ischiadicum. Sie flankieren die Sehne des inneren Kopfes an beiden Seiten und setzen sich endlich an dieselbe an, wobei sie der Gemellus inferior teilweise überlagert. Häufig fließen die beiden Gemelli unter der Sehne des inneren Kopfes zusammen und bilden eine Rinne für dieselbe.

Motorische Innervation. Direkt vom Plexus sacralis. (Wurzelbezug: Lumb. IV, V, Sacr. I, II.)

Wirkung. Rollt nach außen, hebt nach hinten, adduziert.

Varietäten. Einzelne Bündel sind isoliert; überzählige Bündel kommen von verschiedenen Stellen des kleinen Beckens. In einer Anzahl von Fällen ist die Sehne des Obturator int. unter den über ihm zusammenschlagenden Gemelli verborgen. Einer der beiden Gemelli oder beide können fehlen.

Viereckiger Schenkelmuskel, M. quadratus femoris (*103*).

Der kräftige Muskel entspringt am vorderen Rand des Sitzhöckers und endet an der Crista intertrochanterica. Seine Fasern besitzen einen transversalen parallelen Verlauf. Nach oben grenzt er an den M. gemellus inferior, nach unten an den M. adductor minimus. Sein Ursprung wird vom Beginn der Beugemuskeln des Oberschenkels gedeckt, über seine Mitte läuft der N. ischiadicus herab.

---

[1]) Mm. gemini. Caput externum m. obturatorii int.

Motorische Innervation. Von einem Zweig des N. ischiadicus. (Wurzelbezug: Lumb. IV, V. Sacr. I.)

Wirkung. Adduziert, rollt nach hinten, hebt das gestreckte Bein und senkt das gehobene.

Varietäten. Er kann schwach entwickelt sein oder ganz fehlen. Er kann mit dem M. gemellus inferior oder dem angrenzenden Adductor minimus zusammenfließen.

Äußerer Hüftlochmuskel, M. obturator externus (*99. 100. 103*).

Er entspringt mit zwei Teilen, zwischen welchen N. und Vasa obturatoria durchtreten, von der äußeren Beckenwand im Umfang des Foramen obturatum und von der Membrana obturatoria und endet mit einer kräftigen Endsehne in der Fossa trochanterica. Der Muskel hat eine kegelförmig zugespitzte Gestalt und liegt mit seinem Anfangsteil unter den Adductoren des Oberschenkels, dann schlingt er sich um den unteren Teil der Hüftgelenkskapsel herum und sein Endstück wird vom M. quadratus femoris gedeckt. Man kann ihn daher topographisch ebensowohl zu den Adductoren, wie zu den äußeren Hüftmuskeln stellen. Auch sonst nimmt er eine Zwischenstellung ein, indem er seiner Innervation nach zu den ersteren, nach seiner Funktion zu den letzteren gehört.

Motorische Innervation. Vom N. obturatorius. (Wurzelbezug: Lumb. III, IV.)

Wirkung. Adduziert, rollt nach außen, hebt das Bein und senkt das gehobene.

Varietäten wurden kaum beobachtet.

In ihrer Wirkung gehören die Mm. piriformis, obturator internus, externus und quadratus femoris eng zusammen, sie rotieren sämtlich das Bein nach hinten. Der M. obturator externus unterstützt außerdem im aufrechten Stehen den Hals des Oberschenkelknochens.

Zum Schluß mögen noch die sämtlichen Muskeln, welche auf das Hüftgelenk in größerem oder geringerem Grade wirken, aufgezählt werden. Außer den Hüftmuskeln beteiligen sich auch zahlreiche Oberschenkelmuskeln, von welchen erst nachher die Rede sein wird. Nach der Zusammenstellung von Fick (1911) sind es, geordnet nach der Intensität ihrer Wirkung, die folgenden:

Vorwärtsheber: Iliopsoas, Rectus femoris, Adductor longus, Adductor brevis, Obturator externus, Tensor fasciae latae, Pectineus, Sartorius, Glutaeus minimus, Adductor magnus (oberer Teil), Gracilis, Quadratus femoris.

Rückwärtsheber: Glutaeus maximus, Adductor magnus (hinterer unterer Teil), Biceps, Semitendinosus, Semimembranosus, Glutaeus medius, Piriformis, Obturator internus.

Abductoren: Glutaeus medius, Glutaeus minimus, Piriformis, Rectus femoris, Tensor fasciae latae, Sartorius.

Adductoren: Adductor magnus (hinterer unterer Teil), Glutaeus maximus, Adductor brevis, Adductor longus, Quadratus femoris, Obturator externus, Gracilis, Adductor magnus (oberer Teil), Pectineus, Biceps, Semitendinosus, Obturator internus et gemelli, Semimembranosus.

Auswärtsroller: Glutaeus maximus, Quadratus femoris, Obturator internus, Piriformis, Rectus femoris, Adductor brevis, Adductor magnus, Biceps femoris, Sartorius, Obturator externus, Gracilis, Tensor fasciae latae.

Einwärtsroller: Glutaeus medius, Glutaeus minimus, Iliopsoas, Adductor magnus (oberer Teil), Pectineus, Adductor longus, Semitendinosus, Semimembranosus.

c) Übersicht über die Schleimbeutel der Hüft- und Beckengegend
(*129. 130*).

Bursa subcutanea sacralis über der Verbindungsstelle der Cornua sacralia mit der Cornua coccygea, haselnuß- bis taubeneigroß. Nicht immer vorhanden. In der Steißbeingegend wird eine Bursa coccygea beschrieben.

Bursa iliaca posterior, auf der Spina iliaca posterior superior. Häufig. Zu Entzündungen derselben gibt namentlich das Tragen von Bruchbändern Anlaß.

Bursa subcutanea ischiadica (Velpeau 1837) auf dem Tuber ischiadicum in einer Reihe von Fällen. Hyrtl (1876) läßt den Schleimbeutel in einer tieferen Schichte, und zwar auf dem Ansatz der Beugemuskeln des Oberschenkels liegen.

Bursa m. bicipitis femoris superior. Zwischen den Sehnenansätzen des langen Bicepskopfes und des M. semitendinosus einerseits und des M. semimembranosus andererseits. Größe veränderlich.

Bursa trochanterica subcutanea, etwa daumennagelgroß, nicht immer vorhanden.

Bursa trochanterica m. glutaci maximi[1]). Zwischen der Sehne des Muskels und dem Trochanter. Groß, sehr oft mehrfächerig. In ihrem Inneren findet man gelegentlich zotten- oder fadenförmige Fortsätze, auch begegnet man in ihr zuweilen ganz freien linsenförmigen Bindegewebskörpern von knorpeliger Härte. Konstant, nur bei Kindern wird sie zuweilen vermißt.

Bursae glutaeofemorales. Da wo die Sehne des M. glutaeus maximus an die Tuberositas glutaea herantritt, finden sich zwischen ihr und dem Knochen öfters ein oder mehrere Schleimhautbeutel wechselnder Größe.

In der Umgebung der Endsehnen des mittleren und kleinen Gesäßmuskels kommen manchmal Schleimbeutel vor, und zwar zwischen ihnen und dem Trochanter major, hinten eine Bursa trochanterica m. glutaci minimi, weiter vorn eine Bursa trochanterica m. glutaei medii anterior.

Eine Bursa trochanterica m. glutaci medii posterior schiebt sich zwischen die Endsehne dieses Muskels und die des M. piriformis ein. Die beiden letztgenannten Schleimbeutel fehlen oft, besonders der letztere.

Bursa m. piriformis. Unter der Endsehne dieses Muskels. Fehlt häufig.

Bursa m. obturatorii interni[2]). Zwischen der von der Incisura ischiadica minor gebildeten Rolle und der Sehne des Muskels (S. 95). Groß und gegen das Ende der Sehne verschmälert. Konstant. Ein weiterer Schleimbeutel wird zuweilen unter der Insertion der Sehne beobachtet.

Bursa iliopectinea[3]). Der große Schleimbeutel liegt zwischen der Endsehne des M. iliopsoas und dem Hüftgelenk. Er beginnt schon auf dem Beckenrand und endigt etwa einen Finger breit über dem Trochanter minor. Er kann mit dem Hüftgelenk zusammenhängen. Beim neugeborenen Kind fehlt er, ist aber schon beim zweijährigen vorhanden (Gruber 1857).

Bursa iliaca subtendinea. Dicht vor dem Ansatz der Sehne des M. iliopsoas, zwischen ihr und dem Trochanter minor. Häufig.

Bursa m. pectinei. Zwischen der Sehne des Muskels und der Unterseite des Trochanter minor. Klein, nicht selten.

Bursa m. recti femoris. An der Ursprungssehne des Muskels, dicht unter der Spina iliaca anterior inferior. Klein, nicht konstant.

d) Muskeln der freien Extremität.

Aponeurose der unteren Extremität (*91—94*).

Am proximalen Teil der Vorderseite des Oberschenkels bedingen die komplizierteren Muskel- und Gefäßverhältnisse auch ein besonderes Verhalten der Aponeurose,

---

[1]) Bursa trochanterica profunda. B. glutaeofascialis.

[2]) Bursa tuberoso-ischiadica.

[3]) Bursa subiliaca.

von welchem jetzt zuerst die Rede sein soll. Die Muskulatur der Gegend zerfällt in zwei Wülste, zwischen welchen ein Grube bleibt. Der laterale Wulst wird von dem aus dem Becken austretenden M. iliopsoas gebildet, der mediale von dem M. pectineus und den an ihn sich unmittelbar anschließenden Adductoren. Beide sind von Fascien überzogen, der Fascia iliaca und der Fascia pectinea. Auf dem Boden der Kerbe zwischen den beiden Muskelwülsten treffen sie zusammen, Fascia ilio-pectinea (S. 91). Der so von einer Fascie ausgekleidete Graben ist die Fossa iliopectinea [1]. Sie stößt proximal an den Beckenrand und reicht distal bis zum Ansatz des M. iliopsoas und pectineus am Oberschenkel. An ihrem lateralen Rand zieht der M. sartorius schräg medianwärts vorüber. Von dem Rande dieses Muskels löst sich ein Fascienblatt ab, welches sich oben an das Ligamentum inguinale Pouparti, medial an der Fascie der Adductoren anheftet. Dadurch wird die Fossa iliopectinea zu einem dreiseitig pyramidal gestalteten Raum geschlossen, welcher nur an seiner der Bauchhöhle zugewandten Seite zwischen Ligamentum inguinale und Beckenrand zugänglich ist; sie enthält in Fett eingebettet die Vasa femoralia. Nun wollen aber die subcutanen Gefäße, von welchen die Vena saphena besonders groß ist, ein- und aus-treten. Dies ist der Grund, warum das oberflächliche, vom Sartorius aus medianwärts herübergespannte Blatt eine weit ausgeschnittene ovale Lücke hat. Die Umrandung derselben ist nur an der lateralen Seite scharf, man nennt sie Margo falciformis [2] (91). Mit einem Crus superius heftet sich der sichelförmige Rand an das Ligamentum inguinale an, oder geht, wenn er dieses Band nicht erreicht, in die Fascia pectinea über, ein Crus inferius verwächst mit der die Adductoren bedeckenden Fascia lata. Die vom Margo falciformis umrandete Vertiefung (ein Teil des Grundes der Fossa iliopectinea) ist die Fossa ovalis (91). Der Ausschnitt des Margo falciformis ist von sehr verschiedener Größe. Er geht meist unmerklich in ein lockeres Blatt über, welches die Fossa ovalis deckt und von zahlreichen Löchern zum Durchtritt von Gefäßen durchbohrt ist, die Fascia cribrosa.

Die Fossa ovalis ist die Austrittsstelle der Schenkelhernien, deren Eintritt in die Bauchwand durch den Schenkelring, Anulus femoralis [3] erfolgt, von welchem schon oben, S. 31, die Rede war. Er wird begrenzt: medial vom Ligamentum lacunare Gimbernati, lateral von den großen Schenkelgefäßen, speziell von der Vena femoralis, oben vom Ligamentum inguinale Pouparti, unten vom Schambeinrand. Ausgefüllt wird er in der Norm von in Fett eingeschlossenen Lymphgefäßen und dem kleinen Rosenmüllerschen Lymphknoten (S. 31). An seiner dem Inneren der Bauchhöhle zugekehrten Seite wird der Schenkelring gedeckt von dem oben schon charakterisierten Septum femorale [4]. Über diesem ist das Bauchfell leicht einge-sunken zur Fovea femoralis. Diese Einsenkung kann sich auch mehr oder weniger vertiefen, was die Entstehung einer Hernie begünstigt.

Praktische Bemerkungen. Eine Schenkelhernie (vergl. S. 32) tritt in den meisten Fällen durch den Anulus femoralis aus. Sie geht entweder durch eine Lücke des Septum femorale hindurch oder treibt dasselbe vor sich her und wird von dem stark gedehnten Blatt gedeckt. Durch den Margo falciformis gelangt sie unter die Haut, wobei sie sich durch eine der Öffnungen in der Fascia cribrosa hervordrängt. Schließt der obere Rand des Margo falciformis an Ligamen-tum inguinale und lacunare unmittelbar an, dann kann man von einem Schenkelkanal nicht

---

[1] Fossa subinguinalis.
[2] Incisura falciformis. Processus falciformis.
[3] Anulus cruralis internus s. posterior.
[4] Septum femorale Cloqueti. Lamina cribrosa fasciae transversalis. Septum crurale internum.

sprechen, geht er etwas unter diesen Bändern in die Fascia pectinea über, dann ist ein ganz kurzer, wenn auch in keiner Weise abgeschlossener Kanal vorhanden. Eine Schenkelhernie kann auch an den Gefäßen entlang gehen; sie tritt dann in deren Umhüllung an der Vene entlang aus. Auch an der Unterseite des Gefäßstranges, selbst zwischen A. femoralis und Fascia iliaca sollen Hernien ihren Weg machen können. Der N. femoralis ist niemals beteiligt, da er durch die Lacuna musculorum, gedeckt von der Fascia iliaca, das Becken verläßt.

Nach der anatomischen Zusammensetzung der Gegend können Schenkelhernien niemals angeboren sein, man begegnet ihnen auch im Kindesalter niemals, erst nach dem 15. Lebensjahr sieht man sie in immer steigender Zahl vorkommen. Beim weiblichen Geschlecht findet man sie bei weitem häufiger, wie beim männlichen, weil nach der ganzen Konfiguration des weiblichen Beckens der Schenkelring weiter ist als beim Manne. Eine Schenkelhernie ist von einer Leistenhernie immer leicht dadurch zu unterscheiden, da bei ihr der Austritt unterhalb des Lig. inguinale erfolgt, während die Leistenhernien über diesem Band austreten. Sie gelangt auch niemals wie diese in den Hodensack oder die großen Schamlippen und ist meist von geringerem Umfang. Erwähnung muß finden, daß die A. epigastrica inf. an ihrem Ursprung dem Bruchsack dicht anliegt und besonders wichtig ist die sehr häufige Varietät, bei welcher die A. obturatoria aus der A. epigastrica inf. entspringt, nicht wie es die Norm ist, aus der A. iliaca externa. Diese Arterie umzieht dann den Bruchsackhals an seiner medialen Seite und ist beim Bruchschnitt gefährdet, so daß schwer zu bewältigende, selbst tödliche Blutungen entstehen. Die alte Medizin belegte daher das Vorkommen mit dem Namen: Corona mortis.

Die den Oberschenkel deckende Aponeurose führt den Namen Fascia lata. Sie beginnt als das erwähnte oberflächliche Blatt der Subinguinalgegend am Ligamentum inguinale Pouparti, hinten und lateral setzt sie sich aus der Bedeckung der Glutäen, medial aus der des Dammes fort. Am unteren Ende geht sie in die Fascienbedeckung der Kniegegend über. Sie schließt sich so knapp um die von ihr umhüllten Muskeln, daß diese durch ein Loch, welches in sie geschnitten wird, hernienartig vorquellen. Am stärksten ist sie an der vorderen und besonders an der lateralen Seite, schwächer hinten und sehr dünn am oberen Teil der medialen Fläche. In ihren kräftig ausgebildeten Teilen besteht sie aus zwei rechtwinkelig gekreuzten Faserlagen, einer oberflächlichen vertikalen und einer tieferen kreisförmigen. Seitlich fällt in ihr ein starker Streifen längsverlaufender Fasern auf, Tractus iliotibialis (Maissiati)[1] (92), welcher sich von der Spina cristae iliacae bis zu einem Höcker der Tibia über dem oberen Tibiafibulargelenk erstreckt. In ihm endet von hinten her der größte Teil der Fasern des M. glutaeus maximus, von vorne der M. tensor fasciae latae. Wie am Oberarm, so gehen auch am Oberschenkel von der Innenseite der Aponeurose Septen ab, welche sich bis zum Knochen hinein erstrecken. Sie bilden zwei voneinander abgeschlossene Fächer, von welchen das vordere die Extensoren, das hintere die Flexoren und Adductoren enthält. Das Septum intermusculare[2] laterale (95) beginnt mit dem M. vastus lateralis und zieht zwischen ihm und dem kurzen Kopf des M. biceps femoris bis zum Epicondylus lateralis herab; es folgt der lateralen Lippe der Linea aspera. Das Septum intermusculare mediale (95) beginnt am Trochanter minor und setzt sich in seinem Verlauf an der medialen Lippe der Linea aspera an. Distal erreicht es den Epicondylus medialis nicht, sondern fließt schon vorher mit der Sehne des M. adductor magnus zusammen.

Die einzelnen Muskeln sind, jeder für sich, von besonderen Fascienblättern umschlossen; einige von diesen hängen noch mit der Fascia lata zusammen, was zur Herstellung von scheidenartigen Räumen unter ihr Veranlassung gibt, in welchen oberflächlich gelegene Muskeln unverrückbar eingeschlossen sind. Es sind dies der

---

[1]) Ligamentum iliotibiale.
[2]) Ligamentum intermusculare.

M. tensor fasciae latae, sartorius und gracilis. Während also die Decke derselben immer von der Fascia lata gebildet wird, besteht der Boden des Scheidenraumes für den Tensor fasciae latae aus Teilen der Fascie des M. glutaeus medius und vastus lateralis, der Boden der Scheide des M. sartorius proximal aus der Fascia iliaca, dann aus der Fascie des M. vastus medialis und dem Bindegewebsblatt, welches die großen Gefäße deckt. Im distalen Teile des Oberschenkels, wo die Gefäße nach hinten abweichen, hört auch der Boden der Sartoriusscheide auf und wird durch lockeres Bindegewebe und Fett ersetzt. Der Boden des Raumes für den M. gracilis wird von der Fascie der Adductoren geliefert; auch sein distalster Teil liegt wie der des benachbarten Sartorius auf lockerem Fett.

Kleine Löcher an der vorderen und hinteren Seite der Aponeurose lassen die für die Haut bestimmten Nervenzweige austreten.

In der Kniegegend setzt sich die Fascia lata nur zum Teil in die Aponeurose des Unterschenkels fort, ein Teil ihrer Fasern endet vorne an der Kniescheibe und zu beiden Seiten an dem Schienbein.

Zwischen Haut und Fascie findet man dort die ansehnliche, öfters unvollkommen in Kammern geteilte Bursa praepatellaris subcutanea [1] (*131*); zwischen der Fascie und der Sehne des M. quadriceps femoris trifft man sehr häufig eine Bursa praepatellaris subfascialis [2] und zwischen Sehnenausbreitung und Kniescheibe die Bursa praepatellaris subtendinea [3].

An der Rückseite der Kniegegend überbrückt die dort kräftige Aponeurose den Inhalt der Kniekehle mit queren Fasern. Durch eine Öffnung gelangt daselbst die Vena saphena parva zur V. poplitea (*92*).

Am Unterschenkel erhält die vom Oberschenkel fortgesetzte Aponeurose noch Zuzüge vom proximalen Ende der Unterschenkelknochen und von den Sehnen des M. sartorius, semitendinosus, gracilis und biceps fem. Sie wird dadurch in ihrem vorderen Teil erheblich verstärkt, während sie hinten dünner ist. An der lateralen Seite gehen von ihr Blätter zur Fibula, ein Septum intermusculare anterius und posterius, welche die Peronäalmuskeln einerseits von den Extensoren, andererseits von den Wadenmuskeln trennen. Unter diesen letzteren trifft man auf ein tiefes Fascienblatt, welches sich zwischen den beiden Unterschenkelknochen ausspannt und die tiefen Beugemuskeln von den Wadenmuskeln trennt (*106*). In ihm sind die Gefäß- und Nervenstämme des Unterschenkels eingeschlossen. Dasselbe erstreckt sich nach unten bis zum Knöchelgelenk, wo es zu beiden Seiten der Achillessehne mit dem oberflächlichen Fascienblatt zusammenfließt. Zu beiden Seiten heften sich die vereinigten Blätter verstärkt an die Knöchel an und bilden Scheiden für die hinter denselben in die Fußsohle tretenden Sehnen, medialerseits ist dies das Ligamentum laciniatum (*109. 110*), unter welchem die Sehnen des M. tibialis posterior und flexor digitorum longus verlaufen, lateralerseits das Retinaculum peronaeorum superius (*108- 111*) für die Sehnen der Mm. peronaeus longus und brevis. Ein Retinaculum peronaeorum inf. (*108, 134*), durch eine Scheidewand in zwei Fächer geteilt, schließt die genannten Sehnen an der Seitenfläche des Fersenbeines in die für dieselben bestimmten Furchen ein. Alle diese Scheiden sind von Synovialmembranen ausgekleidet.

---

[1] Bursa praepatellaris superficialis.
[2] Bursa praepatellaris media s. subaponeurotica.
[3] Bursa patellae profunda.

Oberhalb des Knöchelgelenkes wird die vordere Seite der Aponeurose durch einen breiten Zug querer Fasern verstärkt, das Lig. transversum (*93*, *108*), und vor dem Knöchelgelenk durch das sogenannte Lig. cruciatum (*93*, *107*, *108*), ein vom lateralen Fußrande aufsteigendes Band, das sich medianwärts in zwei Schenkel teilt, von denen der eine über dem Knöchel, der andere an der medialen Fläche des Schiffbeines sich befestigt. Unter seinem Anfange findet man zuweilen eine Bursa sinus tarsi (*135*). Von seinem Ursprunge am Fersenbeine besteht das Lig. cruciatum aus zwei Blättern, die sich wiederholt vereinigen und trennen, um in gesonderten platten Ringen die Sehnen des Extensor dig. long., des Extensor hall. long. und des Tibialis anterior einzuschließen. Der laterale Teil der Einrichtung, welcher die Sehnen des Extensor dig. long. enthält, wird auch als Lig. fundiforme besonders benannt.

Wie am Handrücken, so gleiten auch hier die Muskelsehnen in Schleimscheiden; es sind ihrer drei, eine für die Sehne des M. tibialis anterior, eine für die des M. extensor hallucis longus und eine für die des M. extensor digit. longus (*135*).

Auf dem Rücken des Fußes finden sich, wie auf dem Rücken der Hand, zwei Fascienblätter, ein oberflächliches, welches die Strecksehnen einschließt, und ein tiefes, die Mm. interossei deckendes. Unter der Haut der Fußsohle findet sich unmittelbar hinter den Zehen an Stelle der daselbst befindlichen tiefen Falte das Lig. plantare transversum subcutaneum (*113*) (H. v. Meyer, 1886), ein Bandstreifen, welcher in der Haut des lateralen Fußrandes beginnt und am medialen endigt. In die Haut an der Basis der Zehen gibt er Zipfel ab. Die mächtige Plantaraponeurose (*113*) ist im wesentlichen der Aponeurose der Hohlhand ähnlich und die Ligg. vaginalia der Zehen gleichen vollkommen denen der Finger (M.-H.).

a) Muskeln des Oberschenkels.

Dieselben zerfallen in drei Gruppen, Extensoren auf der Vorderseite, Flexoren auf der Rückseite und Adductoren an der medialen Seite.

Muskeln der Streckseite.

Zu dem M. extensor quadriceps kommen noch die beiden oberflächlich liegenden Muskeln, M. tensor fasciae latae und sartorius.

Spanner der Schenkelaponeurose, M. tensor fasciae latae (*96*).

Er entspringt, gedeckt vom M. iliopsoas und vom Ursprung des M. sartorius mit kurzer, platter Sehne dicht neben der Spina iliaca anterior superior und fleischig von der Fascie des M. glutaeus medius. Er verläuft abwärts und lateral rückwärts, um abgeplattet in dem Tractus iliotibialis der Aponeurose an der unteren Grenze des oberen Drittels des Oberschenkels zu enden. Sein hinterer Rand lehnt sich an den M. glutaeus medius an, sein vorderer an den M. rectus femoris.

Motorische Innervation. Vom N. glutaeus superior. (Wurzelbezug: Lumb. IV, V.)

Wirkung. Er spannt die Aponeurose, speziell den Tractus iliotibialis derselben und gewährt dadurch den Fasern des M. glutaeus maximus, welche sich an demselben anheften, einen festen Angriffspunkt. Er beteiligt sich an der Hebung des Oberschenkels und (sehr wenig) an der Streckung im Kniegelenk.

Varietäten. Kann in zwei Bündel geteilt sein; kann seinen Ursprung verbreitern; kann fehlen (sehr selten).

Schneidermuskel, M. sartorius (*96*).

Entspringt kurzsehnig neben dem vorigen vom vorderen Beckenrand dicht unter der Spina iliaca anterior superior. Der sehr lange, bandförmige und feinfaserige

Muskel geht dann, durch die beschriebene röhrige Scheide in seiner Lage festgehalten, in einer langgezogenen Spirale über die Vorderfläche des Oberschenkels herab an dessen mediale Seite. Er überschreitet das Kniegelenk und wendet sich zuletzt mit einer platten Endsehne vorwärts. Dieselbe breitet sich fächerförmig aus und heftet sich neben der Tuberositas tibiae an das Schienbein (*105*). Einen Teil ihrer Fasern sendet die Sehne in die Aponeurose des Unterschenkels. Zwischen der Insertionssehne und der Beinhaut des Schienbeines liegt nicht selten eine Bursa m. sartorii propria (*131*).

Der Muskel liegt erst in einer Furche zwischen Tensor fasciae latae und Iliopsoas, geht dann schräg über den proximalen Teil des M. rectus femoris, weiter über die Insertion des M. adductor longus und legt sich auf die gerundete Fläche des M. vastus medialis. Zwischen ihm und den genannten Muskeln liegen die Vasa femoralia und die Äste des Nervus femoralis. Man benützt zu ihrer Aufsuchung geradezu den M. sartorius, dessen medialen Rand man zur Seite schiebt, um sie zu finden.

Motorische Innervation. Durch einen Ast des N. femoralis. (Wurzelbezug vom Lumb. II, III.)

Wirkung. Beugt das Knie und rotiert bei gebeugtem Knie die Tibia um ihre Achse medianwärts, bei gestrecktem Knie funktioniert er nicht. Bei festgestelltem Bein unterstützt er die Beugung im Hüftgelenk; er abduziert den Oberschenkel und rotiert ihn rückwärts.

Varietäten. Fehlt äußerst selten. Selten ist auch, daß er ganz oder teilweise in zwei Stränge zerfällt, wobei der vordere sich in der Aponeurose oder am Lig. patellae ansetzt. Die obere und untere Insertion kann sich weiter ausbreiten als gewöhnlich. Sehr selten ist eine sehnige Inskription in der Mitte seiner Länge.

Vierköpfiger Schenkelmuskel, M. quadriceps femoris[1] (*98—100*).

Er bildet die Hauptmasse der Muskulatur an der Vorderseite des Oberschenkels. In der Mitte seiner Länge am breitesten, spitzt er sich proximalwärts und distalwärts zu. Seine vier Köpfe sind M. rectus femoris, vastus medialis, lateralis und intermedius. Zu ihnen kommt noch der M. articularis genus.

Der gerade Schenkelmuskel, M. rectus femoris (*98*). entspringt am Becken mit einer Sehne, welche sich aus zwei Zipfeln zusammensetzt (*97. 99*), von denen der eine, dick und rundlich, an der Spina iliaca anterior inferior entspringt, während der andere, platt und bandartig vom Rande des Acetabulum, soweit er dem Darmbein angehört, herkommt. Der spindelförmig gestaltete, kräftige Muskelbauch ruht in einer leichten Vertiefung auf der Vorderfläche der Vasti und geht schließlich in eine abgeplattete Sehne über, welche über der Basis der Kniescheibe mit der der anderen Köpfe zusammenfließt. Der M. rectus ist mit dem Oberschenkelbein ganz ohne Verbindung, weshalb er sich bei Amputationen stärker zurückzieht als die Vasti.

Der laterale große Schenkelmuskel, M. vastus lateralis[2] (*98, 99*). entspringt von der Basis des Trochanter major abwärts an der lateralen Lippe der Linea aspera (*97*) und am Septum intermusculare laterale bis nahe an das Knie. Er setzt sich aus mehreren Schichten zusammen, zwischen welchen Gefäße und Nerven verlaufen, um schließlich in den Muskel einzutreten.

Der mediale große Schenkelmuskel, M. vastus medialis[3] (*98, 99*) entspringt von der Linea obliqua femoris ab an der medialen Lippe der Linea aspera. Er besteht aus einer einzigen ungeteilten Schichte.

---

[1] Extensor cruris quadriceps.
[2] M. vastus externus.
[3] M. vastus internus.

Beide Vasti umkreisen mit abwärtsgerichteten Fasern das Schenkelbein, der eine von der lateralen, der andere von der medialen Seite her und vereinigen sich an der Vorderfläche des Oberschenkels durch Vermittelung einer platten Sehne, welche vom Rectus femoris bedeckt wird.

Der mittlere große Schenkelmuskel, M. vastus intermedius[1] (*100*), entspringt von der glatten Vorderfläche des Schenkelbeines, oft bis hinauf an die Linea obliqua und bis herab zur oberen Grenze des letzten Viertels des Schenkelbeines. Seine Ursprünge sind von denen der anderen Vasti beiderseits durch den seitlichen Umfang des Schenkelbeines getrennt, welcher von Muskelansätzen völlig frei bleibt. Seine Fasern laufen schräg abwärts und setzen sich an die dem Schenkelbein zugekehrte Innenseite der gemeinsamen Endsehne an. Der Muskel ist also von den beiden anderen Vasti mantelartig umgeben und bleibt unsichtbar, wenn man nicht den einen der beiden neben seinen Ursprüngen der Länge nach bis auf den Knochen durchschneidet und zurücklegt.

Die Endsehne, in welcher schließlich die vier Köpfe zusammenkommen, setzt sich zu einem großen Teil an den proximalen Umfang der Kniescheibe an; besonders die Fasern, welche der Rectussehne entstammen. Ein großer Teil der Fasern, welche der Endsehne der beiden Vasti angehören, gelangen an die Seitenränder der Kniescheibe, in das von derem Apex ausgehende Ligamentum patellae und an die Tuberositas tibiae. Die Kniescheibe ist also nach Art eines Sesambeines von der Sehne des Quadriceps umschlossen. Fehlt sie einmal, dann ist die Funktion des Muskels keineswegs lahmgelegt. Sowohl von der Rectussehne, wie von der der Vasti gehen endlich Fasern ab, welche sich vor der Kniescheibe zu einer Sehnenkappe, Galea tendinea patellae, vereinigen, in der sich die Fasern in verschiedener Richtung verfilzen und durchkreuzen. Zwischen ihr und der Kniescheibe liegt die erwähnte Bursa subtendinea praepatellaris.

Der Kniegelenksmuskel, M. articularis genus[2] (*100*; Abt. 2. *228*), besteht aus nichts anderem, als den distalsten Bündeln des Vastus intermedius. Sie erreichen die gemeinsame Endsehne und die Kniescheibe nicht, sondern strahlen hinter ihr als Kapselspanner in die Kapsel des Kniegelenkes aus.

Motorische Innervation. Von Zweigen des N. femoralis. (Wurzelbezug: Rectus fem. Lumb. II, III, IV; Vastus lat. Lumb III, IV; Vastus medial. Lumb. II, III; Vastus intermed. Lumb. II, III, IV; Artic. genu Lumb. III, IV.)

Wirkung. Streckt den Unterschenkel. Der M. rectus fem. ist zugleich Hüftbeuger, unterstützt die Abduktion und die Rollung nach vorne. Im Sitzen wirkt er weniger energisch, wie im Stehen. Bei Lähmung des Quadriceps ist Stehen und Gehen nur mühsam ausführbar, sobald der Patient im Knie einknickt, kommt er in Gefahr, zu fallen (Oppenheim 1908).

Varietäten. Die Ursprungssehne des M. rectus fem. ist auf eine längere Strecke geteilt als gewöhnlich, sie kann auch ganz ungeteilt sein. Vastus medialis und lateralis bestehen zuweilen aus zwei ganz getrennten Schichten. Die Ausbildung des M. vastus intermedius schwankt sehr. Bei starker Entwickelung kann er zwischen den proximalen Enden der beiden anderen Vasti vorragen. Die Ausbildung des M. articularis genus schwankt sehr.

Muskeln der medialen Seite.

Dieselben sind sämtlich Adductoren des Schenkels; sie entspringen an der äußeren Beckenwand in einer hufeisenförmigen Linie vom Schambeinkamm über die Symphyse

---

[1] M. cruralis.

[2] M. subcruralis.

bis zum Sitzhöcker in mehreren Schichten und enden sämtlich an der Linea aspera mit einziger Ausnahme des M. gracilis, welcher das Schienbein erreicht.

Die etwas vertiefte Fläche zwischen M. sartorius und M. adductor longus, welche proximal durch das Lig. inguinale Pouparti begrenzt wird, bezeichnet man als Trigonum femorale[1]). Es schließt die oben erwähnte Fossa iliopectinea in sich.

Kammuskel, M. pectineus (98).

Der viereckige und platte Muskel entspringt am Pecten ossis pubis von der Eminentia iliopectinea ab bis zum Tuberculum pubis. Seine platte Endsehne gelangt an den Teil der Linea aspera, welcher vom Trochanter minor absteigt. Zwischen seiner Endsehne und dem Trochanter minor liegt die kleine Bursa m. pectinei (129).

Motorische Innervation. Vom Ramus ant. n. obturatorii und vom N. femoralis. Vielleicht gehören die vom N. obturatorius abgegebenen Fasern nur scheinbar diesem Nerven an und sind solche des N. femoralis, welche eine Strecke weit die Bahn des N. obturatorius benützen. (Wurzelbezug: Lumb. II, III.)

Wirkung. Adduziert den Oberschenkel, hebt ihn und rollt nach außen.

Varietäten. Er kann in zwei Lagen zerfallen, von welchen die eine am Schambeinkamm, die andere oberhalb des Obturator externus am horizontalen Schambeinast entspringt. Er kann sich mit benachbarten Muskeln verbinden. Er erhält Zuzüge von benachbarten Muskeln, auch vom Hüftgelenk.

Schlanker Schenkelmuskel, M. gracilis (98. 101).

Entspringt mit einer sehr dünnen und platten Sehne vom Schambein neben der Symphyse und vom unteren Schambeinast. Der platte, bandartige Muskel zieht an der medialen Schenkelfläche herab; er verjüngt sich in der Mitte seines Verlaufes und geht in eine schlanke Endsehne über, welche über das Kniegelenk herabläuft und sich zwischen den Sehnen des M. sartorius und semitendinosus über einem diesen drei Sehnen gemeinsamen Schleimbeutel (s. unten) inseriert (105).

Motorische Innervation. Vom N. obturatorius. (Wurzelbezug: Lumb. II, III, IV.)

Wirkung. Adduziert bei gestrecktem Knie; bei gebeugtem Knie unterstützt er den Sartorius als Heber des Beines. Das gehobene Bein kann er senken. Das Kniegelenk hilft er beugen.

Varietäten sind kaum beobachtet worden.

Langer Anzieher des Schenkels, M. adductor femoris longus (98).

Er entspringt dicht neben dem M. pectineus zwischen Tuberculum pubicum und Symphyse mit einer schmalen aber starken Sehne. Er breitet sich fächerförmig aus und endet am mittleren Drittel der medialen Lippe der Linea aspera mit einer platten Sehne, welche mit der des M. vastus medialis verschmilzt.

Motorische Innervation. Vom N. obturatorius. (Wurzelbezug: Lumb. II, III.)

Kurzer Anzieher des Schenkels, M. adductor femoris brevis (99).

Er entspringt kurzsehnig vom Schambein zwischen den Ursprüngen des M. adductor longus und obturator externus. Er besitzt die gleiche fächerförmige Gestalt wie der vorige und füllt die Lücke aus, welche zwischen M. pectineus und adductor magnus bleibt. Er endet mit einer platten Sehne, welche sich hinter der des M. adductor longus am oberen Drittel der medialen Lippe der Linea aspera anheftet.

Motorische Innervation. N. obturatorius. (Wurzelbezug: Lumb. II, III, IV.)

Großer Anzieher des Schenkels, M. adductor femoris magnus (99, 100, 103).

Weitaus der größte und stärkste der Adduktoren. Er entspringt vom unteren Sitzbeinast und von der vorderen Hälfte des Sitzhöckers. Seine fächerförmig diver-

---

[1]) Fossa Scarpae major.

gierenden Fasern inserieren an der medialen Lippe der Linea aspera, die hintersten steigen am steilsten abwärts und heften sich an einen rundlichen Sehnenstrang, welcher sich am Epicondylus medialis ansetzt (*100*).

Der oberste Teil des Muskels, welcher an der Grenze des unteren Schambein- und unteren Sitzbeinastes entspringt, wird häufig ganz oder teilweise selbständig; man beschreibt ihn dann als M. adductor minimus (*100*). Er heftet sich an eine von der Crista intertrochanterica zur Linea aspera absteigenden Strecke des Oberschenkelbeines an.

Längs der Linea aspera bilden die Ansätze der Adduktoren mehrere Sehnenbogen zum Durchtritt der Äste der A. profunda femoris. Eine besonders große Öffnung läßt die Stämme der A. und V. femoralis passieren. Dieselbe wird als Adductorenschlitz, Hiatus tendineus adductorius (*100*), bezeichnet; sie findet sich an der Grenze des mittleren und unteren Drittels des Oberschenkels zwischen dem Knochen und dem erwähnten rundlichen Sehnenstrang, welcher sich am Epicondylus medialis festheftet. Schon bevor die Gefäße in den Schlitz eintreten, werden sie und der vor ihnen liegende N. saphenus von einem starken fibrösen Blatt überbrückt, welches sich von den Sehnen der Adductoren zum Vastus medialis herüberspannt. Der dadurch entstehende scheidenartige Kanal wird Canalis adductorius Hunteri genannt (*99*).

Motorische Innervation. Vom N. obturatorius und auch oft von dem zum M. semimembranosus ziehenden Zweig des N. ischiadicus. (Wurzelbezug: Lumb. III, IV.)

Wirkung der drei vorstehend beschriebenen Muskeln ist Adduktion des Oberschenkels bei jeder Stellung des Beines, zugleich beteiligen sie sich an der Hebung des Beines, während sie das gehobene senken. Der untere Teil des M. adductor magnus hebt nach hinten und rollt schwach nach vorne.

Varietäten bestehen im wesentlichen darin, daß die Muskeln geneigt sind, von durchtretenden Gefäßen sich in zwei Lagen spalten zu lassen. Vom M. adductor magnus trennt sich nicht nur der M. adductor minimus ab, sondern es kann sich auch der steil zum Epicondylus absteigende Teil selbständig machen. Derselbe gehört seiner Herkunft nach zu den Flexionsmuskeln, was diese Varietät erklärlich erscheinen läßt.

Muskeln der Beugeseite.

Sie sind drei an Zahl, M. biceps femoris, semitendinosus und semimembranosus. Sie entspringen am Sitzhöcker und weichen distalwärts auseinander, um sich an der lateralen und medialen Seite des Unterschenkels, nahe am Kniegelenk anzuheften. Bei ihrer Zusammenziehung springen die Endstücke der Muskeln am Lebenden in der Kniegegend vor, während zwischen ihnen die Kniekehle, Fossa poplitea, einsinkt. Die untere Begrenzung derselben wird von den Wadenmuskeln geliefert.

Zweiköpfiger Schenkelmuskel, M. biceps femoris (*101. 102, 103*).

An dem lateralen Teil der Beugeseite gelegen. Sein langer Kopf, Caput longum, entspringt am Tuber ischiadicum mit einer ihm und dem M. semitendinosus gemeinsamen Sehne. Sein spindelförmiger Bauch geht in eine bis zur Mitte des Schenkels emporragende Endsehne über, welche sich an dem mittleren Höcker des Köpfchens der Fibula befestigt (*103*). Der kurze Kopf, Caput breve, ein Muskel von rhombischer Gestalt, entspringt am mittleren Drittel der lateralen Lippe der Linea aspera und vom Septum intermusculare laterale. Seine Fasern laufen schräg rückwärts und abwärts und setzen sich an die Sehne des langen Kopfes an.

Zwischen der Insertionssehne und dem Lig. collaterale fibulare des Kniegelenkes findet sich regelmäßig die Bursa m. bicipitis inferior (*132*). Zwischen der Ursprungssehne und der des M. semimembranosus kommt hie und da eine Bursa m. bicipitis superior vor (*130*).

Motorische Innervation. Der lange Kopf wird vom Tibialisteil des N. ischiadicus versorgt, der kurze vom Peronaeusteil. (Wurzelbezug: langer Kopf Lumb. V, Sacr. I, II, kurzer Kopf Lumb. V, Sacr. I.)

Wirkung. Beugt im Kniegelenk und streckt im Hüftgelenk; rotiert den Unterschenkel um seine Längsachse lateralwärts (Supination).

Varietäten. Selten werden die beiden Köpfe zu selbständigen Muskeln. Der kurze Kopf fehlt; er spaltet sich in mehrere Bündel; er nimmt überzählige Bündel auf. Auch der lange Kopf kann ein überzähliges Bündel aufnehmen.

Halbsehniger Muskel, M. semitendinosus (*101. 102*).

Entspringt fleischig am Sitzhöcker gemeinsam mit dem vorigen. Sein Muskelbauch ist anfänglich platt und spitzt sich allmählich zu, um in eine lange cylindrische Endsehne überzugehen, welche schon in der Mitte der Länge des Oberschenkels beginnt. Sie wird am distalen Ende des Oberschenkels frei, gelangt hinter und unter der des M. gracilis an den Unterschenkel (*105*) und heftet sich abgeplattet und etwas ausgebreitet an das proximale Ende der Crista tibiae an. Ein ansehnliches Bündel der Sehne geht in die Unterschenkelaponeurose über (*110*). Der Bauch des Muskels besitzt ungefähr in der Mitte seiner Länge eine sehnige Inskription, welche ihn schräg lateral abwärts verlaufend durchsetzt. Der Muskelbauch liegt auf einer Halbrinne der Sehne des M. semimembranosus, die Sehne auf dem Bauch dieses Muskels.

Die Ausstrahlungen der drei Insertionssehnen des M. sartorius, gracilis und semitendinosus an der Tibia werden unter dem gemeinsamen Namen Pes anserinus (*105*) zusammengefaßt. Unter den Sehnen des M. gracilis und semitendinosus, welche schließlich zusammenfließen, liegt die Bursa anserina (*131*). Dieselbe erstreckt sich zuweilen bis unter den M. sartorius.

Motorische Innervation. Vom Tibialisteil des N. ischiadicus. (Wurzelbezug: Lumb. V, Sacr. I, II.)

Wirkung. Beugt im Kniegelenk und streckt im Hüftgelenk. Spannt die Unterschenkelfascie.

Varietäten. Sein Ursprung trennt sich von dem des langen Bicepskopfes. Kann überzählige Bündel aufnehmen.

Halbhäutiger Muskel, M. semimembranosus (*103*).

Entspringt unter dem vorigen vom vorderen Rand des Sitzhöckers hinter dem M. quadratus femoris mit einer membranartigen platten Sehne, welche nach Art einer Messerklinge geformt ist, am lateralen Rande dick, am medialen zugeschärft. Die Muskelfasern beginnen erst in der Mitte der Länge des Oberschenkels zu erscheinen, treten dann aber zu einem ansehnlichen Muskelbauch zusammen, welcher am Knie in eine kräftige zylindrische Endsehne übergeht, die sich in drei Zipfel teilt. Der hintere endet in der hinteren Kapselwand als Lig. obliquuum (2.Abt. S. 169; 227) (*110. 111*)), der vordere wendet sich längs des Margo infraglenoidalis tibiae, gedeckt vom Lig. collaterale mediale vorwärts und endet über der Tuberositas tibiae, der mittlere, welcher aus platten Fasern besteht, geht in der Richtung des Muskelbauches abwärts zur Tibia und in die Fascie des M. popliteus.

Der mediale Rand des Semimembranosus grenzt an den Gracilis. Er und der Semitendinosus ergänzen sich, indem der eine sehnig ist, wo der andere seinen Muskelbauch besitzt, so daß sie miteinander über die ganze Länge des Schenkels hin eine gleichmäßig dicke Fleischmasse bilden.

Zwischen der Endsehne und dem medialen Kopf des M. gastrocnemius liegt ein Schleimbeutel, Bursa m. semimembranosi (*132*), welcher nicht selten mit der Kniegelenkshöhle in Verbindung steht (2. Abt. S. 167).

Motorische Innervation. Vom Tibialisteil des N. ischiadicus. (Wurzelbezug: Lumb. IV, V, Sacr. I.)

Wirkung. Wie der vorige; zugleich Spanner der Kniegelenkskapsel.

Varietäten. Er kann fehlen, sich verdoppeln. Einerseits kann die Sehne, anderseits der Muskelbauch an Ausdehnung gewinnen.

Übersicht über die Schleimbeutel der Kniegegend (*131. 132*).

Schleimbeutel an der Vorderseite.

Bursa praepatellaris subcutanea. In der tiefsten Schichte des Subcutangewebes. Ihre hintere Wand ist mit der Fascie eng verbunden. Mittlerer Durchmesser 3—4 cm. Sie besitzt einen einfachen oder von Fäden und Blättern durchzogenen Hohlraum. Steht öfters mit den tiefer liegenden Schleimbeuteln in Verbindung. Bei Kindern fehlt sie vollständig (Moser 1892), bei Erwachsenen ist sie in 88 % der Fälle vorhanden (Bize 1896). Wenn sie vereitert, kann die Haut in großem Umfang durch Verschwärung zerstört werden (Heincke).

Bursa praepatellaris subfascialis. In dem lockeren Bindegewebe zwischen der Fascia lata und der Sehnenausbreitung des M. quadriceps femoris. Lage nicht immer central. Ihre Größe schwankt zwischen der eines Markstückes und der eines kleinen Eies; sie scheint in umgekehrtem Verhältnis zu der der anderen präpatellaren Schleimbeutel zu stehen. Hohlraum meist glattrandig, kann aber auch von Fäden und Platten durchzogen sein. Sie kommuniziert zuweilen mit einem der anderen präpatellaren Schleimbeutel oder mit beiden. Bei Kindern fehlt sie, bei Erwachsenen ist sie sehr konstant.

Bursa praepatellaris subtendinea. Zwischen der Sehne des M. quadriceps und dem Periost der Kniescheibe. Sie ist meist kleiner als die vorhergehenden, besitzt gewöhnlich glatte Wände. Bei Erwachsenen ist sie in 80 % der Fälle vorhanden.

Die drei präpatellaren Schleimbeutel entstehen offenbar durch den Gebrauch des Knies, da sie bei Kindern noch nicht vorhanden sind. Wegen der schlechten Trennung der Schichten auf der Vorderfläche der Kniescheibe ist es oft schwierig, sie genau auseinanderzuhalten. Wenn sich ein präpatellares Hygrom entwickelt, geschieht dies meist in dem subcutanen oder subfascialen Schleimbeutel; er dehnt sich dann oft so stark aus, daß er die Grenzen der Kniescheibe überschreitet, was jedoch an der medialen Seite am wenigsten der Fall zu sein pflegt.

Bursa subcutanea tuberositatis tibiae. Auf der Tuberosität; erstreckt sich meist auch noch auf den distalsten Teil des Ligamentum patellae. Sie kann sehr groß werden und gefächert sein. Es kommen sogar zwei Schleimbeutel nebeneinander vor. Der proximal auf dem Ligamentum patellae gelegene kann dann Bursa infrapatellaris subcutanea genannt werden. Ganz inkonstant. Bilden sich wohl nur bei Leuten aus, welche ihre Knie viel anstemmen.

Bursa infrapatellaris subaponeurotica. Unter einem Blatt der Fascia lata (W. Gruber 1857).

Bursa infrapatellaris profunda. In dem Raum zwischen Ligamentum patellae, Vorderfläche des Schienbeines und Fettpolster des Kniegelenkes. Sie steht mit dem Kniegelenk niemals in Verbindung. Ganz konstant.

Bursae patellares laterales (W. Gruber). Jederseits neben der Kniescheibe zwischen Retinaculum patellae und Kapsel. Einfach, gefächert oder mehrfach. Ganz inkonstant.

Bursa suprapatellaris (2. Abt. S. 166) [1]. Erstreckt sich zwei bis drei Finger breit, oft noch weiter über den proximalen Rand der Kniescheibe hinauf. Beim Fetus entwickelt sich eine Ausbuchtung der Gelenkhöhle nach oben zwischen der Sehne des M. quadriceps und dem Schaft des Oberschenkelbeines. Unabhängig davon entsteht vor diesem Recessus ein Schleimbeutel. Die Zwischenwand zwischen beiden bricht in der Regel während des letzten Fetalmonats durch. Die Verschiedenheiten, welche man in dem Zusammenhang der Bursa mit dem Gelenk beobachtet, entsprechen den einzelnen Stadien, auf welchen die Ausbildung des Durchbruches im Einzelfalle Halt macht.

Schleimbeutel an der Rückseite der Kniegegend.

Bursa m. gastrocnemii medialis (2. Abt. S. 161) [2]. In der Grube zwischen dem Tuberculum supracondyloideum und dem medialen Condylus unter der Ursprungssehne des medialen Kopfes des M. gastrocnemius. Sie ist entweder abgeschlossen oder hängt mit der Höhle des Kniegelenkes durch eine engere oder weitere Öffnung, gelegentlich auch durch mehrere zusammen. Bei Neugeborenen wird sie stets vermißt.

Bursa m. semimembranosi (2. Abt. S. 167) [3]. Konstant zwischen der lateralen Fläche der noch ungeteilten Sehne des M. semimembranosus und dem medialen Kopf des M. gastrocnemius, um welchen sie sich herumlegt. Bis pflaumengroß; einfach oder gefächert. Unter drei Fällen hängt der Schleimbeutel einmal mit dem Kniegelenk zusammen. Die Kommunikationsöffnung ist bei gestrecktem Knie weit, bei gebeugtem eng. Er kommuniziert auch häufig mit der benachbarten Bursa gastrocnemii medialis. Fick meint, daß der Zusammenhang des in Rede stehenden Schleimbeutels mit dem Gelenk fast immer durch deren Vermittelung zustande käme. Die Verbindung der schon beim Fetus vorhandenen Bursa m. semimembranosi mit der Höhle des Kniegelenkes erfolgt erst nach dem siebten Lebensjahr (Moser).

Bursa semimembranosa propria. Konstant. Beginnt zwischen dem Condylus medialis tibiae und der Sehne des M. semimembranosus an der Stelle von deren Dreiteilung und setzt sich unter den vorderen Zipfel derselben fort. Schon beim Neugeborenen vorhanden. Verbindungen mit der unteren Abteilung des Kniegelenkes oder mit der Bursa m. semimembranosi werden beobachtet (Fick, 1904).

Bursa m. gastrocnemii lateralis [4]. Auf dem Condylus lateralis, gedeckt von dem Ursprung des Gastrocnemiuskopfes; von geringer Größe. Unter sechs bis sieben Knien kommt sie einmal vor (Gruber). Hie und da steht sie mit der Gelenkhöhle in Verbindung.

Ist das Sesambein in der Sehne des lateralen Kopfes des M. gastrocnemius so stark entwickelt, daß es einen rundlichen Vorsprung bildet, dann kann zwischen ihm und der Haut ein kleiner Schleimbeutel vorkommen.

Bursa bicipito-gastrocnemialis. Kleines, rundes Säckchen zwischen dem vom Sesambein in der Sehne des M. gastrocnemius lateralis gebildeten Vorsprung und dem M. biceps, in nächster Nähe des N. peronaeus. Sehr selten.

---

[1] Bursa subcruralis.
[2] Bursa supracondyloidea medialis.
[3] Bursa retrocondyloidea interna.
[4] Bursa retro-epicondyloidea externa propria s. profunda.

Bursa m. poplitei (2. Abt. S. 167)[1]. Konstant. Die Sehne des M. popliteus wird von dem Schleimbeutel mehr oder weniger umhüllt. Seine Wände können sich, von beiden Seiten herkommend, sogar hinter der Sehne berühren, so daß es aussieht, als läge sie, nur mit einem Mesotenon versehen, frei in einem Hohlraum. Der Schleimbeutel öffnet sich konstant oberhalb der Bandscheibe, ausnahmsweise mit einer zweiten Öffnung auch unterhalb derselben in das Gelenk. Mit dem Tibiofibulargelenk steht er in etwa 14 % der Fälle in Verbindung. Moser sagt, daß beim Fetus je ein besonderer Recessus der oberen und der unteren Gelenkkammer entsteht, welche später zusammenfließen. Die beim Erwachsenen vorkommenden Fälle können die verschiedensten Stufen der Entwickelung darstellen.

Bursa m. poplitei posterior (Fick). Zwischen der Rückseite der Sehne des Muskels und dem Lig. collaterale laterale. Steht fast immer in ziemlich weiter Verbindung mit dem Gelenk. Mit dem großen Popliteusschleimbeutel besteht trotz der nahen Nachbarschaft keine Verbindung. Häufig.

Schleimbeutel zu beiden Seiten der Kniegegend.

Bursa m. sartorii propria (S. 102). Zwischen Sehne und Gelenk. Nicht selten.

Bursa anserina (S. 106). Konstant, schon beim Fetus vorhanden. Unter den Sehnen des Gänsefußes und auf dem Lig. collaterale mediale. 3—6 cm lang, reicht sie zuweilen bis nahe an die Tuberositas tibiae herab und zieht sich anderseits weit in die Höhe.

Bursa ligamenti collateralis tibialis superior und inferior. Die obere zwischen Band und Femur, die untere zwischen Band und Tibia (Poirier). Fast konstant. Sehr selten noch ein dritter Schleimbeutel zwischen Band und Meniscus.

Bursa m. bicipitis femoris inferior[2]. Zwischen die Sehne des Muskels und das Lig. collaterale laterale eingeschoben. Länge 2 cm, nahezu beständig. Bei Neugeborenen schon vorhanden.

Im Inneren des Gelenkes kommt zwischen den beiden Kreuzbändern statt des dort gewöhnlich vorhandenen Fettes öfter ein kleinerer oder größerer Schleimbeutel vor, man kann ihn Bursa ligamentorum cruciatorum nennen. Ein weiterer Schleimbeutel wird zwischen der Rückseite des Lig. cruciatum posterius und dem schief aufsteigenden Zug der lateralen Bandscheibe oder zwischen ihm und der Hinterseite des Lig. cruciatum anterior beobachtet. Sie stehen meist in Verbindung mit der Gelenkhöhle (Fick).

β) Muskeln des Unterschenkels.

Ähnlich den Verhältnissen des Vorderarmes ist auch am Unterschenkel die Muskulatur für die Bewegung sowohl des ganzen Fußes, wie ein Teil der für die Zehen bestimmten untergebracht. Muskeln für Pronation und Supination fehlen, da die beiden Unterschenkelknochen Bewegungen, wie sie am Unterarm vorgenommen werden, nicht ausführen können. Der eine der Zehenbeuger rückt nach unten auf die Sohle. Zum langen Zehenstrecker kommt noch ein kurzer auf dem Fußrücken. Die Massenentwickelung der Unterschenkelmuskeln ist eine andere wie die der Unter-

---

[1]) Bursa infracondyloidea externa.
[2]) Bursa bicipitalis.

armmuskeln, da sie für die Ausführung des Schrittes vorhanden sind, nicht wie die des Unterarmes für die Bewegung des Greifens. Wie bei diesem letzteren sondert sich auch hier die Muskulatur in drei Gruppen, die Extensoren an der Vorderseite, eine Peronaeusgruppe am Fibularrand und die Flexoren an der Rückseite.

Muskeln der Vorderseite.

Sie füllen den muldenförmigen Raum zwischen den beiden Unterschenkelknochen aus, welcher in der Tiefe von der Membrana interossea abgeschlossen wird. Es sind ihrer vier: M. tibialis anterior, extensor hallucis longus, extensor digitorum longus und peronaeus tertius. Ihrer Form nach sind sie sämtlich Mm. unipennati.

Vorderer Schienbeinmuskel, M. tibialis anterior (*107, 108*).

Er entspringt am oberen Ende des Schienbeines von dessen lateraler Fläche, weiter abwärts von einer Crista interossea und von dem angrenzenden Teil der Membrana interossea. Auch von der deckenden Aponeurose werden Fasern mitgenommen. Die Endsehne wird an der Vorderfläche des Muskels unter der Mitte des Unterschenkels frei, nimmt aber an ihrer Rückseite noch bis zum Knöchelgelenk Muskelfasern auf. Der Muskel verläuft längs der vorderen Kante des Schienbeins, die Sehne vor dem medialen Knöchel. Dieselbe geht, mit einer Schleimscheide ausgestattet, durch das am weitesten medial liegende Fach des Ligamentum cruciatum (*135*), kommt dann an die mediale Fläche des Gelenkes zwischen erstem Keilbein und erstem Mittelfußknochen, dessen Kapsel sie verstärkt und endet mit zwei Zipfeln an der Grenze der plantaren Seite dieser Knochen (*112*).

Zwischen dem Ende der Sehne und dem ersten Keilbein liegt die Bursa subtendinea m. tibialis anterioris (*135*).

Motorische Innervation. Vom N. peronaeus profundus. (Wurzelbezug: Lumb. IV, V, Sacr. I.)

Wirkung. Wichtigster Heber des Fußes. Hebt den medialen Fußrand (sogenannte Supination).

Varietäten. Die Endsehne spaltet sich, sie inseriert sich an ungewöhnlicher Stelle des Fußes. Sendet zuweilen Sehnenfasern zum Lig. cruciatum oder zur Fascie des Fußrückens.

Langer Großzehenstrecker, M. extensor hallucis longus (*107. 108*).

Er entspringt am zweiten und dritten Viertel des Wadenbeines und an einem an dieses grenzenden Streifen der Membrana interossea. Der wenig kräftige Muskel ist im oberen Teil seines Verlaufes von den zusammenstoßenden Mm. tibialis anterior und extensor digit. longus gedeckt. Seine Endsehne kommt an der Vorderseite des Muskels zum Vorschein, sie verläuft durch das mittlere Fach des Lig. cruciatum in einer Schleimscheide und endet an der Basis der Endphalange der großen Zehe. Häufig sendet sie ein schmales Bündel an die Grundphalange der großen Zehe (*112*).

Motorische Innervation wie der vorige.

Wirkung. Streckt die große Zehe und hebt den lateralen Fußrand (Pronation).

Varietäten. Die Teilung der Sehne kann sich zu einem überzähligen kleinen Muskel ausbilden, welcher sich auch mit einem der beiden benachbarten Muskeln verbinden kann.

Langer Zehenstrecker, M. extensor digitorum pedis longus (*107. 108*).

Er entspringt am oberen Ende des Schienbeines zwischen M. tibialis anterior und peronaeus longus vom Knochen und von der Unterschenkelaponeurose, weiter unten von der vorderen Kante des Wadenbeines und von der Membrana interossea. Er gibt eine Sehne ab, welche sich noch am Unterschenkel in vier Sehnen spaltet.

Dieselben treten von einer Schleimscheide umschlossen durch das lateralste Fach des Lig. cruciatum auf den Fußrücken und gelangen zu den Zehenrücken (s. unten) (*112*).

Motorische Innervation. Wie die vorigen.

Wirkung. Streckt die Zehen und hebt sie hoch. Wirkt als Pronator.

Varietäten. Die Sehnen können gespalten sein. Ein Sehnenstreifen kann an die große Zehe gelangen (selten). Auch an die Metatarsalknochen gelangt hie und da eine Sehnenabzweigung. Die Sehnen können, wie am Handrücken, durch fibröse Faserzüge verbunden sein. Der Muskelbauch kann sich mehr oder weniger deutlich in gesonderte Teile für die einzelnen Zehen teilen.

Dritter Wadenbeinmuskel, M. peronaeus tertius[1]) (*107. 108*).

Er entspringt am unteren Rand und an der lateralen Seite des langen Zehenstreckers von dem Wadenbein und der Membrana interossea. Seine Endsehne gelangt mit der des genannten Muskels durch das lateralste Fach des Lig. cruciatum an den Fußrücken und heftet sich ausgebreitet an die obere Fläche der Basis des fünften Mittelhandknochens. Sein Muskelbauch ist mit dem des langen Zehenstreckers im ausgebildeten Zustand häufig untrennbar verbunden, beim Embryo aber von ihm vollständig getrennt.

An Füßen mit starker Muskulatur liegt unter der Sehne des M. peronaeus tertius ein Schleimbeutel (*135*).

Motorische Innervation. Wie der vorige.

Wirkung. Beuger des Sprunggelenkes; unterstützt die Pronation.

Varietäten. Fehlt bisweilen oder wird durch ein Bündel der Kleinzehensehne des M. extensor digit. longus ersetzt. Gibt eine Sehne zur fünften Zehe oder zum vierten M. interosseus dorsalis.

Muskeln des Fibularrandes.

Zwei an der Außenseite des Wadenbeines herablaufende Muskeln, M. peronaeus longus und brevis, welche durch die Septa intermuscularia nach vorn und hinten abgeschlossen werden. Ihre Sehnen werden hinter dem lateralen Knöchel gemeinsam durch das (S. 100) erwähnte Retinaculum peronaeorum superius und auf der Seitenfläche des Sprungbeines durch das Retinaculum peronaeorum inferius eingeschlossen; letzteres ist an den Processus trochlearis des Calcaneus angeheftet. Es besitzt eine die beiden Sehnen trennende Scheidewand. Während ihres Verlaufes in dem durch die Retinacula gebildeten Kanal werden die Sehnen von einer Schleimscheide umschlossen, welche jede der beiden durch eine mesenteriumartige Platte mit der vom Skelet gelieferten Wand des Kanales in Verbindung setzt. Unter dem Retinaculum inferius teilt sich die Scheide für jede der beiden Sehnen in ein besonderes Fach.

Langer Wadenbeinmuskel, M. peronaeus longus (*107, 108*).

Er entspringt in zwei Abteilungen, zwischen welchen der N. peronaeus superfic. herabläuft. Der vordere Teil kommt vom oberen Ende der Tibia, vom Köpfchen und dem oberen Drittel des Körpers der Fibula und vom Septum intermusculare anterius. Der hintere Teil beginnt etwas weiter distalwärts an der Fibula, erstreckt seine Ursprünge aber bis zum Beginn von deren unterem Drittel. Seine dicke, strangförmige Endsehne beginnt schon in der Mitte des Unterschenkels auf der Außenfläche des Muskels zu erscheinen, sie liegt erst auf der des M. peronaeus brevis, in der Gegend des lateralen Knöchels hinter ihr. Nachdem sie die beiden Retinacula passiert hat, verläuft sie an der Sohle in der Rinne des Würfelbeines, gedeckt vom Lig. plantare

---

[1]) M. peronaeus anticus.

longum, schief medianwärts und vorwärts und heftet sich endlich an einen Höcker der Basis des ersten Mittelfußknochens, zuweilen auch an der Basis des zweiten und an das erste Keilbein (*117*). Während ihres Verlaufes in der Rinne des Würfelbeines ist die Sehne platter, fester und von Knorpelzellen durchsetzt. In der Sohle gleitet sie in einem von einer Schleimscheide ausgekleideten Kanal (*136*).

Motorische Innervation. Vom N. peronaeus superficialis. (Wurzelbezug: Lumb. V, Sacr. I.)

Wirkung. Hebt den lateralen Fußrand (sogenannte Pronation). Wirkt bei der Plantarflexion mit. Hält die Querwölbung des Fußes aufrecht.

Varietäten. Sein Muskelbauch ist nicht immer vollständig von dem des M. peronaeus brevis zu isolieren. Seine Endsehne hat eine überzählige Insertion am zweiten, auch dritten Mittelfußknochen. Von der Rinne des Würfelbeines aus geht ein Bündel an den fünften Mittelfußknochen. Oft gelangt ein Bündel in den M. interosseus dorsalis primus. Ein kleiner M. peronaeus accessorius entspringt an dem Wadenbein zwischen M. peronaeus longus und brevis und vereinigt seine Sehne mit der des ersteren oder geht mit der des M. extensor digitorum longus an die kleine Zehe. Bei Übertritt der Sehne in die Sohle entspringt von ihr der M. flexor brevis digiti V und der letzte M. interosseus volaris.

Kurzer Wadenbeinmuskel, M. peronaeus brevis (*108. 112*).

Entspringt unter dem vorigen, von ihm scheidenartig umfaßt, von der Außenfläche des Wadenbeines. Seine Sehne wird, wie erwähnt, erst von der des M. peronaeus longus gedeckt, dann liegt sie vor dieser in der Rinne des Malleolus lateralis. Nach dem Passieren der beiden Retinacula heftet sie sich an der Tuberosität des fünften Mittelfußknochens an und sendet fast beständig ein schmales Bündel gerade vorwärts zum lateralen Rand der Sehne des M. extensor digitorum longus zur fünften Zehe.

Motorische Innervation. Wie der vorige.

Wirkung. Hebt den lateralen Fußrand und beteiligt sich an der Plantarflexion des Fußes.

Varietäten. Kann sich verdoppeln; sendet überzählige Anheftungen an benachbarte Knochen des Fußes. Ein M. peronaeus quartus geht von dem unteren Teil des Wadenbeines ab und heftet sich an das Fersenbein oder geht bis zum Würfelbein; er kann selbst das Sehnenbündel vertreten, welches von der Sehne des Peronaeus brevis zur fünften Zehe geht.

Muskeln der Rückseite.

Sie liegen in zwei Schichten, welche durch ein Fascienblatt voneinander geschieden werden, an deren Vorderseite Vasa und Nerv. tibialis angeheftet sind. Die oberflächliche Schichte enthält die Wadenmuskeln, nämlich den M. triceps surae und M. plantaris, zu welchen noch der M. popliteus kommt, die tiefe Schichte, die Flexoren, und zwar Flexor digitorum longus, Tibialis posterior und Flexor hallucis longus.

Oberflächliche Schichte.

Dreiköpfiger Wadenmuskel, M. triceps surae [1]).

Er setzt sich zusammen aus zwei oberflächlichen Köpfen, welche vom Oberschenkelbein und einem tiefen, einfachen Kopf, welcher vom Unterschenkel entspringt.

Wadenbauchmuskel, M. gastrocnemius [2]) (*109*).

Von den beiden oberflächlichen Köpfen ist der mediale der stärkere. Sein Ursprung erfolgt am Epicondylus medialis des Femur und breitet sich von ihm ab einerseits auf das Planum popliteum, andererseits auf das Tuberculum supracondyloideum

---

[1]) M. extensor pedis.
[2]) γαστήρ τῆς κνήμης, Bauch der Wade.

aus. Der letztere Ursprungsteil ist untrennbar mit der Kapsel verbunden. Der laterale
Kopf ragt nicht soweit hinauf, er entspringt nur vom Epicondylus lateralis selbst.
Die beiden Ursprünge werden von den absteigenden Enden der Oberschenkelbeuger
gedeckt. Die kräftigen Ursprungssehnen breiten sich auf der Oberfläche der beiden
Köpfe aus und erstrecken sich soweit hinab, daß sie nur einen ziemlich kurzen Teil
des Muskelfleisches unbedeckt lassen. Die Köpfe konvergieren gegen die hintere
Mittellinie des Unterschenkels und stoßen daselbst in einem schmalen Sehnenstreifen
zusammen. Vom unteren, konvexen Rande aus setzen sich beide Köpfe in eine gemeinsame platte Sehne fort, welche sich meist noch eine Strecke weit von der Sehne
des Soleus trennen läßt. An der Wade eines muskulösen Mannes tritt der Muskelbauch des Gastrocnemius als kräftiger Wulst hervor, welcher in zwei Zipfel ausgeht,
von denen der mediale etwas weiter abwärts reicht wie der laterale.

Schollenmuskel, M. soleus[1] (*110*).

Der tiefe Kopf entspringt am Köpfchen und am oberen Drittel der lateralen
Kante des Wadenbeines, an der Linea poplitea und an einer kurzen Strecke der
medialen Kante des Schienbeines. In der Mitte der Linea poplitea wird jedoch der
Ursprung durch die Unterschenkelgefäße und den N. tibialis vom Knochen abgedrängt
und auf einen Sehnenbogen verlegt, welcher sich über sie herüberspannt. Der Bauch
des Muskels ist sehr kräftig, er erstreckt sich weiter distalwärts als der M. gastrocnemius
und überragt am unteren Teil des Unterschenkels beiderseits dessen verschmälerte
Sehne. Mit dieser verwächst er, wie erwähnt, und es entsteht aus der Verbindung
zuletzt ein mächtiger Sehnenstrang, Tendo calcaneus Achillis (*109*), welcher sich an
der unteren Hälfte der hinteren Fläche des Fersenbeinhöckers anheftet. In der Mitte
ihrer Länge ist die Sehne am schmalsten. Zwischen ihr und der tiefen Muskelschichte
bleibt ein Raum, welcher von einem derbgewebten Fett ausgefüllt wird. Gegen ihr
Ende hin tritt die Achillessehne am Lebenden deutlich hervor, weil zu ihren beiden
Seiten die Haut eingesunken ist.

Eine Bursa m. gastrocnemii medialis (2. Abt. S. 167) (*132*) findet sich neben
der Bursa m. semimembranosi unter der Ursprungssehne. Sie steht gewöhnlich mit
der Höhle des Kniegelenkes in Zusammenhang; auch mit der Bursa m. semimembranosi kann sie in Verbindung treten. Eine Bursa m. gastrocnemii lateralis
findet sich zwischen der Kapsel und der Ursprungssehne dieses Kopfes. Zwischen
ihr und dem M. biceps kommt nicht selten eine Bursa bicipito-gastrocnemialis (*132*) vor. Zwischen dem Ansatz der Achillessehne und dem oberen Teil
des Fersenhöckers liegt die Bursa tendinis calcanei (Achillis) (*134*).

Motorische Innervation. Vom N. tibialis. (Wurzelbezug: Lumb. V, Sacr. I, II.)

Wirkung. Hebt die Ferse und den medialen Fußrand, kann sich durch den Gastrocnemius an der Beugung des Kniegelenkes beteiligen.

Varietäten. Die Köpfe des Gastrocnemius können sich voneinander oder vom Soleus
mehr oder weniger isolieren. Einer der Gastrocnemiusköpfe kann sich an Volumen vermindern,
selbst ganz verschwinden. In der Ursprungssehne des lateralen Gastrocnemiuskopfes kommt
öfters ein Sesambein vor, in der des medialen nur selten. Der M. soleus kann sich verdoppeln,
es kann der tibiale Ansatz fehlen, er kann sogar ganz verschwinden. Er erhält überzählige Bündel.
Ein solches kann mit besonderer Sehne ausgestattet sein, welche sich bis in die Sohle erstreckt.

Sohlenmuskel, M. plantaris (*110*).

Der kurze, platte Muskel entspringt oberhalb des Epicondylus lateralis vom
Planum popliteum und von der Kapsel dicht über dem Gastrocnemius lateralis. Seine

---

[1] Von Solea, die Scholle, da seine Form einem Plattfisch gleicht.

lange und schmale Sehne verläuft schräg absteigend zwischen Gastrocnemius und Soleus zum medialen Rand der Achillessehne und verschmilzt mit dieser oder inseriert sich neben ihr am Fersenbein oder verliert sich in der Fascie der tiefen Beugemuskeln. Er entspricht dem M. palmaris longus des Armes, wird aber durch das stark vorspringende Tuber calcaneum daran gehindert, die Plantaraponeurose zu erreichen, was bei vielen Affen noch der Fall ist.

Motorische Innervation. Wie der vorige.

Wirkung. Dem M. gastrocnemius ähnlich.

Varietäten. Fehlt öfters. Entspringt von der Fibula oder erhält ein accessorisches Bündel aus der Nachbarschaft seines Ursprunges. Er kann stärker entwickelt sein wie gewöhnlich.

Kniekehlenmuskel, M. popliteus (*111*).

Der dreiseitige und platte Muskel entspringt von der dreiseitigen Fläche am proximalen Ende der Tibia, welches von der Linea poplitea abgeschlossen wird, sowie von der ihn deckenden Fascie, in welche ein Teil der Sehnenfasern des M. semimembranosus einstrahlt. Seine Bündel ziehen leicht konvergierend schräg lateral aufwärts und heften sich, bedeckt vom Lig. collaterale fibulare schnig an den lateralen Epicondylus, fleischig an das Ligamentum popliteum arcuatum. Die Sehne drückt auf ihrem Weg nach dem Epicondylus sowohl in den Meniscus wie in den lateralen Condylus eine kleine Furche ein.

Unter der Endsehne liegt die Bursa m. poplitei (*132*), welche regelmäßig mit der Höhle des Kniegelenkes in Verbindung steht.

Motorische Innervation. Vom N. tibialis. (Wurzelbezug: Lumb. IV, V, Sacr. 1.)

Wirkung. Stützt das Kniegelenk, spannt dessen Kapsel, rotiert den Unterschenkel nach innen (Pronation) und wirkt nach Fürst (1903) bei der Streckung, nicht bei der Beugung, des Kniegelenkes mit.

Varietäten. Sehr selten. Fehlen nur zweimal beobachtet. Ein Bündel spaltet sich ab und gelangt isoliert zum Epicondylus lateralis oder zum Köpfchen der Fibula. Einmal wurde in der Sehne des M. popliteus ein Sesambein gefunden.

Tiefe Schichte.

Enthält drei Muskeln: M. tibialis posterior, flexor hallucis und flexor digitorum longus. Nach der Topographie des Skeletes sollte man erwarten, daß sie von dem Schienbein aus in der aufgezählten Reihenfolge entspringen. Dies ist jedoch nicht der Fall. Sie folgen vielmehr: M. flexor digitorum longus, tibialis posterior, flexor hallucis. Dadurch werden sie gezwungen, sich zu kreuzen, um an ihre Insertionsstellen zu kommen, und zwar erfolgt die Kreuzung des M. flexor digitorum longus und tibialis posterior am Unterschenkel, diejenige von Flexor digitorum und hallucis erst in der Sohle.

Langer Zehenmuskel, M. flexor digitorum longus (*111*).

Er entspricht dem M. flexor digitorum profundus des Unterarmes.

Seine Muskelfasern entspringen von der hinteren Fläche des Schienbeines unter dem Ursprunge des Soleus, von der Crista interossea derselben und von einem langen Sehnenbogen, der am hinteren Rande des Muskels über den folgenden Muskel herabläuft und sich unterhalb des Ursprunges des letzteren an die Tibia oder an die Membrana interossea befestigt. Die cylindrische Sehne verläuft in der Rinne des medialen Knöchels und gleitet in der dem Calcaneus zunächst liegenden Scheide unter dem Lig. laciniatum. Endlich kommt sie zur Sohle (*115*), wo sie einen accessorischen Kopf aufnimmt (s. unten) und zuletzt zu den Endphalangen der Zehen.

Motorische Innervation. Vom N. tibialis. (Wurzelbezug: Lumb. V, Sacr. I, II)
Wirkung. Beuger der Endglieder der Zehen; zugleich Senker des Fußes und Supinator.
Varietäten. Accessorische Ursprünge werden öfters beobachtet, einer davon kann
den M. quadratus plantae, den Sohlenkopf des Muskels ersetzen. Die Sehne zur zweiten Zehe
wird vom M. flexor hallucis abgegeben.

Hinterer Schienbeinmuskel, M. tibialis posterior (*111*).

Sein Ursprung reicht bis zum unteren Rand des M. popliteus empor, wo er von
der lateralen Fläche des Schienbeines und von der Kapsel des Tibiofibulargelenkes
herkommt. Weiterhin erhält er Zuzüge von dem Wadenbein und der Membrana
interossea. Die oberen Bündel erreichen die Sehne nach Art eines doppelt gefiederten
Muskels von beiden Seiten her, weiter unten treten sie nur einfach an sie heran und
sie läuft nun an der Rückseite des Muskels herab. Gegen das distale Ende des Unterschenkels wird die Endsehne frei und verfolgt nun mit der des vorigen Muskels und
vor ihr in der Rinne an der Hinterseite des medialen Knöchels ihren Weg. Die beiden
Sehnen werden daselbst von dem Ligamentum laciniatum (*111*) gedeckt, welches
sich vom Knöchel zur Seitenfläche des Fersenbeinhöckers herüber erstreckt. Die Sehne
des hinteren Schienbeinmuskels ist daselbst in einer eigenen von der des langen Fingerbeugers getrennten Scheide eingeschlossen (*136*). Sie tritt dann unter das Lig. calcaneo-
naviculare plantare, wo sie platt, knorpelartig hart und dem Taluskopf entsprechend
ausgehöhlt ist und gelangt endlich zur Plantarfläche des Kahn- und ersten Keilbeines;
einige Zipfel sendet sie lateralwärts zum zweiten und dritten Keilbein und zu den
entsprechenden Mittelfußknochen (2. Abt. *258*).

Eine Bursa subtendinea m. tibialis posterioris findet sich nicht selten
zwischen der Sehneninsertion und dem ersten Keilbein (*136*).

Motorische Innervation. Vom N. tibialis. (Wurzelbezug: Lumb. V, Sacr. I.)
Wirkung. Plantarflexion. Adduktion mit Hebung des medialen Fußrandes. Eine wich-
tige Tätigkeit besteht in der Unterstützung des Lig. calcaneo-naviculare plantare, wodurch der
Taluskopf in seiner Lage gehalten und der Entstehung eines Plattfußes entgegengewirkt wird.
Varietäten. Fehlt, ist verdoppelt. Ist mehr oder minder nahe mit den benachbarten
Muskeln verwachsen. Die Endsehne kann sich an der des Peronaeus longus, an der des kurzen
Zehenbeugers, an verschiedenen Mittelfußknochen oder am Würfelbein befestigen. Sehr häufig
wird ein Sesamknorpel oder Sesambein in der Endsehne beobachtet, dort wo sie dem Taluskopf
anliegt.

Langer Großzehenbeuger, M. flexor hallucis longus (*111*).

Der stärkste Muskel dieser Gruppe. Er entspringt an den beiden unteren Dritteln
des Wadenbeines von seiner hinteren und medialen Fläche, sowie an der Membrana
interossea. Die Ursprünge, welche der hintere Schienbeinmuskel und der Großzehenbeuger vom Wadenbein hernehmen, liegen dicht nebeneinander; sie umschließen
eine Art von Kanal[1]), in welchem die A. peronaea herabläuft. Die Bündel strahlen
von beiden Seiten her nach der Endsehne zusammen. Dieselbe wird erst ganz unten
am Knöchelgelenk frei; sie verläuft durch eine Rinne des Sprungbeines und gelangt
unter dem Sustentaculum tali an die Sohle. Dort kreuzt sie die unter ihr liegende
Sehne des M. flexor digitorum longus (*115*) und verwächst mit ihr in der Art, daß
sie ihr ein starkes Bündel zusendet, welches meist in die Sehne für die zweite Zehe
einstrahlt. Endlich heftet sie sich an die Endphalange der großen Zehe.

Während ihres Verlaufs in den Rinnen von Talus und Calcaneus ist die Sehne
in eine Scheide eingeschlossen, welche in der Knöchelgegend beginnt und sich bis
gegen die Kreuzung mit der Sehne des gemeinsamen Zehenbeugers erstreckt (*136*).

---

[1]) Canalis musculo-peronaeus (Hyrtl).

Motorische Innervation. Vom N. tibialis. (Wurzelbezug: Lumb. V, Sacr. I, II.)

Wirkung. Wie der Name sagt. Durch seine Verbindung mit dem M. flexor digitorum longus wirkt er auch auf die von diesem Muskel versorgten Zehen. Er ist zugleich Senker und Supinator des Fußes.

Varietäten. Das Verbindungsbündel der Sehne sendet auch zur dritten, selbst zur vierten Zehe Züge, die fünfte Zehe bleibt ausnahmslos frei. Es kann auch ein Bündel von der Sehne des Flexor digitorum longus zu der des Flexor hallucis longus abgegeben werden. Ein vollständiges Fehlen der Verbindung ist selten.

γ) Muskeln des Fußes.

Muskeln des Fußrückens.

Anders als am Handrücken, wo nur die Strecksehnen, aber außer den Mm. interossei keine Muskeln zu finden sind, begegnet man hier einem besonderen Streckmuskel, welcher zu allen Zehen, mit Ausnahme der kleinen, geht. Die letztere erhält, wie bekannt (S. 112), einen Sehnenfaden vom M. peronaeus brevis. Man kann den Muskel zweckmäßig in zwei Abteilungen teilen.

Kurzer Zehenstrecker, M. extensor digitorum brevis (*112*).

Er entspringt an der oberen und lateralen Fläche des Fersenbeines, am Lig. cruciatum, an dem Bandapparat des Sinus tarsi und von vertikal stehenden Sehnenblättern, durch welche der Muskel in seine drei Portionen geteilt wird. Er verläuft schräg vorwärts zwischen den Sehnen des langen Streckers und dem Würfelbein und jede seiner Abteilungen geht in eine zarte bandförmige Sehne über, welche eine der Sehnen des langen Streckers sehr spitzwinkelig kreuzt (*108*), um sich dann an den lateralen Rand der nächstfolgenden anzuschließen und mit ihr zu verschmelzen. Die aus der Verschmelzung hervorgehende Strecksehne verhält sich am Rücken der Zehe ebenso wie die Strecksehne am Fingerrücken.

Kurzer Großzehenstrecker, M. extensor hallucis brevis (*112*).

Der neben dem vorigen entspringende Muskel sendet seine Sehne zur Grundphalange der großen Zehe.

Die kurzen Zehenstrecker sind von einem dünnen Bindegewebsblatt bedeckt, welches in den Zwischenräumen zwischen den Sehnen des langen Streckers mit der diese deckenden Fascie (S. 101) zusammenfließt.

Motorische Innervation. Vom N. peronaeus profundus. (Wurzelbezug: Lumb. IV, V, Sacr. I.)

Wirkung. Zehenstrecker.

Varietäten. Nicht häufig gibt der kurze Zehenstrecker auch eine Sehne zur kleinen Zehe. Die Sehnen und Muskelbäuche können sich spalten. Auch eine Verminderung der Sehnen, selbst ein vollständiges Fehlen des Muskels wurde beobachtet, wodurch sich die Verhältnisse des Fußrückens denen des Handrückens nähern. In solchen Fällen kann es vorkommen, daß der M. peronaeus brevis auch an die vierte Zehe eine Sehne sendet.

Muskeln der Fußsohle.

Die Muskeln der Sohle weichen in der Art von denen der Hohlhand ab, daß der M. flexor sublimis des Unterarmes hier ganz an die Planta pedis verlegt ist. Außerdem erhält die Sehne des M. flexor digitorum longus noch einen plantaren Kopf, den M. quadratus plantae. Der Muskulatur der Großzehenseite fehlt ein Opponens. Die beiden Ballen kommen daher, obgleich sie voluminöse Muskeln enthalten, weit weniger zur Geltung wie die der Hand, es entsteht vielmehr eine mehr gleichmäßige Fläche.

In der Mitte.

Kurzer Zehenbeuger, M. flexor digitorum pedis brevis (*114*).

Der abgeplattete Muskel entspringt an den Wänden des keilförmig nach hinten zugespitzten Raumes, welcher gebildet wird von der Unterfläche des Fersenbeines, von der deckenden Aponeurose und von den beiderseits von dieser zum Skelet gelangenden Fascienlamellen. In der Gegend der Grenze zwischen Fußwurzel und Mittelfuß sondert er sich in vier Bäuche, welche an Stärke von der zweiten bis fünften Zehe abnehmen. Sie gehen etwa in Mitte der Länge des Mittelfußes in platt-rundliche Sehnen über, von welchen die letzte oft nur ein dünner Faden ist, selbst ganz fehlen kann. Im weiteren Verlauf verhalten sich die Sehnen genau so wie die des M. flexor sublimis der Hand, das heißt, sie treten in ähnliche Schleimscheiden ein und spalten sich in der Gegend der Mittelfuß-Zehengelenke, um die Sehne des M. flexor longus durchtreten zu lassen. Sie endigen an der Mittelphalange.

Motorische Innervation. Vom N. plantaris medialis. (Wurzelbezug: Lumb. V, Sacr. I.)

Wirkung. Beuger der Mittelphalanx.

Varietäten. Wenn die Sehne für die fünfte Zehe sehr fein ist, dann ist sie undurchbohrt. In 15 °/₀ der Fälle fehlt sie ganz (Affenähnlichkeit). Statt ihrer kann ein ebenfalls bei Affen normales Muskelchen an der Sehne des M. flexor longus entspringen und an die fünfte Zehe gehen. Auch von anderen Stellen der Sohle aus hat man derartige Muskelchen entspringen sehen. Der kurze Zehenbeuger kann ganz fehlen.

Viereckiger Sohlenmuskel, M. quadratus plantae[1]) (*115*).

Der in die Sohle gerückte accessorische Kopf des M. flexor digitorum longus kommt zum Vorschein, wenn man den vorigen weggenommen hat. Platt und von vierseitiger Gestalt, entspringt er von der plantaren Fläche des Fersenbeines, von den Sohlenbändern an dessen medialer Seite und von der Innenfläche des Lig. laciniatum. Er verläuft nur sehr wenig schräg lateralwärts und setzt sich an die Sehne des M. flexor digitorum longus da an, wo sich dieselbe in vier Zipfel für die vier lateralen Zehen spaltet. Es ist dies dieselbe Stelle, an welcher sich die Sehne des langen Zehenbeugers mit der des langen Großzehenbeugers kreuzt. Mehr als die Hälfte seiner Fasern gibt der M. quadratus plantae an die Sehne der fünften Zehe ab.

Motorische Innervation. Vom N. plantaris lateralis. (Wurzelbezug: Sacr. I, II.)

Wirkung. Korrigiert die abduzierende Wirkung der Sehne des langen Beugers und unterstützt ihn in der Beugung der Zehen.

Varietäten. Der Muskel kann auf den Unterschenkel hinaufrücken. Er sendet Bündel zum M. flexor digitorum brevis.

Spulmuskeln, Mm. lumbricales (*115*).

Sie entspringen von der Sehne des langen Zehenbeugers da, wo sie in ihre vier Teile zerfällt, aus den zwischen ihnen vorhandenen Winkeln; der für die zweite Zehe bestimmte am Großzehenrand seiner Sehne. Sie heften sich an die Großzehenseite der Grundphalanx ihrer Zehe in gleicher Weise, wie es von der Hand beschrieben wurde. Sie unterscheiden sich von ihnen nur dadurch, daß ihre Endsehnen von den Bursae mm. lumbricalium pedis (*136*) umhüllt werden, welche an der Hand fehlen.

Motorische Innervation. Der erste, meist auch der zweite vom N. plantaris medialis, die übrigen vom N. plantaris lateralis. (Wurzelbezug: erster und zweiter Lumbricalis, Lumb. V. Sacr. I, dritter und vierter Sacr. I, II.)

---

[1]) Caput plantare flexoris longi. Caro quadrata Sylvii.

Wirkung. Beuger der Grundphalange und Strecker der Mittel- und Endphalange.

Varietäten. Sie erhalten Zuzüge von dem Sehnenzipfel, welchen die Sehne des M. flexor longus hallucis zur Sehne des M. flexor digitorum sendet. Sie können sich verdoppeln, auch teilweise oder völlig fehlen, doch sind Varietäten weit seltener als an den gleichnamigen Muskeln der Hand.

In der tiefsten Schichte der mittleren Sohlengegend folgen die Sehnen des M. tibialis posterior (S. 115) und des M. peronaeus longus (S. 111) und distal von ihnen die Mm. interossei, von welchen noch zu sprechen sein wird.

Muskeln des Großzehenballens.

Abzieher der großen Zehe, M. abductor hallucis (*114—116*).

Entspringt vom medialen Höcker der unteren Fläche des Fersenbeines und vom Lig. laciniatum, mit accessorischen Ursprüngen auch von der Tuberosität des Kahnbeines. Seine kräftige Endsehne gelangt zum medialen Sesambein der großen Zehe.

Der Muskel bildet den Kontur des medialen Fußrandes.

Motorische Innervation. Vom N. plantaris medialis. (Wurzelbezug: Lumb. V, Sacr. I.)

Wirkung. Abzieher und Beuger der großen Zehe. ·

Varietäten. Sendet gelegentlich ein Sehnenbündel zur Grundphalange der zweiten Zehe. Erhält ein Hautmuskelbündel, ähnlich wie der Daumenabzieher.

Kurzer Großzehenbeuger, M. flexor brevis hallucis (*115, 116*).

Seine platte Ursprungssehne setzt sich zusammen aus Zipfeln, welche von der plantaren Fläche des ersten Keilbeines, von der Sehnenscheide des M. flexor digitorum longus und vom Lig. calcaneo-cuboideum plantare stammen. Er teilt sich in zwei Bäuche, zwischen welchen die Sehne des langen Großzehenbeugers verläuft. Dieselben verbinden sich, der eine mit der Sehne des M. abductor, der andere mit der Sehne des M. adductor hallucis und heften sich durch ihre Vermittelung an die beiden Sesambeine.

Motorische Innervation. Der mediale Kopf vom N. plantaris medialis, der laterale vom N. plantaris lateralis. (Wurzelbezug: Lumb. V, Sacr. I und Sacr. I, II.)

Wirkung. Wie der Name sagt.

Varietäten. Gibt ein Sehnenbündel zur Grundphalange der zweiten Zehe.

Anzieher der großen Zehe, M. adductor hallucis (*116*).

Besteht aus einem schrägen und einem queren Kopf, welche den gleichen Teilen des M. adductor pollicis entsprechen. Der schräge Kopf, Caput obliquum [1]), entspringt am Würfelbein, am Lig. calcaneo-cuboideum plantare, an der Schneide des dritten Keilbeines und an den Basen des zweiten und dritten Mittelfußknochens; der quere Kopf, Caput transversum [2]), mit mehreren Zacken an der plantaren Kapselwand der Zehenmetatarsalgelenke von der dritten bis fünften Zehe. Die gemeinschaftliche Endsehne heftet sich an das laterale Sesambein und die Grundphalange der großen Zehe.

Motorische Innervation. Vom N. plantaris lateralis. (Wurzelbezug: Sacr. I, II.)

Wirkung. Wie der Name sagt.

Varietäten. Der schräge Kopf ist gespalten; der quere verkürzt sich. Beide Teile des Muskels treten sich so nahe, wie es an der Hand die Regel ist; dies ist nur ein Stehenbleiben auf embryonaler Stufe, da anfänglich der quere Kopf dem Rande des schrägen anliegt (Ruge 1878). Sendet eine Sehne zur Grundphalange der zweiten Zehe. Der quere Kopf kann fehlen.

---

[1]) Caput magnum s. longum.
[2]) Caput breve. M. transversalis pedis.

Muskeln des Kleinzehenballens.

Die gleichen Muskeln wie an der Hand.

Abzieher der kleinen Zehe, M. abductor digiti pedis quinti (*116*).
Der den lateralen Fußrand bildende Muskel entspringt vom ganzen hinteren Rand des Tuber calcanei über dem M. flexor digitorum brevis und endet mit einer platten Sehne an der Basis der Grundphalange der fünften Zehe. Einen Sehnenzipfel gibt er an die Tuberosität des fünften Mittelfußknochens, von welchem er anderseits auch accessorische Ursprünge mitnimmt. Er überbrückt auf seinem Verlauf die Sehne des M. peronaeus longus.

Motorische Innervation. Vom N. plantaris lateralis. (Wurzelbezug: Sacr. I, II.)
Wirkung durch den Namen ausgedrückt.
Varietäten. Die Sehnenanheftung an der Basis des Mittelfußknochens kann fehlen.

Kurzer Beuger der kleinen Zehe, M. flexor brevis digiti pedis quinti (*116*).
Ein schmaler, platter Muskel. Entspringt gemeinsam mit dem folgenden vom Lig. calcaneo-cuboideum und der Basis des fünften Mittelfußknochens. Endigt an der Basis der Grundphalange der fünften Zehe.

Er schließt sich dicht an den M. interosseus plantaris der fünften Zehe an.

Gegensteller der kleinen Zehe, M. opponens digiti pedis quinti (*117*).
Entspringt mit dem vorigen verschmolzen vom Lig. calcaneo-cuboideum plantare und dem fünften Mittelfußknochen und endigt an der distalen Hälfte des lateralen Randes des fünften Mittelfußknochens.

Motorische Innervation der beiden letztgenannten Muskeln, wie die des M. abductor digiti quinti.
Wirkung. Der Flexor brevis ist Beuger der Zehe, der M. opponens zieht die fünfte Zehe medianwärts.
Varietäten. Flexor brevis und opponens können ganz oder eine Strecke weit untrennbar miteinander verbunden sein. Der Opponens kann fehlen.

Zwischenknochenmuskeln, Mm. interossei (*112, 117*).
Sie sind an Zahl den Zwischenknochenmuskeln der Hand gleich, nämlich vier dorsale und drei plantare, unterscheiden sich aber von diesen dadurch, daß die Interossei dorsales mit ihren Insertionen sich einer durch die zweite Zehe (statt durch den dritten Finger) gelegten Achse zuwenden (*127, 128*). Der tibiale Kopf des ersten Interosseus dorsalis ist sehr schwach und entspringt nicht vom Körper des Metatarsalknochens der großen Zehe, sondern vom Bandapparat an der Basis derselben. Bursae intermetatarsophalangeae (*135*) verhalten sich so, wie es von den gleichen Schleimbeuteln der Finger beschrieben wurde.

Motorische Innervation. Vom N. plantaris lateralis. (Wurzelbezug: Sacr. I, II.)
Wirkung. Wie an der Hand beugen die beiden Zwischenknochenmuskeln einer Zehe, unterstützt von den Mm. lumbricales, gemeinsam die Grundphalange. Jedoch wirken sie nicht als Strecker der Mittel- und Endphalange, da sie oft schon in der Wand des Metatarsophalangealgelenkes enden und die distalen Phalangen gar nicht erreichen (Henle). In Verbindung mit den Abduktoren der beiden Ballen spreizen sie die Zehen, anderseits nehmen sie dieselben, unterstützt vom Adductor der großen Zehe, wieder zusammen. Die spreizende und adduzierende Wirkung ist geringer als an der Hand und geht den Neugeborenen gegenüber bei Erwachsenen noch weiter zurück. Bei Menschen, welche kein einengendes Schuhwerk tragen, bleibt ihre Wirkung besser erhalten.

Übersicht über die Schleimscheiden und Schleimbeutel des Fußes[1]
(133—136).

Sie sind weit mannigfaltiger ausgebildet als an der Hand, was bei den Schleimbeuteln zu einem nicht geringen Teil auf den Druck der Fußbekleidung zurückzuführen ist, da sie sehr variabel sind, auch fast sämtlich beim Neugeborenen vermißt werden und sich erst im späteren Leben bilden.

Knöchelgegend.

Bursa subcutanea malleoli lateralis et medialis. Auf den am weitesten hervortretenden Stellen der beiden Knöchel; bis zu pflaumenkerngroß; in einem Drittel bis zur Hälfte der Fälle.

Bursa calcanea[2]. Zwischen hinterer Seite der Achillessehne und der Fascie. Selten.

Bursa tendinis calcanei Achillis[3]. Zwischen der Achillessehne und dem oberen Teil des Fersenhöckers; etwa markstückgroß. Konstant.

Vagina tendinum peronaeorum communis (S. 111). Beginnt etwa 4,5 cm über der Knöchelspitze und zieht sich an ihrem proximalen Ende für jede der beiden Sehnen in einen kurzen Blindsack aus. Das Ende der dem M. peronaeus brevis zugehörigen Abteilung reicht bis zum Chopartschen Gelenk, die des M. peronaeus longus ist etwa einen halben Centimeter länger.

Vagina tendinis m. peronaei longi plantaris (S. 112) sei des Zusammenhanges wegen schon hier aufgeführt. Kann der vorigen sehr nahe kommen, doch ist eine Kommunikation selten. Besitzt an der plantaren Seite ein Mesotenon.

Vagina tendinis m. tibialis posterioris. Besitzt eine Länge von 7—8 cm. Beginnt 5,5 cm über der Knöchelspitze und begleitet die Sehne bis dahin, wo sie in ihre Zipfel zerfällt. Am proximalen Ende ein kurzes Mesotenon. Steht zuweilen mit der Scheide des M. flexor digitorum longus in Zusammenhang.

Vagina tendinis flexoris digitorum longi. Unmittelbar hinter der vorigen und medial von ihr. Beide sind nur durch ein sehr dünnes Bindegewebsblatt getrennt. Beginnt etwa 4 cm über der Knöchelspitze und reicht bis zur Gelenklinie zwischen Kahn- und Keilbein. Am proximalen und distalen Ende erstrecken sich Falten von der Wand der Scheide zur Sehne.

Vagina tendinis m. flexoris hallucis longi (S. 115). Beginnt etwa 2 cm über der Knöchelspitze, Ende in der Sohle, in der Gegend der Kreuzung der Sehne mit der des langen Fingerbeugers. Etwa in der Hälfte der Fälle sind daselbst beide Scheiden in offener Kommunikation.

Fußrücken.

Bursae subcutaneae. Über den Mittelfußzehengelenken der ersten und fünften Zehe. Kann an der großen Zehe bei fehlerhafter Stellung derselben sehr groß werden. In einem Viertel der Fälle.

Über dem Gelenk zwischen Grund- und Mittelphalange der vier lateralen Zehen sind kleine Schleimbeutel häufig, jedoch unkonstant.

Vagina tendinis m. tibialis anterioris (S. 110). 6—8 cm lang. Sie ragt proximal über die Verbindungslinie der beiden Knöchel 5,6 cm weit hinaus und

---

[1] Hartmann 1895.
[2] Bursa tendinis Achillis posterior.
[3] Bursa subachillea; Bursa tendinis Achillis anterior; Bursa calcanea prof.

erstreckt sich distal bis gegen das Chopartsche Gelenk hinab. An die hintere Wand der Scheide in ihrer ganzen Länge ist die Sehne durch ein Mesotenon festgeheftet.

Vagina tendinis m. extensoris hallucis longi (S. 110). Die längste der drei Scheiden des Fußrückens. Das proximale Ende überragt die Verbindungslinie der beiden Knöchel um etwa 2 cm. Das distale Ende erreicht meist die Basis des ersten Mittelfußknochens. Mesotenon an der hinteren Seite der Sehne.

Vagina tendinum m. extensoris digitorum longi et peronaei III. (S. 111). Überragt die Verbindungslinie der Knöchel um etwa 3 cm und endigt über der Mitte des dritten Keilbeines. Sie sendet dort mit den einzelnen Sehnen kurze Blindsäckchen vor. Mesotenon an der Rückseite der Sehne.

Vagina tendinis m. extensoris hallucis brevis. 2—3 cm lang. Sie umgibt ihre Sehne dort, wo sie über die Basis des ersten und zweiten Mittelfußknochens verläuft (Hartmann). Sie scheint konstant zu sein.

Vagina processus tendinis m. peronaei brevis. An der Stelle, wo der zur fünften Zehe gehende Faden der Sehne des M. peronaeus brevis die Insertion der Sehne des M. peronaeus III durchbohrt. Ist nur zuweilen vorhanden (Hyrtl, 1863).

Bursa subtendinea m. tibialis anterioris. Zwischen dem Endstück der Sehne und dem ersten Keilbein. In etwa 60% der Fälle. Steht zuweilen mit dem Gelenk zwischen Cuneiforme I und Metatarsus I in Verbindung, selten auch mit der Sehnenscheide.

Bursa subtendinea m. extensoris hallucis longi posterior. Zwischen der Sehne und dem Gelenk zwischen erstem Keilbein und Basis des Mittelfußknochens. 2 cm lang, 1 cm beit. In 35% der Fälle. Steht mit der Scheide nicht selten in Verbindung (Morestin 1894).

Bursa subtendinea m. extensoris hallucis longi anterior. Zwischen Sehne und Metatarsusköpfchen. Klein und selten.

Bursa subtendinea extensoris hallucis brevis. Zwischen ihm und dem Gelenk zwischen zweitem Keilbein und Basis des Mittelfußknochens. Von der Größe eines Haselnußkernes. In 12% der Fälle.

Bursa subtendinea m. extensoris digitorum communis. Zwischen ihr und dem Gelenk zwischen dem dritten Keilbein und dem Mittelfußknochen. So groß wie die vorige. In 9% der Fälle.

Bursa subtendinea m. peronaei III. Zwischen der Sehne und der Oberfläche des M. extensor dig. brevis. Sehr selten.

Bursa sinus tarsi. Zwischen Lig. fundiforme und Scheide des M. extensor digitorum longus einerseits, dem Collum tali und der Kapsel des Talonaviculargelenkes andererseits. Von sehr wechselnder Größe. In 50% der Fälle. Der Sack steht zuweilen mit dem Knöchelgelenk oder der Articulatio talonavicularis in Zusammenhang.

Bursae tendinum extensorum subfasciales. Auf den Mittelfußzehengelenken. Zwischen der Fascie und den unter ihr liegenden Strecksehnen. Bis bohnengroß, besonders die der großen Zehe. Variabel, in etwas mehr als ein Drittel der Fälle.

Bursae intermetatarsophalangeae. Vom Fußrücken und von der Sohle aus sichtbar. Zwischen den einander zugekehrten Flächen der Endsehnen der Zwischenknochenmuskeln. Von rundlicher Gestalt, 0,5—1,6 cm lang. Häufig. Kommunikation mit den Mittelfußzehengelenken wurden beobachtet.

Fußsohle.

Bursae subcutaneae. Unter den Mittelfußzehengelenken der ersten und fünften Zehe.

Bursa subcutanea subcalcanea. Zwischen dem Fettpolster der Sohle und dem am weitesten vorragenden Punkt des Fersenbeines. Kirschkerngroß. In weniger als der Hälfte der Fälle.

Vagina m. peronaei longi plantaris (S. 112).

Vagina m. flexoris digitorum longi (S. 114),

Vagina m. flexoris hallucis longi (S. 115).

Vaginae tendinum digitales pedis. Wie die der Finger.

Vaginae tendinum mm. lumbricalium. Kanalartig. Mesotenon. Länge schwankt zwischen 2,5 und 7,0 mm. Erste Scheide konstant, die folgenden nicht.

Bursa infratendinea m. tibialis posterioris. Zwischen der Sehne und dem M. abductor hallucis.

Bursa subtendinea m. tibialis posterioris. Zwischen der Insertion des Muskels einerseits, Kahnbein und zweitem Keilbein andererseits, bis 2 cm lang. Kann mit dem Gelenk zwischen zweitem Keilbein und Mittelfußknochen in Verbindung stehen. In 38% der Fälle (Hartmann).

Bursa infratendinea m. peronaei longi. Zwischen der Sehne und dem M. abductor digiti quinti. An der kurzen Strecke der Sehne zwischen dem Ende der Knöchelschleimscheide und dem Anfang der Sohlenschleimscheide, wo die Sehne eine faserknorpelige Einlagerung besitzt. Kann mandelkerngroß werden. Steht gelegentlich mit der Plantarscheide ihrer Sehne in Verbindung. In 17% der Fälle.

Bursa m. flexoris hallucis brevis. Zwischen der Sehne des Muskels und der Rinne des ersten Keilbeines, in welcher sie gleitet. In etwa der Hälfte der Fälle.

Bursa m. flexoris digiti quinti. Zwischen der gemeinsamen Ursprungssehne des M. flexor und opponens und der Basis des fünften Mittelfußknochens. In 10% der Fälle.

Bursae m. abductoris digiti quinti. Zwischen dem Muskel und der Tuberositas metatarsi quinti. In 31% der Fälle. Eine zweite, zwischen ihm und dem Capitulum metatarsi quinti. Nur hirsekorngroß. In 24% der Fälle.

Bursae mm. lumbricalium pedis (Gruber 1888). Nicht zu verwechseln mit den Sehnenscheiden der Spulmuskeln. Zwischen den Endsehnen derselben und den unterliegenden Metatarsophalangealgelenken. Von geringer Größe. In weniger als einem Viertel der Fälle. Am letzten Lumbricalis kommt niemals eine Bursa vor.

Bursae interosseae pedis. Zwischen den Sehnen der Zwischenknochenmuskeln und der Kapsel der Mittelfußzehengelenke. Häufig unter den Sehnen der Mm. interossei plantares, selten unter den Mm. interossei dorsales (M.).

Wirkung der Muskeln der unteren Extremität im ganzen.

Dieselbe ist folgendermaßen zu schildern [1]. Die untere Extremität ist in ihrer Eigenschaft als Stützorgan kräftiger gebaut wie die obere und ihr Gürtel ist, um die nötige Stabilität des ganzen Baues zu gewährleisten, mit dem Rumpf in fester und unbeweglicher Verbindung. Dies alles beeinflußt auch die Muskulatur in maßgebender Weise. Vor allem fehlen sämtliche Muskeln, welche an der oberen Extremität deren Gürtel bewegen, vollständig. Die vorhandenen

---

[1] Merkel, Handbuch der topographischen Anatomie, Bd. 3, S. 820.

Muskeln sind entsprechend den Massenverhältnissen des Gliedes und der Arbeitsleistung, welche von ihnen verlangt wird, so stark, daß sie sich zu denen der oberen ungefähr wie 2 : 1 verhalten (Gebrüder Weber). Dabei arbeiten sie aber viel einfacher und einheitlicher, wie die der oberen, und wenn die einzelnen Gruppen natürlich auch gar mancherlei spezielle Tätigkeiten entfalten können, so ist doch ihre Gesamtwirkung im wesentlichen darauf zugeschnitten, den Schritt auszuführen, also der Lokomotion zu dienen. Dies spricht sich auch deutlich darin aus, daß diejenigen Muskeln, welche beim Gehen die Aufgabe haben, die Körperlast vorwärts zu bewegen, eine besonders kräftige Ausbildung zeigen, so daß eine ähnliche Harmonie, wie sie zwischen Beugern und Streckern der oberen Extremität besteht, hier nicht zu finden ist.

Betrachte ich erst mit einigen Worten das Stehen, dann ist zu sagen, daß auch dieses nur mit Hilfe des Muskelapparates möglich ist. Dem in seinen oberen Teilen voluminösen Körper gegenüber ist die Sohlenfläche, auf welcher man steht, so klein, daß das Gleichgewicht ein sehr labiles ist. Dazu kommt noch, daß man sich fast stets unwillkürlich nur auf das eine Bein stützt, auch wenn man meint, beide in ganz gleicher Weise belastet zu haben. Der Körper ist deshalb fortwährend kleinen Schwankungen ausgesetzt und muß ebenso dauernd kleine Bewegungen ausführen, um das Gleichgewicht zu erhalten. Diese sind freilich nicht auf die Beine allein beschränkt, sind an ihnen aber doch relativ am stärksten. Die Streckmuskeln und die Beugemuskeln am Oberschenkel sind beide in tonischer Spannung, und in dem Tractus iliotibialis der Fascia lata besitzt das Bein überdies einen mechanisch wirkenden Apparat, welcher das Hüft- und Kniegelenk zu gleicher Zeit zu stützen und zu steifen hilft; dies gilt besonders für das Standbein, bei welchem der Tractus iliotibialis auf dem etwas vortretenden Trochanter major aufliegt, wie die Violinsaite auf dem Steg, was nicht wenig dazu beiträgt, den Schenkelkopf in die Pfanne hineinzudrücken und ihn in ihr zu fixieren. Die Muskeln des Unterschenkels, welche auf den Fuß wirken, sind ebenfalls in Spannung und jederzeit bereit, sich soweit zusammenzuziehen, daß die Balance gehalten werden kann. Man weiß ja auch, daß längeres, nicht unterstütztes Stehen außerordentlich ermüdend ist.

Was das Gehen anlangt, so sind die sämtlichen Phasen des Schrittes nach O. Fischers Feststellungen, welche die schon von Duchenne ausgesprochene Ansicht bestätigen, durch Muskelbewegungen bedingt und es hat sich die Anschauung der Gebrüder Weber, daß sich beim Schwingen des nicht auf dem Boden aufgesetzten Beines eine rein mechanische Pendelbewegung abspielt, als unrichtig herausgestellt. Betrachtet man die Bewegungen des Beines bei Ausführung des Schrittes, dann kann man sagen, daß es sich dabei hauptsächlich um Drehungen um quere Achsen handelt, welche durch das Hüftgelenk, Kniegelenk und Knöchelgelenk gelegt sind, daß also abwechselnd die Gruppen der Beuger und Strecker in Tätigkeit treten. Am kompliziertesten sind die Bewegungen des Fußes, weil da auch Supinations- und Pronationsbewegungen in Frage kommen, welche gerade dem Schritt seine Leichtigkeit verleihen und weil bei ihm auch die Zehenbewegungen mitsprechen, welche dem Schritt die nötige Sicherheit geben. Die Rotation im Hüft- und Kniegelenk und die Adduktion sind Bewegungen, welche beim Gehen nicht entbehrt werden können, welche aber außerdem dem Bein noch Bewegungsmöglichkeiten eröffnen, die über die nächsten Bedürfnisse des Schreitens hinausgehen.

Das Hüftgelenk ist ein sehr freies Gelenk, es können deshalb in ihm Bewegungen nach den verschiedensten Richtungen ausgeführt werden und zwar Beugung und Streckung, Abduktion und Adduktion, Rotation vorwärts und rückwärts. Als Beuger wirkt, wie bekannt, der M. iliopsoas; ihm kommen M. tensor fasciae und M. rectus femoris zu Hilfe. Ist dieser letztere Muskel verkürzt, dann ist eine vollkommene Streckung im Hüftgelenk unmöglich (Duchenne). Auch die Adductoren können durch ihren Ansatz am Becken dazu beitragen, dieses und den Oberschenkel einander zu nähern. Als Antagonisten des Iliopsoas betrachtet man seit lange den M. glutaeus maximus, welcher denn auch bei kraftvoller Streckung, wie es beim Berg- oder Treppensteigen, beim Laufen, Tanzen nötig wird, nicht entbehrt werden kann; auch beim Sitz im Sattel muß er in Tätigkeit treten. Die Tatsache, daß er mit einem Teil seiner Fasern an der Fascia lata sich festheftet, wäre einer kraftvollen Wirkung nicht günstig, wenn nicht der Tensor fasciae latae sich von vorn her mit dieser Fascie verbände und so eine schädliche Verschiebung derselben verhinderte. Duchenne wies nach, daß der M. glutaeus max. bei ruhigem Gehen auf gerader Fläche nicht benötigt wird, sondern daß ihn dabei die am Becken angehefteten Mm. semitendinosus, semimembranosus und biceps vertreten. Vermöge ihrer Anheftung am Becken können sie dadurch das Bein, wenn auch nicht mit großer Kraft, in Streckung erhalten. Streckt man das Knie und beugt dazu das Hüftgelenk, dann bemerkt man, wie die eine der beiden Bewegungen nicht bis zum äußersten durchgeführt werden kann, weil dies die gespannten vom Becken zum Unterschenkel verlaufenden Muskeln an der Rückseite des Oberschenkels nicht zulassen.

Bei der Betrachtung der Rollbewegung des Oberschenkels fällt es sogleich auf, daß die Auswärtsroller, also diejenigen, welche die Fußspitze nach auswärts stellen, ganz außerordentlich überwiegen. Sie sind der hintere Teil des M. glutaeus medius und minimus, piriformis, obturator internus mit den gemelli und quadratus femoris. Dazu kommt noch eine gleichsinnige Nebenwirkung der meisten Adductoren, des Glutaeus maximus, des Iliopsoas. Ihnen allen stehen als Einwärtsroller nur entgegen der vordere Teil des M. glutaeus medius und minimus, welchen der M. tensor fasciae latae eine geringe Hilfe leistet. In der Tat sieht man denn auch, daß die Fußspitze bei normalem Stehen und Gehen immer nach außen abweicht. Duchenne macht darauf aufmerksam, daß auch der untere Teil des M. adductor magnus einwärts rollt, eine Funktion, welche der Reiter benutzt, um Fersen und Sporen vom Leibe des Pferdes fern zu halten. Die Abduktion wird von Glutaeus medius und minimus besorgt, wenn vorderer und hinterer Teil der Muskeln sich gleichzeitig zusammenziehen. Wirken die beiden Muskeln umgekehrt, das heißt mit distalem Fixpunkt, dann stellen sie das Becken auf dem Schenkelbein fest, was beim Schreiten sehr nötig ist. Fehlt die Wirkung der beiden Glutäen, dann fällt beim Gehen das Becken nach der nicht unterstützten Seite hinüber. Geschieht die Kontraktion der Muskeln allmählich von vorn nach hinten oder umgekehrt, dann kommt eine Zirkumduktionsbewegung des Beines zustande, wie sie z. B. bei der Ausführung gewisser Tänze nötig wird. Die Adduktion liegt den in der Adductorengruppe vereinigten Muskeln ob. Unter ihnen kann der M. gracilis nur bei gestrecktem Knie adduzierend wirken, der M. pectineus ist der einzige, welcher das Bein bis über die Mittellinie hinaus bewegt, so, wenn man die Beine übereinander schlägt.

Die Streckung des Kniegelenkes besorgt der gewaltige M. quadriceps femoris. Seine Masse muß deshalb besonders groß sein, weil bei der Ausführung des Schrittes gerade die Streckung des Kniegelenkes bei schiefgestelltem Bein die Last des Körpers vorwärts zu schieben hat. Die größte Kraft besitzt der M. vastus lateralis, seine isolierte Zusammenziehung vermag die Kniescheibe lateralwärts zu luxieren. Die Antagonisten sind die an Masse entschieden geringeren Beugemuskeln, einerseits M. semitendinosus und semimembranosus, andererseits M. biceps femoris. Daß dieselben in ihrer Eigenschaft als zweigelenkige Muskeln auf die Streckung im Hüftgelenk einwirken können, wurde schon erwähnt; außer der Beugung im Kniegelenk können Semitendinosus und Biceps auch bei der Rotation des Unterschenkels mitwirken, der eine nach innen, der andere nach außen drehend. Als Hilfsmuskeln für die Beuger des Kniegelenkes sind noch zu nennen M. sartorius und gracilis; beide sind wegen ihres Einschlusses in Scheiden der Fascie sehr geeignet, diese zu spannen. Besonders gilt dies für den spiralig den Oberschenkel umziehenden Sartorius. Daß dieser Muskel das Bein in der Art nach außen rotieren kann, wie man es macht, wenn man in orientalischer Art mit untergeschlagenen Beinen sitzt, wird nicht allseitig anerkannt. Zu den Beugern des Kniegelenkes ist auch der M. popliteus zu zählen, zugleich vermag er den Unterschenkel von außen nach innen zu rotieren. Eine Beugewirkung des M. gastrocnemius ist zwar theoretisch zu konstruieren, sie dürfte jedoch in Wirklichkeit sehr unbedeutend sein.

Die normale Stellung und Gestalt des Knies hängen davon ab, daß neben den Bändern auch die Muskeln richtig funktionieren. Überwiegt die Kraft des M. biceps, dann entsteht Genu valgum, wobei auch infolge der Rotationswirkung dieses Muskels die Fußspitze stark nach außen abweicht. Duchenne weist darauf hin, daß normalerweise die Wirkung des M. biceps durch die im Pes anserinus endenden Muskeln und durch den M. popliteus in Schranken gehalten wird.

Die Muskeln, welche den Fuß bewegen, sind im einzelnen zuletzt von R. Fick (1892) charakterisiert worden. Sie müssen erstens im Knöchelgelenk Beugung und Streckung hervorbringen und zweitens in den Sprunggelenken die Supination und Pronation bewirken. Eine Anzahl von Muskeln ist so angeheftet, daß sie zu gleicher Zeit zwei Arten der Bewegung ausführen können und müssen, z. B. Strecken und Supinieren. Diese Bewegungen führt der Triceps surae aus. Wirkt er im Übermaß, wie es bei einer Kontraktur der Fall ist, dann entsteht ein Pes equino-varus, welchen man durch Tenotomie der Achillessehne korrigiert. Als Strecker ist außerdem noch anzusehen der M. flexor hallucis longus, als Supinatoren dieser Muskel, der M. flexor digitorum communis longus und der M. tibialis posterior; die Supinationswirkung des erstgenannten ist die geringste, die des zweiten größer und die des letztgenannten ist eine beträchtliche. In gewissen Fällen von Klumpfuß kann man bei dem Versuch, die Deviation zu beseitigen, seine Sehne als einen gespannten Strang am medialen Rand der Tibia abtasten (König). Der M. peronaeus longus ist der Antagonist dieser Muskeln, er ist der wichtigste Pronator des

Fußes. Bei Kontraktur dieses Muskels entsteht ein Pes cavo-valgus, welcher von Duchenne zuerst beschrieben wurde. Auch der M. peronaeus brevis ist als Pronator anzusehen.

An der Vorderseite des Unterschenkels ist der M. tibialis anterior von Bedeutung, er ist nach dem Triceps surae der stärkste der Unterschenkelmuskeln (R. Fick). Er bewirkt die Dorsalflexion des Fußes. Für Pronation und Supination leistet er nicht viel, nur wenn der Fuß schon mäßig supiniert ist, kann er die Supination noch weiter führen. Ist der Muskel gelähmt, dann ist stets Plantarflexion mit Abduktion vorhanden (Duchenne). Die Mm. extensor hallucis longus und extensor digitorum communis longus sind in erster Linie ebenfalls für die Dorsalflexion des Fußes bestimmt, ihre Wirkung auf die Zehen steht erst in zweiter Linie. Der M. peronaeus III verhält sich wie ein Anhang an den Extensor digitorum.

Die Bewegungen der Zehen gehen zwar in der gleichen Weise vor sich, wie die der Finger, doch sind sie weit beschränkter. Die große Zehe besitzt schon im Skelet eine geringere Bewegungsmöglichkeit wie der Daumen, die anderen Zehen aber sind nur schlecht voneinander isoliert, indem der lange Beuger mit einer einfachen Sehne beginnt, welche sich erst später in vier Zipfel teilt. Überdies hängt diese Sehne durch ein starkes Sehnenbündel untrennbar mit der des Flexor hallucis longus zusammen. Extensor longus und brevis strecken die Phalangen. An der großen Zehe wirkt der Extensor hallucis longus auf die Grundphalange, der Extensor brevis auf die Endphalange. Die Zehenbeuger sind in ihrer Wirkung ganz denen der Finger identisch; die Grundphalange wird von den M. interossei, die Mittelphalange vom Flexor brevis, die Endphalange vom Flexor longus gebeugt. Spreizung der Zehen, wie die der Finger. Auch die Muskulatur der kleinen Zehe weicht in Anordnung und Tätigkeit kaum von der des kleinen Fingers ab, wohl aber die der großen Zehe von der des Daumens. In erster Linie ist daran zu erinnern, daß der Metatarsus I die Beweglichkeit entbehrt, welche dem Metacarpus des Daumens zukommt. Es fehlt deshalb auch der M. opponens, ebenso der M. abductor longus. Die vorhandenen Muskeln, nämlich die beiden Flexoren, Adductor und Abductor, sind sämtlich sehr kräftig ausgebildet und sind zu einer erheblichen Arbeitsleistung befähigt, diese aber besteht weniger darin, die Zehe zu beugen, als sie beim Abstoßen des Fußes vom Boden in ihrer Lage festzuhalten und sie vor einem Umkippen nach dem Fußrücken zu behüten, welches sonst durch die große auf der Zehe ruhende Last sehr wohl bewirkt werden könnte.

Zum Schluß sei noch an die Wölbung des Fußes erinnert, durch welche ein leichter und elastischer Gang gewährleistet wird. Die Längswölbung und die Querwölbung liegen freilich in der Bildung des Skeletes selbst begründet und werden durch den Bandapparat garantiert, doch haben dabei auch die Muskeln eine nicht zu unterschätzende Bedeutung. Die besonders wichtige hohe Längswölbung der medialen Seite wird durch die starke Plantaraponeurose und die tonische Spannung der Sohlenmuskulatur unterstützt und der M. tibialis posterior hilft dem Ligam. calcaneo-naviculare plantare den Kopf des Talus in seiner Lage zu erhalten. Man wird bei beginnendem Plattfuß dafür zu sorgen haben, daß die sogenannten Supinatoren, welche den medialen Fußrand heben, nämlich M. tibialis posterior, flexores digitorum, triceps surae gekräftigt werden. Die sogenannten Pronatoren, welche den lateralen Fußrand heben, die Mm. peronaei und Zehenstrecker, erweisen sich bei hohen Graden von Plattfuß verkürzt (R. Fick 1911). Von der Querwölbung sagt Fick, daß sie gefestigt wird „durch die queren, plantaren Bänder und namentlich auch durch die sich fast senkrecht überkreuzenden Ausstrahlungen der Sehnen des M. tibialis posterior und peronaeus longus. Gerade durch diese Überkreuzung ist die Verklammerung außerordentlich wirkungsvoll.“

Sachregister.

Grundriss

der

Chirurgisch-topographischen Anatomie

mit Einschluss der

Untersuchung am Lebenden

von

Dr. Otto Hildebrand,

Geh. Med.-Rat, ord. Professor der Chirurgie an der Universität Berlin.

Dritte verbesserte und vermehrte Auflage.

Mit 194 teils mehrfarbigen Abbildungen im Text.

Preis gebunden Mk. 12.60.

—

Verfasser gibt eine klare, gut verständliche Darstellung der topographischen Anatomie, wie sie für den Chirurgen die Grundlage bei den Operationen bilden soll. Der grosse Vorteil des Buches besteht darin, dass die trockene Materie durch eine anschauliche Schilderung der Untersuchungsmethoden am Lebenden ergänzt wird. Ferner gibt der Verfasser nicht nur eine Beschreibung der anatomischen Verhältnisse der einzelnen Körperregionen, sondern er schildert gleichzeitig die für die einzelnen Operationen wichtigen Lymphbahnen, wodurch eine den modernen Ansprüchen genügende Chirurgie der bösartigen Geschwülste erleichtert wird. Ausserdem ist jedem Kapitel des Buches eine Darstellung des Nervensystems der verschiedenen Körpergegenden angefügt worden, wodurch die Leitungsanästhesie hoffentlich einen weiteren Ausbau und eine weitere Verbreitung erfahren wird. Eine grosse Anzahl guter Abbildungen, die teilweise mehrfarbig sind, bilden eine wertvolle Ergänzung des vorliegenden Grundrisses, dem die weiteste Verbreitung unter den Chirurgen und Studenten zu wünschen ist. *Medizinische Klinik.*

Vor uns liegt eine neue Auflage von Hildebrands Grundriss der chirurgisch-topographischen Anatomie. Ein Buch, das sich so viele Freunde erworben hat, wird jedermann mit grossem Interesse zur Hand nehmen und studieren, wenn es in verjüngter Form uns dargeboten wird. Eine Neubearbeitung und Ergänzung war nötig geworden, denn in den letzten zehn Jahren entstand manche neue Operation und wurde manche neue Technik geübt, die zu neuen Gesichtspunkten in der Lagebeziehung der einzelnen Organe zueinander führten. Zahlreiche neue Abbildungen sind hinzugekommen, namentlich bei den Hautnerven und Lymphbahnen.

Die äussere Ausstattung ist vorzüglich, der Preis dabei so gering, dass das Buch nicht nur für den Chirurgen, sondern auch ganz besonders für den Studierenden in Betracht kommt. Gerade der angehende Arzt wird aus dem Buche lernen, wie man die Topographie am Lebenden studieren kann, so weit das möglich ist.

Deutsche Zeitschrift f. Chirurgie.